KNAUR

Hans-Ulrich Grimm

Die Kalorienlüge

Wie uns die Nahrungsindustrie dick macht

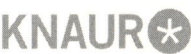

»Die Kalorienlüge« erschien erstmals 2008.
Für diese Neuausgabe wurde der Text stark überarbeitet und aktualisiert.

Besuchen Sie uns im Internet:
www.knaur.de

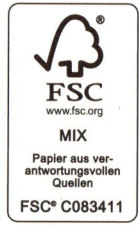

Vollständige Taschenbuchausgabe Februar 2015
Copyright © 2015 by Knaur Taschenbuch
Ein Unternehmen der Droemerschen Verlagsanstalt
Th. Knaur Nachf. GmbH & Co. KG, München.
Copyright © 2008 Dr. Watson Books, Stuttgart-Bad Cannstatt
Redaktion: Judith Mark
Umschlaggestaltung: ZERO Werbeagentur, München
Coverabbildung: FinePic®, München
Satz: Daniela Schulz, Puchheim
Druck und Bindung: CPI books GmbH, Leck
ISBN 978-3-426-78698-7

2 4 5 3 1

Inhalt

6. Spitze Finger
Wie die Hormone aus der Plastikwelt
den Körper manipulieren

*Verzweifelte Paare: Kinder machen ist doch ganz leicht –
dachten wir bisher / Pizza, Hamburger, Bier: So was geht auf
die Männlichkeit / Fußballer hormonell geschwächt –
wegen Chemikalien im Trikot / Die Sache mit den
transsexuellen Fischen / Hormonstörer im Supermarkt:
Heringsfilets von REWE, Emmentaler bei Neukauf und Real /
Hormongefahr im Babygläschen?*

7. Unstillbarer Appetit
Künstliche Zutaten in industrieller Nahrung
können dick machen

*Der Mann, der den Leuten ins Gehirn sehen kann / Was uns
ständig zum Essen treibt / Keiner merkt was – alles findet im
Unterbewusstsein statt / Weshalb der Zweijährige plötzlich
tiefgefrorene Fischstäbchen verschlang / Ein Pfund Glutamat
am Tag ist voll okay, sagt der Professor / Sogar die Extra-
Vitamine in den Cornflakes sind heimliche Dickmacher*

1.

Störer im Kopf

Der schwierige Kampf gegen die unheimlichen Dickmacher

Abnehmen am Pool mit Meerblick / Selbst James Bond war schon mal hier / Warum, zum Teufel, klappt es mit den Diäten nicht? / Wir sind nicht allein: Milliarden von Menschen auf der Welt sind zu dick / Fette Leber: Was macht die Milch und was die Cola? / Vergessen Sie die Kalorien! / Ist da eigentlich irgendwas drin, das uns zum Essen treibt?

Abnehmen kann so schön sein, vor allem hier, mit Blick aufs Meer. Ein idealer Ort für den Neustart in ein besseres Leben. Es sieht aus wie ein komfortables Urlaubshotel, mit einem kleinen Park, Palmen, grünem Rasen. Doch das, woran die beiden Gäste zur Mittagszeit nippen, auf der Terrasse überm Pool, sieht eher mager aus.

Sie: »Das war ein Maracujasaft. Und da waren ein paar Waldbeeren drin.«

Er: »Drei waren's. Drei Stück.«

Sie: »Drei Heidelbeeren.«

Friedhelm Gülz stammt aus Köln, seine Frau Renate Coppeneur-Gülz aus Luxemburg. »Ich will abnehmen«, sagt Gülz. Er hatte das Rauchen aufgegeben, und dann waren schnell ein paar Kilo extra auf den Rippen. Seine Frau begleitet ihn bei dem Projekt, und vielleicht hat sie ja auch was davon: »Wenn ich zwei, drei Kilo verliere, ist mir das recht.«

Die Buchinger-Klinik im spanischen Marbella: Manche spotten ja über solche Orte, an denen für viel Geld magere Kost geboten wird. Andere schwören darauf und kommen immer wieder: Sean Connery, der frühe James Bond, war hier regelmäßig Gast, und der Literatur-Nobelpreisträger Mario Vargas Llosa, und auch die Reeder-Erbin Christina Onassis, die hier zur Legende wurde, auch deshalb, weil sie immer Cola-Dosen gehortet hatte. Die sind hier natürlich streng verboten. Aus der ganzen Welt kommen sie hierher. Auf der ganzen Welt ist das Gewicht zum Problem geworden.

Aus der Schweiz kommt die junge, hübsche Frau. Ihr Name? Tut nichts zur Sache, meint sie: »Sagen wir einfach: Tina.« Sie hat vor sich: Ein Glas mit einem Säckchen drin. Es ist: Fencheltee. Riecht ein bisschen seltsam. »Ich muss abnehmen, das ist klar.«

Sie sieht kräftig aus, sehr groß, blond, hübsch. Schlank ist sie nicht im engeren Sinne. Sie sagt es so: »Ich bin schon übergewichtig, da muss schon was weg.« Direkte gesundheitliche Gründe hat sie eigentlich nicht: »Es ist eher so dieses Wohlfühlthema«, sagt Tina.

Aus Saudi-Arabien ist Azzam Al Mutair angereist, ein junger Mann von kräftiger Statur, aber eigentlich nicht übermäßig dick. Er betreibt ein Steakhaus in der Hauptstadt Riad, kam auf Empfehlung eines Freundes, der »Location Manager« ist bei Burger King, zuständig für Nordafrika und den Mittleren Osten. Worauf es ankommt, das weiß er schon: »Du musst dir einen Plan machen und die schlechten Gewohnheiten abwerfen. Alkohol. Fettiges Essen. Junkfood.«

Die Buchinger-Klinik hier in Spanien, Schwesterhaus der gleichnamigen Einrichtung am Bodensee, ist eine Art Schonraum, in dem die Menschen sozusagen geschützt sind vor ihren »schlechten Gewohnheiten« – aber auch vor dem, was manche die »giftige Umgebung« nennen, mit den Nahrungsmitteln, die die Schönheit der Figur gefährden. Manche ziemlich schnell und andere sehr langsam, subtil, und die Waage zeigt immer mehr an, und keiner weiß, woran es eigentlich liegt.

Manche dieser Stoffe können sogar den Körper umprogrammieren und so dafür sorgen, dass der Mensch mehr isst, als er braucht – sogar schon im Mutterleib.

Das könnte erklären, warum es auf der Welt plötzlich ein Problem gibt, das die Natur bisher nicht kannte: Abnehmen. Kein Löwe fühlt sich zu dick. Kein Bär macht Diät. Kein Adler ist zu schwer, um sich in die Lüfte zu erheben. Nur der Mensch, die Krone der Schöpfung, hat plötzlich ein Problem mit dem Gewicht.

Abnehmen ist zum globalen Großprojekt geworden. Es geht fast jeden an. Abnehmen, das ist eine Frage der Schönheit. Weil schlank einfach besser aussieht, wie viele finden. Abnehmen, das ist auch eine Frage der Gesundheit, weil ja Übergewicht krank machen soll. Abnehmen, das sollen jetzt bereits Kinder, weil die ja auch schon zu moppelig sind. Abnehmen, das ist schon zum Zwang geworden. Die Medien üben Druck aus und manchmal auch die Freunde, sogar die Kassiererin im Supermarkt. Die Krankenkassen.

Der Diät-Terror. Wer ein paar Kilos zu viel hat, fühlt sich nicht nur unwohl, sondern auch schuldig. Die Dicken formieren sich schon zur Gegenwehr.

Abnehmen, das ist natürlich auch ein Geschäft geworden. Allein in den USA macht die Abspeckindustrie einen Umsatz von 58 Milliarden Dollar (43 Milliarden Euro). Und auch hierzulande sind die Supermärkte voll mit Produkten, die aufs Abnehmen zielen. Ganze Regale voll mit den angeblichen Schlankmachern. Die Frauenzeitschriften propagieren das und freuen sich über die Anzeigen dafür. Auch bei den Medizinern ist das Thema jetzt ziemlich in Mode, nicht zuletzt deshalb, weil viel Geld zu verdienen ist mit Pillen gegen den Speck – von denen viele wegen gefährlicher Nebenwirkungen wieder vom Markt genommen werden müssen. Inzwischen kommen sie sogar mit Gewaltmaßnahmen. Die Dicken müssen unters Messer, sich operieren lassen. Mit Folgen fürs Leben. Aber erst wenn sonst gar nichts mehr hilft, sagen die Ärzte, die in dem neuen Geschäftsfeld tätig sind.

Warum hat bisher nichts geholfen? Klar, die Diäten. Der Jo-Jo-Effekt. Hinterher zeigt die Waage das Gleiche wie vorher. Dazwischen ging es leicht runter, das Gewicht.

Vielleicht sind es gerade die Abspeckprogramme, die die Menschen in einen Teufelskreis treiben und immer noch dicker machen. Es ist der Stress, der die Menschen immer dicker macht, auch der Stress mit dem Abnehmen. Sagen Wissenschaftler. Doch es sind auch die Nahrungsmittel, die den Körper unter Stress setzen. Die die natürlichen Mechanismen manipulieren, die bei allen Lebewesen sonst das Gewicht regulieren. Die dazu führen, dass das Gewicht außer Kontrolle gerät.

Es sind womöglich die modernen Nahrungsmittel aus dem Supermarkt, die Produkte der Food-Industrie, die den Körper überlisten. Schon im Mutterleib umprogrammieren. Den Regler fürs persönliche Gewicht einfach verschieben, und zwar nach oben. Das Hungergefühl manipulieren, so dass man mehr isst als nötig und sich nie richtig satt fühlt. Die Forscher identifizieren immer mehr Bestandteile dieser modernen Nahrung, die die Abläufe stören.

Die Frage lautet: Wer ist schuld daran? Und was ist zu tun, damit wir endlich wieder schlanker werden, das »Wohlfühlgewicht« erreichen? Und damit diese neue »Epidemie« sich auf der Welt nicht weiter ausbreitet?

Die Weltgesundheitsorganisation (WHO) hat die Fettleibigkeit zur globalen Epidemie erklärt – eine Menschheitsgeißel wie einst die Pest, wie Typhus und Cholera. Fast ein Drittel der Weltbevölkerung ist übergewichtig: insgesamt 2,1 Milliarden Menschen nach einer weltweit angelegten, von der Bill & Melinda Gates Foundation finanzierten Untersuchung, die 2014 im britischen Medizinerjournal *The Lancet* veröffentlicht wurde. Und das Thema geht offenbar jeden an: »Fettleibigkeit ist ein Problem, das Menschen jeden Alters und Einkommens betrifft«, sagt Christopher Murray, Chef des Instituts an der Universität von Washington, das an der Studie mitgewirkt hat.

Tatsächlich werden alle Bevölkerungsgruppen immer dicker. In den Vereinigten Staaten von Amerika gelten 69 Prozent der erwachsenen Bevölkerung als übergewichtig oder fettleibig. Dort hat Übergewicht die Lebenserwartung schon um vier bis neun Monate verkürzt, so eine Studie des Nationalen Gesundheitsinstitutes (NIH). In Brasilien ist es die Hälfte der 200 Millionen Einwohner. Dort gelten die »obesos« (Fettleibigen) schon als »Menschen mit besonderen Bedürfnissen«, für die es spezielle Plätze in den Bussen gibt, eigene Kassen in Supermärkten, Schalter in den Behörden und extrabreite Sitze in den Fußballstadien: 78 statt 44 Zentimeter breit.

In Deutschland hat das Berliner Robert Koch-Institut die Lage analysiert. Das Institut ist traditionell für Seuchen zuständig, auch für die neueste. Ergebnis: Die Deutschen gehören zu den dicksten Europäern. 67 Prozent der Männer sind demnach übergewichtig und 53 Prozent der Frauen.

Sogar im Süden werden die Kinder fetter: Nach einer

EU-Untersuchung sind unter den Sieben- bis Elfjährigen in Spanien, Italien, Portugal und Malta mehr als 30 Prozent übergewichtig. In Großbritannien sind 60 Prozent der Erwachsenen und ein Drittel aller Kinder übergewichtig oder fettleibig. Dort hält man nach einem Regierungsbericht das Übergewicht für ähnlich verhängnisvoll wie den Klimawandel. Mitte des Jahrhunderts würden die Folgekosten für das Gesundheitssystem bei 50 Milliarden Pfund liegen (knapp 62 Milliarden Euro). 140 Milliarden Dollar kostet nach Angaben der Münchner Rückversicherung das Übergewicht pro Jahr in den USA, dem Land auf der Welt mit den meisten Dicken, Ursprungsland der Supermärkte, der industriellen Landwirtschaft, Heimat von Fastfood und Coca-Cola.

Besorgt sind die Forscher vor allem über die Folgen für die Kinder: David Ludwig vom Children's Hospital in Boston im US-Bundesstaat Massachusetts formuliert es drastisch: »Wir können die Übergewichts-Epidemie bei Kindern vergleichen mit einer großen Tsunami-Welle, die auf die USA zurollt. Wenn wir das Wasser an der Küste sehen, ist es zu spät für Vorsorgemaßnahmen.« Das gab es wohl noch nie: »Das Ausmaß an Fettleibigkeit unter Kindern wird dazu führen, dass die Lebenserwartung zum ersten Mal seit 200 Jahren wieder zurückgeht«, sagte Colin Waine, Chef des britischen Nationalen Übergewichtsforums: »Diese Kinder werden vor ihren Eltern sterben.«

Es ist ein merkwürdiges Phänomen, das in der Welt bislang völlig unbekannt war. Bisher war ja eher der Hunger ein Problem.

Klar: Dicke gab es schon immer. Bei manchen war schon der Opa dick. Die ganze Familie. Und es gab auch schon immer das, was man »Kummerspeck« nennt, und die Schokolade als Seelentröster. So etwas spielt vermehrt eine

Rolle, wenn Ängste auf der Seele lasten, oder Stress, oder auch die üblen Sprüche, mit denen die Dicken konfrontiert sind. Der Körper schaltet dann auf Nahrungsaufnahme, um sich mit einem gewissen Polster selbst zu schützen. Es kann aber auch die moderne Art von Nahrung sein, mit allerlei Zusätzen, mit denen der Körper nicht zurechtkommt. Die sein Signalsystem stören.

Plötzlich gibt es da etwas, das die Menschen zum Essen zwingt, ohne dass sie das wollen. Etwas, das sie wie eine fremde Macht wahrnehmen. Die deutsche Journalistin Susanne Fröhlich nannte es das »Moppel-Ich«. Es ist so etwas wie ein anderes Ich, das sie unbarmherzig dazu zwingt, ein Moppel zu werden. Susanne Fröhlich ist nach eigenem Bekunden ein »Langzeit-Moppel«. Sie wäre gern schlank, aber sie schafft es nicht immer: das Moppel-Ich ist zu mächtig. Sie kann nichts dagegen tun. Das Moppel-Ich ist stärker. Es wirkt irgendwie über das Unterbewusstsein.

Das Moppel-Ich ist so eine Art Antreiber, gegen dessen Einflüsterungen der eigene Wille machtlos ist. »Nie sagt das Moppel-Ich: ›Lass das, du bist fett genug, weißt du überhaupt, wie viele Kalorien in einem Croissant strecken? Außerdem: Dein Hintern bietet schon jetzt mehr Fläche als die Startbahn West am Frankfurter Flughafen.‹ Nein, es flüstert einem nur jene Dinge zu, die man gern hören möchte und die dazu führen, dass man mitten in der Nacht in der Küche steht und eine halbe Schwarzwälder Kirsch in sich hineinstopft, weil das Moppel-Ich einem zwei Stunden lang versichert hat, dass Essen, bei dem einem keiner zusieht, eigentlich nicht zählt.«

Das Moppel-Ich: Es ist nicht die Erfindung einer phantasievollen Journalistin. Es ist ganz real. Und es sitzt offenbar im Gehirn.

Achim Peters, Professor in Lübeck, ist sozusagen dem Moppel-Ich auf der Spur. Er erforscht jene Antriebskräfte im Unterbewusstsein, die den Appetit steuern – und immer häufiger in die Irre führen. Professor Peters zählt zu jener seltenen Sorte von Medizinern, die nicht gleich eine Pille erfinden, sondern zunächst einmal die Vorgänge im Körper verstehen wollen. Er ist einer der international führenden Forscher, die sich auf ein völlig neues Gebiet gewagt haben: die Steuerung des Appetits. Was ist es, das den Menschen zum Essen treibt? Und warum isst er plötzlich so viel? Und warum, zum Teufel, klappt es mit den Diäten nicht?

Die Frauenzeitschriften sind ja voll davon: »Die Bauch-weg-Woche!«, ruft *Bild der Frau* aus, offenbar erfolglos, denn kurz darauf proklamiert das Blatt: »20 Pfund weg bis Pfingsten«. Sogar die Sonderhefte »Schlank & Fit«: nutzlos. Sonst müsste es sie ja nicht stets aufs Neue geben. Häufig mit sogenannten Workouts, also schlankmachenden Körperübungen, etwa in *Women's Health.* »Sexy in den Sommer«, verheißt *Joy:* »In sechs Wochen zur Bikinifigur.« Und *Brigitte* kennt sogar »Das Geheimnis einer guten Figur«. Die Zeitschrift kommt ja alle Jahre wieder mit einer neuen *Brigitte*-Diät heraus – was auch nicht gerade ein Zeichen für nachhaltigen Erfolg ist.

»Alle Diäten sind zum Scheitern verurteilt. Und schuld daran ist nicht der Mensch, schuld ist immer die Diät!«, sagt Peters.

Er ist ein schlanker, ruhiger Mann, der in einem Haus am See wohnt, auf dem Land nahe Lübeck, 20 Kilometer von der Ostsee. Peters und seine Kollegen sorgten für Aufsehen mit ihren Forschungen über das »egoistische Gehirn« (im modernen Wissenschaftsenglisch »Selfish Brain« genannt). Eine Diät sei »aus Sicht der Hirnregionen, die für die

Energieversorgung zuständig sind, zweifelsohne eine Krise«, und zwar eine sehr ernst zu nehmende, meint Peters. Denn das Gehirn bekommt das Signal: Essen wird knapp. Ein Alarmsignal.

Das Gehirn ist ja für die Versorgung zuständig. Es wird allerdings nicht allein tätig, sondern arbeitet mit den anderen Körperteilen zusammen, die ja auch versorgt werden müssen. Alles zusammen bildet ein fein abgestimmtes, überlebenswichtiges System. Ungezählte Botenstoffe organisieren die Nahrungsaufnahme, sorgen dafür, dass der Hunger kommt, dass gegessen wird, dass die Nahrung ordentlich verdaut und ordnungsgemäß verstaut wird – und dass der Mensch auch wieder aufhört zu essen.

»Viele Elemente im Körper sind beteiligt«, sagt Peters. »Aber das Gehirn ist der Chef.«

Wenn allerdings plötzlich viel zu viel gegessen wird, wenn ein Speckgürtel wächst, die Waage immer mehr anzeigt? Dann scheint ja irgendetwas nicht mehr zu stimmen. Dann hat der »Chef« dort im Kopf die Lage offenkundig nicht mehr im Griff.

Was also läuft schief im Kopf?

Kann es sein, dass der Chef manipuliert wird? Wenn die Boten ankommen und irreführende Nachrichten streuen? Falsche Bedarfsmeldungen abgeben, ständig falsche Hungersignale senden, Sättigungsbotschaften unterschlagen? Irgendetwas kann ja nicht stimmen, wenn die Leute überall zunehmen. Was ist es, das die Menschen dick werden lässt? Sogar innerlich verfetten, und schließlich krank werden und vorzeitig sterben?

Bis jetzt ist es so, dass einer die Schuld auf den anderen schiebt. Der US-Professor Robert Lustig konstatiert: »Jeder macht einen anderen verantwortlich für das, was geschehen ist. Auf keinen Fall ist es ihre Schuld. Big Food sagt, es ist der Bewegungsmangel durch Computer und Videospiele. Die TV-Industrie sagt, es ist das Junkfood. Die Atkins-Leute sagen, es sind die Kohlenhydrate.« Andere sagten, es sei zu viel Fett. Und wieder andere, es sei die Cola. Und so geht es weiter, meint Lustig: Die Cola-Leute entgegnen, es sei »der Saft. Die Schulen sagen, es sind die Eltern. Die Eltern sagen, es ist die Schule. Und weil nichts sicher ist, wird nichts gemacht.«

»Postleitzahl kann dick machen«, melden die Nachrichtenagenturen. Nach einer Studie der US-amerikanischen University of Washington sind Bewohner ärmerer Gegenden im Schnitt deutlich übergewichtiger als die Menschen in teureren Vierteln. Die Forscher hatten Postleitzahlen, Immobilienpreise und das Gewicht der Bewohner verglichen. Mit jedem Anstieg der Immobilienpreise um 100 000 Dollar sank die Übergewichtsrate um zwei Prozent.

In Deutschland gilt das ganz genauso, jedenfalls in Leipzig, wie eine 2014 vorgestellte Studie der Leipziger Hochschule für Technik, Wirtschaft und Kultur ergab. »In benachteiligten Ortsteilen zu wohnen, wirkt sich schon bei Vorschulkindern auf deren Gewicht aus«, sagte der Leipziger Professor Elmar Brähler. Mit mehr als zwölf Prozent moppeliger Kinder lag deren Anteil in den ungünstigen Ortsteilen (Kategorie 4) mehr als doppelt so hoch wie im privilegierten Ortsteil aus der Kategorie 1.

Das würde, wenn die Forscher recht hätten, bedeuten: Ein simpler Umzug in eine bessere Gegend kann den Speck abschmelzen. Und tatsächlich: Ein Umzug kann das Gewicht reduzieren. Das ergab eine aufwendige US-Untersuchung, für die die Daten eines einzigartigen sozialen Experiments ausgewertet wurden. Dabei durften die Bewohner armer Stadtquartiere auf Staatskosten in eine bessere Gegend umziehen (Projektname: Moving To Opportunity, kurz MTO). Tatsächlich nahmen viele nach dem Umzug an Gewicht ab – allerdings nur in »bescheidenem« Ausmaß, wie die Studie ergab, die im *New England Journal of Medicine* veröffentlicht wurde.

Man könnte vielleicht auch einfach Papa aufs Abendgymnasium schicken. Denn der Kieler Forscher Manfred James Müller meint herausgefunden zu haben, dass der Bildungsstand der Eltern ganz entscheidend für das Gewicht der Kinder sei. Mit Essen hat es nach Müllers Meinung nichts zu tun, ob einer dick wird: Es gebe »keine Beziehung« zwischen dem Essen und dem Übergewicht: »Die Gewichtsunterschiede von Kindern werden im Wesentlichen durch Unterschiede der körperlichen Aktivität (Fernsehkonsum), vor dem Hintergrund sozialer Faktoren (Schulbildung der Eltern) und auch eines möglichen genetischen Risikos (Gewicht der Eltern) erklärt.«

Das würde bedeuten, wenn Müller recht hätte: Wenn nur Papa endlich das Abitur nachholt, schmelzen meine Pfunde.

Die *Süddeutsche Zeitung* meldete auf Seite 1: »Dicke Freunde machen dick«. Zwei Forscher aus San Diego und Harvard hatten herausgefunden: Wenn ein enger Freund dick wird, liegt das eigene Risiko, ebenfalls dick zu werden, bei 57 Prozent. Unter Geschwistern nur bei 40 Prozent. Da freute sich die *Bild*-Zeitung: »Von wegen Schokolade, Chips und Bonbons. Die wahren Dickmacher sind dicke Freunde.«

Auch mehrere amerikanische Studien bestätigten den Einfluss von Freunden, Eltern und Nachbarschaft aufs Gewicht: Etwa eine Untersuchung aus dem Jahr 2013 mit 2793 Heranwachsenden aus dem Bundesstaat Minnesota. Fazit: Wer sich ständig mit dicken, faulen Freunden umgibt, wird sozusagen angesteckt. In Wahrheit sind es wohl nicht die Freunde, sondern das, was sie essen. Oder die Lebensumstände. Meint jedenfalls der Lübecker Professor Peters.

Für ihn ist es der Stress im Alltag. Er meint: »Menschen werden dick, weil sie arm sind oder sich vor Armut fürchten, weil sie Angst um ihre Jobs haben oder weil ihnen das Familienleben, die Kindererziehung mit endlosen Kämpfen über den Kopf wächst. Weil sie einsam und isoliert leben oder weil sie sich von ihren Kollegen gemobbt fühlen; weil Partnerschaften zerbrechen, Mütter mit Kindern allein zurückbleiben und weil niemand da ist, der diese Mütter auffängt.« Außerdem, weil »im Beruf immer mehr verlangt wird und man sich überlastet fühlt«, oder »weil in der Familie eine schwere Erkrankung auftritt«: Alzheimer, Depression, Alkoholabhängigkeit.

In seiner Forschungsgruppe »Selfish Brain« (»Das egoistische Gehirn«, so auch der Titel seines Erfolgsbuches) hat Peters mit 36 Wissenschaftlern unterschiedlicher Fachrichtungen und 100 Doktoranden die einschlägigen Erkenntnisse etwa aus der Hirnforschung zusammengetragen und auch eigene Studien angestellt. Stress, so das Ergebnis, veranlasst das Gehirn, dafür zu sorgen, dass mehr gegessen und an Gewicht zugelegt wird, als Schutzmaßnahme sozusagen für die unerfreuliche Situation. Es sind die Hormone, die den Vorgang steuern.

Normalerweise habe der Mensch ein »Neutralgewicht«, das sich im Laufe des Lebens verändern könne, aber innerhalb enger Grenzen. Eine Fülle von Hormonen und Botenstoffen sorgt dafür, dass dieses Gewicht erhalten bleibt. Wenn der Mensch dauerhaft unter Stress steht, dann schaltet das Gehirn um – und der Körper legt an Gewicht zu.

Dies betrifft nicht nur die Armen und Ausgegrenzten – Dicke gibt es in allen Kreisen, und es werden immer mehr, so eine OECD-Studie. Und nicht nur belastende Lebenssituationen sorgen für Stress – es können auch die Lebensmittel sein, die den Körper belasten. Sie können dick machen, und sie können krank machen. Und manchmal kommt auch beides zusammen. Das jedenfalls stellt eine wachsende Zahl von wissenschaftlichen Studien fest.

Es stimmt etwas nicht mit den Nahrungsmitteln aus dem Supermarkt, aus der Tankstelle, aus der Kantine, dem Kiosk, der Cafeteria. Dabei sind sie eigentlich »signifikant sicherer und qualitativ deutlich besser geworden«, sagt Gaby-Fleur Böl, Leiterin der Abteilung Risikokommunikation am staatlichen Bundesinstitut für Risikobewertung (BfR) in Berlin. »Die Qualität der Lebensmittel in Europa ist sagenhaft«, schwärmt sogar die *Süddeutsche Zeitung*.

Es gibt, jedenfalls in den »zivilisierten« Ländern, weithin keine Epidemien durch die klassischen Krankheitserreger mehr: Viren, Bakterien. Auf der anderen Seite breiten sich die sogenannten Zivilisationskrankheiten aus: Herzleiden, die Zuckerkrankheit (Diabetes), Schlaganfall, Alzheimer, Krebs. Die sogenannten nicht übertragbaren Krankheiten (»non communicable diseases«, kurz NCD), an denen pro Jahr weltweit geschätzt 35 Millionen Menschen sterben. Und bei 30 Millionen davon steht die Nahrung im Vordergrund.

Nahrung, die vollkommen sicher ist? Aber zugleich die Gesundheit in zuvor nicht gekanntem Ausmaß bedroht?

Allein die süßen Softdrinks sollen nach einer Studie der renommierten Harvard-Universität für weltweit 180 000 Todesfälle pro Jahr verantwortlich sein. Und dabei sind sie doch vollkommen »sicher«. Natürlich gibt es keine Viren in der Cola. Aber sie gehört zu der Form von Nahrung, die die natürlichen Regulationsmechanismen des Körpers aus dem Ruder laufen lässt.

Manche werden dick. Andere krank. Manche beides.

Dick zu sein ist keine Krankheit. Mehr noch: »Dicksein an sich ist nicht ungesund.« Sagt Professor Peters. Es gibt auch Dicke, die sind, nach ihren »inneren Werten« sozusagen, den Blutwerten, völlig gesund. Immerhin jeder vierte Dicke zählt dazu. Sie sind »rund und gesund«, ganz nach dem Slogan der Gesellschaft gegen Gewichtsdiskriminierung. Sie verweist auf Statistiken, nach denen sogar die überwiegende Mehrheit, also um die 80 Prozent der Dicken, »kerngesund« sei. Für die gesunden Dicken ist ihr Gewicht kein Problem.

Und es gibt Dünne, die innerlich verfettet sind – und damit auch erhöht krankheitsgefährdet. Das sind die sogenannten TOFIs: »thin outside and fat inside« – außen dünn, innen fett. Sie haben das gleiche Risiko wie die krankheitsgefährdeten Dicken. Sie haben viel »viszerales« Fett, wie die Mediziner das Fett im Bauchraum nennen. 15 Prozent der Normalgewichtigen sollen davon betroffen sein. Auf Deutsch heißen sie »die dünnen Dicken«.

Bei normalgewichtigen Männern schwankt diese viszerale Fettmenge zwischen 0,6 und 3,7 Litern, wie britische Wissenschaftler vom Imperial College in London nachgemessen haben. Auch bei den dünnen Dicken ist es die Nahrung, die zu einer Zunahme des viszeralen Fetts geführt hat. Die Nahrung, die es an jeder Ecke gibt – und die manche Wissenschaftler schon als »Gift« bezeichnen.

Der US-Professor Robert Lustig von der Universität von Kalifornien in San Francisco verwendet den Begriff »giftige Umgebung« (Toxic Environment), den der Yale-Forscher

Kelly Brownell (Autor des Buches *Food Fight*) geprägt hatte. Dazu gehört insbesondere der Zucker. »Übergewicht ist keine Verhaltens-Verirrung, keine Charakterschwäche oder Fehlreaktion«, sagt Lustig. Es ist nicht der Mensch, der verantwortlich ist, sondern die Nahrung, die, völlig unmerklich, eingreift in die Regelungsmechanismen des Körpers. Und sogar den Willen manipuliert, auf chemische Weise, im Gehirn. »Unsere Nahrungs-Umgebung hat unsere Biochemie verändert und so diese globale Katastrophe befördert.«

Lustig glaubt, dass »uns die amerikanische Ernährungsweise tötet, die jetzt die globale industrielle Ernährungsweise ist.« Immer mehr Weltgegenden haben sich an diese Ernährungsweise angepasst. Statt natürlicher Nahrung gibt es industrielle Produkte.

Der Übergang vom natürlichen Essen zum industriellen Essen: »nutrition transition« heißt im globalen Expertenenglisch dieser Prozess, an dessen Ende die sogenannte »Western diet« steht, die westliche Ernährungsweise mit Fastfood und Fertigkost aus dem Supermarkt.

Die Nahrung von heute ist industriell optimiert, für die Welt der Supermärkte. Die Nahrungsindustrie hat die Natur ihren Bedürfnissen entsprechend verwandelt. Es geht darum, die Rohstoffe aus der Natur den industriellen Abläufen anzupassen. Sie müssen den Belastungen in der Fabrik standhalten, die Transporte überstehen und schließlich den oft mehrjährigen Aufenthalt im Supermarkt überleben. Es geht nicht mehr in erster Linie darum, ob die Lebensmittel gut und bekömmlich sind, sondern darum, dass sie billig und haltbar sind.

Die industrielle Umwandlung der Rohstoffe aus der Natur, von Kartoffeln, Milch, Huhn, Blumenkohl zu industriellen

Nahrungsmitteln wie Tütenpüree, Instantnudeln und 5-Minuten-Terrinen, hat zum ersten Mal in der Menschheitsgeschichte völlig neue Kriterien eingeführt. Das globale industrielle System der Nahrungsproduktion hat weniger die menschliche Lebenserwartung im Sinn als das, was die Internationale der Food-Konstrukteure das »shelf life« nennt, die Lebenserwartung der Packungen im Supermarktregal. Dafür gibt es chemische Hilfsmittel, Konservierungsstoffe, ganz neue, künstliche Zutaten, maßgeschneidert für die Bedürfnisse des industriellen Food-Business. Diese Umwandlung der Natur aber kann das Zusammenspiel der Hormone empfindlich stören. Viele Bestandteile der Supermarktnahrung können das System der Körpersignale irritieren.

»Are we designed for what we eat?«, fragte schon ein Industrieexperte in einem britischen Branchenblatt. Sind wir geschaffen für das, was wir essen?

Die Antwort lautet: Leider nein. Und es geht nicht um die Kalorien. Die standen ja bisher im Vordergrund, wenn es ums Dickwerden ging. Und ums Abnehmen. Kalorienzählen ist zum Volkssport geworden. Die Kalorien sind die Basis für zahlreiche Diäten – und ein Grund für ihren Misserfolg.

Dick wird, wer mehr Kalorien aufnimmt, als er verbraucht. So verkündeten es bisher alle, von der Regierung bis zur Allgemeinen Ortskrankenkasse. Eine Kalorie ist eine Kalorie. Und zu viel Kalorien machen dick. Eine ziemlich simple Vorstellung. Und leider falsch.

Kalorien zählen heißt, die Lebensmittel nach ihrem Brennwert zu beurteilen. Die Kalorien sind das Maß dafür. Eigentlich ein absurdes Kriterium. Es bewertet völlig verschiedene Lebensmittel nur nach einem einzigen Gesichtspunkt: wie gut sie als Heizmaterial taugen. Das ist, als ob man einen Konzertflügel in der Oper auf die Bühne stellte und daneben einen Stapel Brennholz. Und beide danach beurteilte, wie gut sie den Saal heizen.

Eine absurde Methode. Und vor allem: Eine völlig überholte Methode, die die Qualität der Lebensmittel ignoriert und auch die jeweilige Rolle, die sie für den Körper spielen. Dabei ist eigentlich sonnenklar, dass eine Sahnetorte eine andere Bedeutung für den Körper hat als ein Apfel oder ein Fisch oder ein Steak.

Die Kalorienzählerei führt in die Irre – weil sie die Funktion der Nahrungsmittel ignoriert, und das, was sie im Körper anrichten können.

Das wichtigste Beispiel für den Irrweg der Diätlehren auf Kalorienbasis: Fett und Zucker. Ein Gramm Fett hat neun Kalorien, ein Gramm Zucker vier. Daraus haben die Ernährungsexperten, die Wissenschaftler, die Frauenzeitschriften den Schluss gezogen: Zucker ist halb so schlimm. Hat ja im Vergleich zum Fett weniger als halb so viele Kalorien. Ein verhängnisvoller Fehlschluss. Denn Zucker löst im Körper eine ganze Kaskade von Folgen aus, an deren Ende die Waage ein paar Kilos mehr zeigt. Fett hingegen hat eine andere Bedeutung für den Körper als Zucker. Fette können überraschenderweise das Gewicht eher stabilisieren – oder sogar zum Abnehmen beitragen.

Der Körper braucht die Lebensmittel nicht nur zur Energiegewinnung. Er braucht sie, um Haare wachsen zu lassen und Fingernägel, um die Haut zu erneuern und sich, ganz generell, innerlich zu regenerieren. Verschiedene Lebensmittel erfüllen dabei unterschiedliche Aufgaben.

Ihr Brennwert ist dabei ein allzu simpler Maßstab. Die Kalorientheorie ist daher überholt. Sie führt in die Irre – und taugt nicht als Werkzeug, wenn es um die Frage geht, was dick macht und was beim Abnehmen helfen kann. Viele Wissenschaftler haben das jetzt erkannt. Seltsam, dass Zeitschriften, Ernährungsberaterinnen, Diätfirmen überhaupt noch davon reden. Denn es führt ja zu nichts. Es schadet eher. Und verhindert, dass das Abnehmprojekt funktioniert. Höchste Zeit also, die Irrlehre von den Kalorien, von der Nahrung als Brennstoff, auf den Müllhaufen der Geschichte zu werfen.

»Vergessen Sie die Kalorien«, sagt Professor Wieland Kiess. Er stammt aus Süddeutschland und leitet die Kinderklinik der Universität Leipzig. Auch er behandelt an seiner Klinik »zunehmend häufiger« Kinder mit der Zuckerkrankheit Diabetes. Auch Kiess gehört zu jener internationalen Wissenschaftlerelite, die sich mit den bisherigen plumpen Erklärungen für die globale Übergewichtsepidemie nicht zufriedengibt. Er forscht zusammen mit Wissenschaftlern von renommierten Instituten aus Amerika und Großbritannien, aus Frankreich, Schweden, Dänemark und auch aus China. Das Problem sei »viel komplexer«.

Es hat mit dem System der Botenstoffe zu tun und mit der Nahrung, die zum sogenannten »westlichen Lebensstil« gehört. Verschiedene Nahrungsmittel wirken völlig unterschiedlich auf den Körper. Eine dänische Studie wies nach, dass beispielsweise der Körper auf Milch ganz anders reagiert als auf Cola – und das bei praktisch identischen Kalorien. Beide hatten ungefähr gleich viele, die (fettarme) Milch sogar mit 454 Kilokalorien mehr als die Cola mit 430. Und dennoch hatte der Fettgehalt in der Leber durch die Milch um ein Prozent abgenommen, sich durch die Cola aber um 135 Prozent erhöht. Das zeigt: Eine Kalorie ist nicht eine Kalorie. Warum aber wirkt Milch anders als Cola?

Für den US-Professor Lustig ist der Fall klar: Es ist der Zucker. Er ist »ein Gift an sich, unabhängig von den Kalorien« (siehe Hans-Ulrich Grimm: *Garantiert gesundheitsgefährdend*). Daneben können aber auch die allgegenwärtigen industriellen Aromen den Körper in die Irre führen und als Dickmacher wirken (siehe Hans-Ulrich Grimm: *Die Suppe lügt*). Und schließlich der sogenannte Geschmacksverstärker Glutamat (siehe Hans-Ulrich Grimm: *Die Ernährungslüge*).

Und es gibt in der Nahrung immer mehr Bestandteile aus der Welt der Kunststoffe. Die können aus der Fabrik stammen, aus den Röhren dort. Oder aus der Verpackung, den Folien. Oder aus dem Deckel auf dem Bier oder dem Babygläschen. Aus der Innenbeschichtung, etwa von Coladosen, Energydrinks, Fischbüchsen. Sie wurden schon in Softdrinks wie Red Bull gefunden, in Fanta, im Bier aus Dosen, auch in Nescafé aus der Dose, Heringsbüchsen von REWE. In Käse, in Plastikmilchflaschen und Plastikbeuteln.

Manchmal berichten die Medien über solche Funde, die sie oft »Weichmacher« nennen, was harmlos klingt, ja sympathisch. Dabei wirken sie auf besonders heimtückische Weise. Können den Körper umprogrammieren. Oft schon vor der Geburt. Sie können das Sexualsystem beeinflussen und dafür sorgen, dass es immer häufiger Probleme gibt mit dem Kinderkriegen.

Sie geraten aber auch als potenzielle Mit-Auslöser der modernen Zivilisationskrankheiten in Verdacht. Und: als Dickmacher. Möglicherweise sind sie es, die dafür sorgen, dass die Menschen mehr essen als nötig – und mehr Fett eingelagert wird.

Sogar die Weltgesundheitsorganisation (WHO) zeigt zunehmende Besorgnis über diese Stoffe. Es sind Substanzen, die wie Geschlechtshormone wirken – und da einiges durcheinanderbringen beim Menschen.

Schon jetzt findet die Pubertät immer früher statt – und wird nach Einschätzung deutscher Wissenschaftler bei Mädchen bald mit neun Jahren beginnen. Auch bei den Jungs gibt es Veränderungen. In Dänemark, so ergaben Untersuchungen etwa des berühmten Fruchtbarkeitsexperten Niels Skakkebaek, hatten die Jungs schon bei der Geburt ein geringeres Hodengewicht, ein langsameres Hodenwachstum, und es gab auffällige Veränderungen bei verschiedenen Sexualhormonen.

In Indien haben nur noch 30 Prozent der Männer normal entwickelte Spermien. Und der Durchschnittseuropäer büßte von 1940 bis 1990 knapp die Hälfte seiner Spermien ein, hat statt früher 133 Millionen nur noch knapp 66 Millionen pro Milliliter Samenflüssigkeit.

Es scheint einen Zusammenhang mit den Plastikhormonen zu geben: Bei 188 Männern, die mit unerfülltem Kinderwunsch in eine amerikanische Klinik kamen, war, wie ein Forscherteam der amerikanischen Harvard School of Public Health herausfand, die Spermakonzentration umso geringer, je höher die Belastung mit den sogenannten Phthalaten war. Auch so eine Chemikalie, die wie ein Hormon wirkt – und sich jetzt plötzlich im Essen findet.

Womöglich droht den Menschen die »chemische Kastration«, wie die amerikanische Zoologin und Pharmazeutin Theodora Colborn drastisch formuliert. »Deswegen hat man solchen Respekt vor dem Zeug«, sagt die Forscherin Margret Schlumpf von der Universität Zürich. »Es bedrückt mich«, sagt Frau Schlumpf, die eigentlich eine lustige Person ist. »Vor allem im Hinblick auf den Fortbestand von Mensch und Tier.« Sie hatte sich zunächst mit den Wirkungen der Plastikhormone auf die Fortpflanzung beschäftigt – und sich dann den Effekten als heimliche Dickmacher zugewandt. Denn was aufs Geschlecht wirkt, hat auch Folgen für die Figur. Und bei der Ausbreitung des weltweiten Übergewichts.

Und so wurde es ganz still im Publikum, als ein Neurobiologe während eines Kongresses über einen dieser Stoffe sprach. Es war der Kongress der wichtigsten amerikanischen Wissenschaftlervereinigung, der American Association for the Advancement of Science (AAAS) in San Francisco. Professor Frederick vom Saal kam von der Universität von Missouri. Er ist ein Experte für Hormone, genauer: für Hormonstörer (im Wissenschaftsenglisch: »endocrine disruptors«). Das sind Chemikalien, die die hormonellen Abläufe im Körper durcheinanderbringen, zum Beispiel die Fortpflanzung stören oder für Missbildungen an den Sexualorganen sorgen. Das sogenannte Bisphenol A ist eine dieser Substanzen – eine Allerweltschemikalie, die millionentonnenfach alljährlich produziert wird, unter anderem vom deutschen Chemie-Giganten Bayer und dem US-Multi Dow Chemical. Hormonstörer können in winzigsten Mengen wirken. Zum Beispiel in der Nahrung.

Vom Saal hatte zum ersten Mal vor einer größeren Öffentlichkeit den Zusammenhang hergestellt zwischen Hormonstörern und der Ausbreitung des Übergewichts. Offiziell galt Bisphenol A bisher als eher harmlos. Die europäischen Behörden haben im Jahr 2007 die Grenzwerte sogar noch entschärft – im Jahr 2014 allerdings einen Rückzieher gemacht. Die europäische Lebensmittelbehörde EFSA will jetzt wieder strengere Grenzwerte.

Es gibt nicht nur dieses Bisphenol A. Es gibt, nach Erkenntnissen der Weltgesundheitsorganisation, 800 solcher

Hormonstörer. Auch die Pestizide gehören dazu, mit denen die Bauern ihre Pflanzen spritzen. Der Kontakt mit Hormonstörern, so vom Saal, findet »kontinuierlich« statt. Und er fängt früh an: Sogar in Babygläschen von Hipp und anderen Herstellern wurden solche Plastikhormone schon gefunden. Da reagierten die Hersteller natürlich schnell.

Hormonstörer können nicht nur den Kinderwunsch torpedieren. Sie können im Gehirn die Schalter umlegen, bestimmte Abläufe manipulieren und einen nachts an den Kühlschrank treiben. Das »Moppel-Ich« ist also womöglich deshalb so mächtig, weil im Hintergrund künstliche Hormone ihr Unwesen treiben.

Das epidemisch auftretende Übergewicht ist also nicht in erster Linie eine Folge der falschen Ernährung, sondern der mit Kunsthormonen und anderen Störfaktoren belasteten Nahrung. Die Nahrung zwingt die Menschen sozusagen, sich falsch zu ernähren. Weil sie ihr Unterbewusstsein manipuliert.

Noch krasser hat es der Hormonforscher vom Saal ausgedrückt, laut *Süddeutscher Zeitung,* die in einem Artikel mit der Überschrift »Die Dickmacher« über seinen aufsehenerregenden Auftritt in San Francisco berichtete: »Die wachsende Zahl übergewichtiger Menschen in den Industrienationen hat nicht allein etwas mit persönlichem Fehlverhalten der Betroffenen zu tun, sondern ist vielmehr eine zivilisatorische Vergiftungserscheinung, ausgelöst durch Chemikalien.«

Fett durch Chemikalien im Essen. Bisher hatten die Ernährungspäpste immer behauptet, nur Fett macht fett. Und so schneiden Millionen von Frauen und auch Männern sorgfältig den Fettrand vom Schinken ab, sezieren sogar noch die Hähnchenbrust, greifen im Supermarkt zu fettarmer Milch und fettarmem Joghurt. In den Regalen sieht es so aus, als habe schon ein Wettbewerb um den geringsten Fettgehalt begonnen. Das cremeartige Produkt namens *Miracel Whip So leicht* kommt auf 4,9 Prozent Fett, Milram *Frühlingsquark leicht* auf 2,4 Prozent. EDEKAs *Gut & günstig fettarmer Fruchtjoghurt Schwarzkirsche* geht mit 1,8 Prozent ins Rennen, unterboten vom hauseigenen Konkurrenten *Pfirsich-Maracuja* mit 1,5 und dem Optiwell *Vanilla Pudding mit Schokosoße* mit 0,9 Prozent Fett. Sogar das vermeintlich naturnahe Label »Berchtesgadener Land« ist am Start mit seinem Produkt namens *Cremiger Quark mit frischem Joghurt,* und »0,2 Prozent Fett absolut«, gleichauf mit Exquisa *Quark Genuss klassisch Erdbeere.* Noch magerer sind beispielsweise Danones *Actimel Classic* und *Der große Bauer,* Geschmacksrichtung Kirsche, mit dem kleinen Fettwert von jeweils 0,1 Prozent. Gipfel des Fettwahns sind natürlich die Klassiker von »Du darfst« mit der »Halbfettbutter« oder einem sogenannten Streichfett mit dem »extra Frische Kick«. Oder dem Fertigpackerl *Rinderroulade* aus dem Plastiknapf mit »magerem Fleisch«, versteht sich. Und *Nürnberger Rostbratwürstchen,* offenbar abgemagert, aber dafür mit einem halben Chemielabor als Beigabe, laut Zutatenliste.

Das Fett als Geschmacksträger wird eliminiert, der Geschmack kommt fortan von chemischen Zutaten wie etwa den »Aromen«. Oder vom Zucker.

Zum Beispiel bei den Abspeck-Klassikern von den Weight Watchers, der *Lasagne Bolognese,* dem *Jägerrahmschnitzel mit Champignons,* dem *Frischen Dressing »Sylter Art«.* Die Suppen haben sogar »fast 0 Prozent« Fett.

Genutzt hat das alles nichts. Schlanker werden die Leute dadurch nicht. Es ist ein schönes Geschäft, klar, der Erfolg ist nachhaltig – bei den Herstellern. Bei den Kunden hingegen bleiben die gewünschten Effekte aus. Sie kaufen nur eine Hoffnung. Eine trügerische Hoffnung.

Doch die Menschen erwerben die Produkte immer weiter, ohne jeden Nutzen. Man könnte sogar sagen: Die Nutzlosigkeit seiner Produkte ist sozusagen die Geschäftsgrundlage eines ganzen Wirtschaftszweigs.

Niemand wird schlanker durch die Diäterzeugnisse. Auch die Fettarm-Propaganda der Ernährungsexperten, der Frauenzeitschriften hat nichts gebracht. Fettarm essen: ein Irrweg. Ein höchst profitabler Irrweg.

Wer ist eigentlich schuld daran? Wer hat die Menschheit auf diesen Irrweg geschickt?

Kaum zu glauben, dass es ein einziger Mann war. Ein Mann, der zum Star wurde. Ein Weltstar der Wissenschaft. Der Regierungen und Forscher weltweit hinter sich brachte. Den Beifall der Medien auf sich zog. Den Alltag von Generationen von Abnehmwilligen beeinflusste. Dessen Macht bis auf den Frühstückstisch reichte. Jahrzehntelang. Bis zum heutigen Tag. Obwohl dieser Mann, wie sich zeigte, in Wahrheit ein Fälscher war. Seine Zahlen: getürkt. Seine Statistiken: frisiert.

Dieser Mann war, wie seine Kritiker jetzt sagen, die Hauptfigur im größten Wissenschaftsbetrug aller Zeiten.

2.
Dicke Lüge
Der fragwürdige Krieg gegen das Fett – und die wahren Schuldigen

Weltstar der Wissenschaft – und zugleich ein abgefeimter Betrüger / Früher wertvoll, heute Teufelszeug? / Magere Argumente für die Furcht vor Butter und Sahne / Cholesterin im Ei: Und so was legt Mama Huhn dem Küken ins Nest? / Abenteuer Wissenschaft: Als wir mit dem Jeep über die Küstenstraße bretterten / Wer fetter isst, wird schlanker

Er war ein Mann von großem Einfluss, vor allem auf die Frauen. Er hat dafür gesorgt, dass sie zum Salat am liebsten magere Putenbrust bestellen und den Joghurt in der Light-Version kaufen, mit 0,1 Prozent Fett.

Die Angst vor den Fett: Er hat sie geschürt. Die Furcht vor dem Cholesterin, ja sogar vor dem Frühstücksei: Sie ist sein Beitrag zur Weltgeschichte des Alltags.

Er war ein Weltstar, ein Medienliebling. Ein Jet-Setter der Medizin, einer der Einflussreichsten seines Faches – und zugleich der größte Betrüger, den die Wissenschaft je sah. Er hat tragischerweise vor allem jene Menschen auf einen Irrweg gelockt, die sich besonders um ihre Gesundheit bemühen und auch um ihre Figur, und die deswegen für seine Lehren besonders empfänglich waren. Sie haben damit sich, ihrer Gesundheit und ihrer Figur womöglich eher geschadet. Doch seine Behauptungen wurden niemals widerrufen – im Gegenteil: Sie gelten noch heute als Maximen der Ernährung.

Er ist die Schlüsselfigur für das Ernährungsverhalten ganzer Generationen. Wohl noch nie, niemals vor ihm und auch nie nach ihm, gab es einen Wissenschaftler, der solch einen Einfluss auf das alltägliche Leben der Menschen auf diesem Planeten hatte – einen verhängnisvollen Einfluss. Denn: Wer sich nicht an sein Dogma hielt, lebte gesünder – und blieb sogar schlanker, sagen seine Kritiker. Die sich jetzt erst aus der Deckung wagen.

Die Lehre vom bösen Fett, vom schädlichen Cholesterin: Sie ist wohl die folgenreichste Irrlehre, die es in Sachen Ernährung je gegeben hat. Und sie wird weiter propagiert, von Ernährungsberatern, Medizinern, Medien, sogar staatlichen Einrichtungen und Behörden.

Sie ist auch ein großes Geschäft.

Ihr Urheber hat mit seinen Theorien Umsätze bewegt, die in die Billionen gingen. Er hat ganze Geschäftsimperien beeinflusst: Die Light-Industrie mit ihren fettarmen Produkten. Die Abspeckindustrie, das Diätbusiness. Sogar die Pharmaindustrie: Cholesterinsenker sind die Blockbuster der Branche.

Er war der einflussreichste Wissenschaftler für den Alltag der Menschen – und er war die Zentralfigur im größten Wissenschaftsbetrug aller Zeiten. Er hat die Fakten gerade so zurechtgebogen, wie es ihm gefiel. Statistiken geschönt, Grafiken frisiert.

Ancel Keys, geboren am 26. Januar 1904, ein Kind minderjähriger Eltern, ein Abenteurer und Weltenbummler, Professor an der Universität von Minnesota und der erste Medienstar der Medizin.

Er war »Mister Cholesterin«. So hatten ihn die Medien genannt, in Europa und in Amerika; das Magazin *Time* machte ihn am 13. Januar 1961 sogar zum Titelhelden. Im weißen Kittel, mit Krawatte und Brille sowie strengem Blick. Im Hintergrund ein menschliches Herz, Blutadern und die Silhouette eines Mannes, der auf der Waage steht, den Blick bang auf die Anzeige gerichtet.

Erst jetzt, im 21. Jahrhundert, formiert sich in der Fachwelt die Kritik an Keys' Thesen – und auch an den fragwürdigen Methoden, mit denen er es schaffte, das Erfahrungswissen der Menschheit auf den Kopf zu stellen, und das, was jahrtausendelang als gut und wertvoll galt, plötzlich zu verteufeln.

Fett ist für den Körper sehr wichtig. Die Menschheit hat seit Jahrtausenden das Fett als etwas Gutes, Wertvolles, Körperfreundliches betrachtet. Der Ausdruck »Fettlebe« steht im Deutschen laut Duden für »üppiges Leben, Wohlleben«. Sahne und Speck, die fette Gans und das fette Huhn gehörten über Generationen zur Idee vom erstrebenswerten Dasein.

Ancel Keys hat den Menschen die Furcht vor dem Fett sozusagen ins Gehirn implantiert – mit nachhaltigem Erfolg. Er hat die Ernährungslehre seit einem halben Jahrhundert dominiert. Sogar die Ernährungsempfehlungen der höchsten Institutionen der Weltgemeinschaft. Und das Alltagsverhalten von Milliarden Menschen auf dem Planeten. Vom Supermarkt bis zum Frühstückstisch.

Die Folgen? Dramatisch.

Die Furcht vor dem Fett hat die Menschen nicht gesünder gemacht, und nicht schlanker. Im Gegenteil: Sie hat die Menschen noch dicker gemacht – und oft krank dazu.

Es war die folgenreichste Ernährungsempfehlung, und die schädlichste. Das weisen jetzt die Kritiker nach – die es auch früher schon gegeben hatte.

Doch gegen die Wucht der Fett-Phobie hatten Kritiker –
die es durchaus auch früher schon gab – keine Chance. Das
ist ein weiteres folgenschweres Verdienst von Ancel Keys,
von »Mister Cholesterin«: Dass die Andersdenkenden in
Wissenschaft und Medizin keine Chance mehr hatten, und
zwar weltweit. Das Fett galt als Bösewicht – und der Zucker, auf der anderen Seite, als völlig harmlos.

Inzwischen melden sich mehr und mehr Wissenschaftler
zu Wort, die das für Unsinn halten, für schädlich sogar.
Und jetzt kommen auch die Tricksereien ans Licht, mit denen Ancel Keys und seine Gefolgsleute der Theorie vom
bösen Fett an die Macht verholfen haben.

»Nur Fett macht fett«, das verkündeten die Jünger von
Ancel Keys auch hierzulande. So versandte beispielsweise
die Firma Coca-Cola gern ein Info-Blättchen der Süßge-
tränke-Lobby, in dem ein junger Professor namens Hans
Hauner diese These verbreitete: »Je höher der tägliche Fett-
anteil im Essen ist, desto höher ist in der Regel das Gewicht.
Im Gegensatz dazu gibt es derzeit keinen Beleg für einen
Zusammenhang zwischen zuckerreicher Ernährung und
Übergewicht.«

Das war im Jahr 1997. Heute ist Hauner einer der führenden Experten für Fettleibigkeit in Deutschland.

Der prominenteste Prophet dieser Glaubensrichtung war
ein Mann namens Pudel, Volker Pudel, Professor an der Universität Göttingen, zeitweilig Präsident der Deutschen Gesellschaft für Ernährung (DGE), der einflussreichen Fachgesellschaft. Sie ist Ansprechpartner der Regierung auf dem
Felde der Ernährung, tonangebend bei den Ernährungsberaterinnen im Lande und natürlich auch bei den Medien.

»Nur Fett macht fett«, propagierte auch Professor Pudel.
So verkündete er landauf, landab. Was kein Fett enthält,

macht auch nicht dick. Denn er war der »Fettaugenexorzist«, wie *Der Spiegel* einmal schrieb.

Pudel wurde immer wieder von Journalisten angerufen, vom *Stern,* auch vom *Hamburger Abendblatt.* Sein Kernsatz war der von den Gummibärchen. »Wer abnehmen will, kann so viel Gummibärchen essen, wie er will.« Denn Gummibärchen enthielten kein Fett und könnten deshalb gefahrlos genascht werden. »Wie süß!«, titelte daraufhin zum Beispiel das Magazin der *Süddeutschen Zeitung.* Die *SZ*-Leute hatten sich von Professor Pudel die Sache mit dem Übergewicht mal erklären lassen und verkündeten dann: »Die Sensation: Zucker macht nicht dick.«

Das passte einerseits ganz gut in die Zeit, denn es war Weihnachten, und da hört man ja gerne, dass Naschwerk und Plätzchen nicht dick machen.

Andererseits war es das Jahr 2002. Kurz zuvor war die Theorie vom bösen Fett wie ein Kartenhaus in sich zusammengestürzt. »Was, wenn alles bloß eine dicke, fette Lüge war?«, fragte damals die *New York Times.*

Seit diesem Zeitpunkt dürfte eigentlich kein Mensch mehr die Mär vom bösen Fett glauben. Eigentlich dürfte es auch keine fettarmen Produkte mehr im Supermarkt geben. Und niemand dürfte mehr behaupten, dass Zucker im Hinblick auf die schlanke Linie unschädlich sei.

Doch der Anti-Fettwahn geht weiter. Er reicht bis zur Entmündigung der Esser.

Es war in einer Bar in New York City, in der Nähe des Central Park, irgendwo zwischen 57. Straße und Broadway. Kurze Pause beim Stadtbummel. Einen Salat mit Putenbrust, please. Der Salat kam dann auch gleich, mit Pute, aber ohne Salatsauce. Ääh, ob wir vielleicht ein bisschen Dressing haben könnten, please? No, kontert barsch der

Barkeeper. No dressing. Die Putenbrust sei schon fettig genug. Im Land der unbegrenzten Möglichkeiten war eines
unmöglich geworden: einen Salat so zu essen, wie zivilisier-
te Menschen das tun – mit einer Sauce.

Alles das Verdienst von Mister Cholesterin »Die Leute
sollten die Fakten wissen«, hatte er 1961 im *Time Magazine*
erklärt. »Wenn sie sich dann immer noch zu Tode essen
wollen, lasst sie.«

Er selbst hat es mit den Fakten nicht so genau genommen – und sie gerade so hingebogen, dass sie seine Theorie
stützten. Die Grafiken beispielsweise, die Kurven, die den
Zusammenhang zwischen Fett, Cholesterin und Herzkrankheiten beweisen sollten.

Alles Scharlatanerie, sagt beispielsweise George Mann,
Medizinprofessor an der Vanderbilt-Universität im US-
Bundesstaat Tennessee: »Die Fett- und Cholesterin-Theo-
rie ist der größte Wissenschaftsbetrug dieses Jahrhunderts«,
meint Mann – und vielleicht sogar »aller Jahrhunderte«.
Dass es Keys gelang, seiner auf Betrug basierenden Theorie
zum Durchbruch zu verhelfen, ist in seinem Durchset-
zungsvermögen und seinen guten Beziehungen begründet.
Nicht zuletzt kam seine Theorie den geschäftlichen Interessen gewisser Kreise entgegen.

»Keys' Fähigkeiten als Wissenschaftler waren zweifel-
haft – er lag öfter daneben, als dass er recht hatte –, aber die
Kraft seines Willens war unbeugsam«, sagt der amerikanische Wissenschaftsjournalist Gary Taubes. Keys stammt aus
Colorado Springs. Obwohl er in einer Studie der Universität Stanford als besonders begabtes Kind identifiziert worden war, verließ er die Schule, arbeitete in einem Holzfäller-
lager, einer Goldmine und segelte als Matrose nach China,
bevor er 20 war. Die Ernährung an Bord war etwas ein-

seitig, erinnerte er sich später, und vor allem war sie flüssiger Natur. Sie »bestand hauptsächlich aus Alkohol«, sagte er dem Magazin *Time:* »Ich kann mich nicht erinnern, irgendwas gegessen zu haben.«

Nach seiner Rückkehr machte Keys seinen Master im Fach Zoologie an der Universität von Kalifornien in Berkeley. Dann erwarb er einen doppelten Doktortitel – einen in Berkeley in Biologie, einen weiteren am King's Kollege in Cambridge in Physiologie. Er wurde Leiter des Laboratory of Physiological Hygiene an der University von Minnesota. Zusammen mit seinen Mitstreitern flog er um die Welt. Mit dabei war auch immer seine Frau Margaret, die er 1939 geheiratet hatte, eine Biochemikerin. Sie war besonders geschickt im schnellen Messen der Cholesterinwerte im Blut der örtlichen Testpersonen, und sie checkte auch den Fettgehalt der örtlichen Nahrungsmittel. Das Ehepaar bereiste unter anderem Südafrika, Japan und Italien. In Japan untersuchte Keys den Cholesterin-Level von Fischern und Bauern. In Amerika waren es auch Eisenbahnarbeiter, in Finnland Holzfäller.

Henry Blackburn, der Nachfolger von Keys an der Universität von Minnesota, beschreibt ausführlich die tollen Abenteuer der Keys-Forschungstruppe in aller Welt. Wie sie in Finnland mit ihren örtlichen Forscherfreunden die Sauna besuchten. Wie sie über die Großglocknerstraße nach Jugoslawien fuhren, mit dem Jeep über Küstenstraßen bretterten, wo ihnen die Eingeborenen mit dem Esel entgegenkamen. Die Zeugnisse der minoischen Kultur hatten sie in Kreta besichtigt, malerische Dörfer an Hügeln bewundert. Gemeinsam mit den einheimischen Forscherkollegen tranken sie Ouzo, den griechischen Traditionsschnaps, in der Taverne. Sie staunten auch über die örtlichen Methoden bei der Weinbereitung, die Pressung mit nackten Füßen in der Traubenmaische.

Mit dem VW-Käfer fuhren sie durch Korfu, zur Zeit der Olivenernte. In kleinen Fiats durch Italien. Einmal nahmen sie ein Mädchen auf die Windschutzscheibe, der Aufprall schleuderte es in den Straßengraben, und es überlebte wie durch ein Wunder.

Und dann das Erdbeben in Japan, mitten beim Blutdruckmessen in einer Schule!

Bei aller Ausflugsatmosphäre, bei aller Abenteuerlust: Eigentlich ging es Keys und seinen Mitarbeitern natürlich um das Wohl der Menschheit, und die Chance, vermeintlich schicksalhaften Krankheiten die Stirn zu bieten. Dass dies möglich war, sollten Studien zeigen. Zum Beispiel die berühmte Sieben-Länder-Studie, für die sie durch die Welt getourt waren und die 1980 veröffentlicht wurde. Henry Blackburn, Keys' Nachfolger, verkündete das Fazit: »Die Sieben-Länder-Studie zeigte, wie die Nahrungszusammensetzung – insbesondere die gesättigten Fette und das Cholesterin – die Ausbreitung von Herzkrankheiten in der Bevölkerung anzeigen kann.« Das hatte die Keys-Truppe herausgefunden. Behauptete jedenfalls ihr Anführer: Je höher die Fettaufnahme, desto größer das Risiko, an Herzleiden zu sterben. Es sei ein »bemerkenswerter Zusammenhang«, schrieb Keys: »Keine andere Variable in der Lebensweise außer den Fettkalorien in der Ernährung ist bekannt, die einen so konsistenten Zusammenhang zeigt mit der Sterblichkeitsrate infolge von koronaren oder degenerativen Herzkrankheiten.«

Das war die sogenannte Fett-Hypothese. Sie besagte, dass die Ernährungsweise einer Bevölkerung sich niederschlage in Gestalt von Cholesterin im Blut, dessen Menge wiederum die Anfälligkeit beeinflusse für Herzkrankheiten. Man musste allerdings noch ein bisschen nachhelfen, um sie zu beweisen. Die Sieben-Länder-Studie war die weltweit erste Studie über den Zusammenhang zwischen Ernährung, Lebensstil und Krankheiten wie Herzleiden und Schlaganfall. Auf dieser Untersuchung basierten Ruhm und Einfluss des Ancel Keys. Er wählte dafür 16 Bevölkerungsgruppen in den Niederlanden, im ehemaligen Jugoslawien, Finnland, Japan, Griechenland, Italien und den USA aus. Daten gab es aber auch aus weiteren Ländern: Norwegen, Schweden, Israel beispielsweise. 22 Länder insgesamt. Die fanden allerdings keine Aufnahme in die Studie. Warum? Weil die Ergebnisse nicht in den Kram passten. Klingt seltsam, auch ein bisschen simpel. War aber so.

»Wenn er alle Länder einbezogen hätte, wäre nichts aus der schönen Kurve geworden«, schreibt der dänische Mediziner Uffe Ravnskov *(Mythos Cholesterin)*. »Wenn alle 22 in die Auswertung einbezogen worden wären, wäre der behauptete Zusammenhang zwischen Fett und Herzkrankheiten verschwunden«, sagt der US-Wissenschaftsjournalist Gary Taubes *(Good Calories, Bad Calories)*. Keys hatte bei sechs von sieben Ländern seine Fett-Hypothese bestätigt gefunden. »Er schloss Daten aus 16 Ländern aus, die nicht zu seiner Hypothese passten«, so eine Überprüfung der Keys-Theorie aus dem Jahr 2014 im Wissenschaftsmagazin *Open Heart*.

Fazit: Eigentlich hatten die Daten keine Bestätigung geliefert für das, was Keys beweisen wollte. Zum Beispiel hinsichtlich des Fettes.

»In Wahrheit fand Keys in der Sieben-Länder-Studie überhaupt keinen Zusammenhang zwischen dem Verzehr von Fett und der Sterblichkeit durch koronare Herzkrankheiten«, sagt Ravnskov. Warum kommt er dann trotzdem zu der Behauptung? Ganz einfach: Er frisiert die Daten ein wenig, so Ravnskov: »Er lässt die Bevölkerungsgruppen weg, die nicht zu seiner Theorie passen.«

Auch innerhalb der einzelnen Länder ergab sich kein Zusammenhang zwischen Fett und Krankheit. Beispielsweise in Finnland. Die Testpersonen hatten allesamt praktisch identische Lebensbedingungen. Alle waren Bauern und Waldarbeiter. Gleich groß, gleich schwer, sie rauchten gleich viel und aßen gleich viel Fett. Im nördlichen Teil gab es mehr Krankheiten und Sterbefälle, im Süden weniger. Zu Beginn der Studie hatten in Nordkarelien 42 von 817 Männern eine Herzkrankheit, in Turku nur 15 von 860. Im Verlauf der nächsten fünf Jahre starben in Nordkarelien 16 Männer an einem Herzinfarkt, aber nur vier in Turku. Woran das lag? Das weiß niemand. Mit dem Fett jedenfalls konnte es nichts zu tun haben. Davon hatten sie ja allesamt gleich viel gegessen. Am Cholesterin lag es folgerichtig auch nicht. Das zeigten auch die Zahlen aus Italien: In der italienischen Stadt Crevalcore nahe Bologna war die Zahl der Herztoten 2,5-mal größer als in der Region Montegiorgio in Mittelitalien nahe Ancona – trotz gleicher Cholesterinwerte in beiden Untersuchungsgebieten. In Korfu lag der Cholesterinspiegel sogar niedriger als im nahen Kreta – die Todesrate aber war höher: Bei den cholesterinarmen Korfu-Insulanern starben fünfmal mehr Menschen an Infarkten als unter den cholesterinstarken Kretern.

So ähnlich ist das überall auf der Welt. In der Schweiz sank die Sterblichkeit an Herz-Kreislauf-Krankheiten nach dem Zweiten Weltkrieg – obwohl der Verzehr von tierischem Fett um 20 Prozent zugenommen hatte. Auch in Japan nahm seit

1970 die Zahl der tödlichen Herzinfarkte stetig ab, obwohl immer mehr tierisches Fett verzehrt wurde.

Oder die Massai in Kenia: Anfang der sechziger Jahre hatte der amerikanische Professor George Mann von der Vanderbilt-Universität in Nashville Angehörige des Nomadenvolks untersucht. Sie trinken zwei bis drei Liter Milch am Tag, vermischt mit Blut, das sie ihren Rindern abzapfen. Dazu werden Berge von Fleisch verzehrt, bei Festen bis zu fünf Kilo pro Person. Überraschenderweise sterben die Massai keineswegs an Herzkrankheiten – und ihre Cholesterinwerte zählten zu den niedrigsten, die je gemessen wurden; sie sind halb so hoch wie bei den meisten Amerikanern.

Noch ein überraschendes Studienergebnis: Wer raucht wie ein Schlot und fett isst, sorgt am besten für sein Herz – das ergab jedenfalls eine Studie an einer Million indischen Eisenbahnarbeitern. Am niedrigsten war die Quote der Herztoten mit nur 20 von 100 000 Eisenbahnern im nordindischen Pandschab. Ausgerechnet dort aber aßen sie bis zu 20-mal mehr Fett und rauchten zudem achtmal so viele Zigaretten wie ihre Landsleute im südindischen Madras, die überdies fast nur pflanzliches Fett verzehrten. Trotzdem hatten sie mit 135 Herztoten pro 100 000 Menschen eine fast siebenmal höhere Sterblichkeit, und sie starben auch noch zwölf Jahre früher als die vielrauchenden Fettfreunde im Pandschab.

»Unterm Strich«, sagt Ravnskov, gebe es »keinen Unterschied« zwischen dem Fettkonsum von gesunden Menschen und Patienten mit koronaren Herzkrankheiten. Fazit: »Aus diesem Grund kann der untersuchte Faktor, das Fett, nicht die Ursache der Erkrankung sein.«

Selbst die Keys-Studien deuten, sorgfältig ausgewertet, in

eine ganz andere Richtung. So ergab eine neue Auswertung im Jahr 2013, dass industriell gefertigte Nahrungsmittel (processed foods) wie Kekse, Gebäck und dergleichen als »gesättigte Fette« geführt worden waren – obwohl es sich ja eher um Kohlenhydrate handelt.

Getürkte Studien, gefälschte Statistiken – falsche Konsequenzen? Das fragten sich jetzt viele der Experten. »Haben wir die falschen Ernährungsratschläge gegeben?« So der Titel einer selbstkritischen Arbeit britischer Übergewichtsforscher aus dem Jahr 2013. Der Schluss wäre naheliegend. Denn sicher ist: Die Ratschläge haben nichts gebracht. Gar nichts. Nichts für die Gesundheit. Nichts fürs Gewicht. Kurz: Keine Vorteile. Eigentlich eher Nachteile.

Das stellte sich heraus, als in Amerika Wissenschaftler einmal genauer untersuchten, was der Kampf gegen das Fett eigentlich bewirkt hatte. Es waren führende Forscher der berühmtesten amerikanischen Universität, der Harvard University in Boston im Staate Massachusetts. Und sie fanden heraus: Wenn sich Männer ans Fettarm-Regime des Ancel Keys gehalten hatten, bekamen zehn von 1000 Befragten Herz- und Kreislaufkrankheiten, und zwölf bei jenen, die sich nicht darum scherten. Der Unterschied ist also nicht der Rede wert.

Das Urteil der Wissenschaftler fiel unter anderem auf Basis der umfangreichsten, längsten und teuersten Untersuchungen, bei denen Hunderttausende von Menschen einbezogen wurden. Ihr Leiter war Professor Walter Willett, Chef der Abteilung für Ernährung an der Harvard School of Public Health. Sein Fazit: Diese Daten widersprechen der bisher propagierten These, »dass alles Fett schlecht für uns ist«.

Willett und seine Leute wollten auch wissen, ob die Leute durch die Anti-Fett-Empfehlungen dünner oder gar gesünder geworden waren. Oder ob sie länger lebten. Sie fanden auch hier: nichts. »Es gibt keine einzige Untersuchung, die einen langfristigen Nutzen einer fettarmen Diät belegt«, konstatierte Willett. Das Wissenschaftsmagazin *Science* griff die Erkenntnis auf.

Auch die Kohlenhydrate, für die die Fettfeinde sehr werben – Pasta, Kartoffeln oder gar Gummibärchen –, seien nicht gerade der Königsweg zur schlanken Linie: Es könnte sogar sein, dass die Empfehlungen die Leute erst recht dick gemacht haben, meinte *Science*-Autor Gary Taubes: »Der Grund für die sich ausbreitende Epidemie des Übergewichts könnte sein, dass die Leute weniger Fett essen und mehr Kohlenhydrate.«

Zahlreiche Untersuchungen weisen ähnliche Ergebnisse auf: Wenn die Leute weniger Fett essen, werden sie nicht unbedingt gesünder – leiden oft sogar mehr als jene, die beherzt zu Butter, Mandeltörtchen und Sahne greifen. Mehrere Studien aus Schweden führten beispielsweise zu diesem Ergebnis. Im Jahr 2013 fasste eine schwedische Übersichtsarbeit die Daten zusammen. Fazit: fette Milchprodukte machen eher schlank als magere.

Nun ist es nicht so, dass der wissenschaftliche Fortschritt die Fett-Hysterie widerlegt hätte. Dass sie Unsinn ist, war früh schon klar. Die Argumente lagen seit langem auf dem Tisch. Keys hatte ja auch Kritiker. Jedenfalls am Anfang.

Wichtigster Gegenspieler von Ancel Keys war der englische Mediziner und Ernährungswissenschaftler John Yudkin, Professor am Queen Elizabeth College in London, wo er 1953 die erste universitäre Ernährungsabteilung in Europa gegründet hatte. Ende der fünfziger Jahre propagierte er eine Diät mit wenigen Kohlenhydraten. Er glaubte, dass Zucker und Stärke für den Körper keinen Nutzen brachten außer Kalorien – und daher bei einer Abnehmkur als Erstes eliminiert werden sollten.

Yudkin hatte den Zucker auch als Auslöser zahlreicher Krankheiten identifiziert. So sah er etwa einen Zusammenhang zwischen Zucker und Herzproblemen. Schon in den sechziger Jahren publizierte er Ergebnisse von Untersuchungen, wonach Zucker die Blutwerte bei verschiedenen Krankheitsindikatoren erhöhte: Cholesterin, Triglyzeride und Insulin. Das war so bei Ratten, Mäusen, Hühnern, Kaninchen und Schweinen. Und auch bei menschlichen Versuchspersonen.

Es war also klar: Der Zucker ist es, der die Fettwerte verändern kann (siehe Hans-Ulrich Grimm: *Garantiert gesundheitsgefährdend*). Der Zucker ist es, der zum Risiko wird fürs Herz – und fürs Gewicht. Der Zucker, und nicht das Fett. Sogar die gefürchteten Cholesterinwerte – sie werden beeinflusst vom Zucker.

So wäre es also sinnvoll, bei Angst vor schlechten Cholesterinwerten auf den Zucker zu achten. Doch die Menschen achten nicht auf den Zucker, sondern auf den Fettrand am Schinken und aufs Frühstücksei. Sie essen fettarm, und um den Zucker kümmern sie sich nicht. Denn in der Wissenschaft hat sich nicht Zuckerkritiker Yudkin durchgesetzt, sondern der amerikanische Abenteurer und Medizin-Superstar Ancel Keys mit seiner konkurrierenden Theorie.

Keys attackierte Yudkin, seine Ergebnisse seien »tendenziös« und »ziemlich fadenscheinig«. Und er machte Yudkin lächerlich. Der Kampf dauerte einige Jahre. Schließlich obsiegte Keys. Yudkin war in der Forschergemeinde diskreditiert. Wenn jemand etwas gegen Zucker sagte, erinnert sich US-Forscher Sheldon Reiser, hieß es: »Der ist genau wie Yudkin.«

Als Yudkin 1971 in den Ruhestand ging, so Gary Taubes, »ging seine Theorie mit«. Seine Universität in London ersetzte ihn durch einen Parteigänger von Keys, den Südafrikaner Steward Truswell. Der Rest ist nicht Geschichte, sondern allgegenwärtige Praxis: vom Fettrand bis zum Frühstücksei.

Im Ruhestand verfasste Yudkin ein Buch, das auf Englisch *Pure White and Deadly* hieß, auf Amerikanisch *Sweet and Dangerous* und auf Deutsch *Süß und gefährlich*. 40 Jahre nach seinem ersten Erscheinen hat der weltweit führende Zuckerkritiker, Professor Robert Lustig von der Universität von Kalifornien in San Francisco, es neu herausgebracht. Der deutsche Titel der Neuausgabe: *Pur, weiß, tödlich*.

Yudkin ist der Kronzeuge von Professor Lustig, der jetzt darauf aufmerksam machte, dass Keys eigentlich sogar selbst seinem Gegner Yudkin recht gegeben hatte. Und zwar auf Seite 262 seines großen Werkes, wo er schrieb, dass die »Rate von Herzkrankheiten signifikant korrelierte mit der durchschnittlichen Zuckeraufnahme« – was aber erklärt wurde mit der »Interkorrelation« von Zucker und gesättigten Fetten.

Die Sieben-Länder-Studie von Ancel Keys und seinen Gefolgsleuten ist also, korrekt ausgewertet, eher ein Beleg für die Gefährlichkeit des Zuckers. Aber warum hat sich dann die offenkundig falsche Theorie vom bösen Fett durchgesetzt?

Weil es einflussreiche Helfer gab. Und natürlich auch Profiteure.

Behilflich bei der Durchsetzung der Lehre vom bösen Fett war beispielsweise ein Mann vom Balkan namens Ratko Buzina. Buzina war ein Mann, der ganz elegant die Seiten wechseln konnte, von der Wissenschaft zur Industrie und zur Politik, und zwar ganz oben, in den Gremien der Weltgemeinschaft. Er war Keys anfangs bei der Entwicklung der Theorie behilflich und später bei deren Durchsetzung, auch an höchster Stelle. Bei der Weltgesundheitsorganisation (WHO) sollte er später bei einer ganz entscheidenden Sitzung gewissermaßen als Maulwurf der Food-Lobby agieren.

Die »Freundschaft« zwischen Keys und Buzina half bei der Suche nach Studienobjekten im damaligen Jugoslawien. Buzina, der aus Kroatien stammte, hatte auch Freunde in Dalmatien und Slawonien.

Keys lernte Ratko Buzina über Joseph Brozek kennen, einen Kollegen aus Minnesota, der ein Sabbatjahr in Zagreb verbrachte, der kroatischen Hauptstadt. Buzina verbrachte dann seinerseits das Jahr 1956 in Minnesota, im Laboratorium für Physiologische Hygiene.

Einen Teil der Studie schrieben Keys und Buzina an einem schönen Frühlingstag, als beide auf einer Bank im Park saßen. So schildert das jedenfalls Henry Blackburn, der Wegbegleiter von Keys, der später an der School of Public Health der Universität von Minnesota sein Nachfolger wurde.

Die These von den schädlichen tierischen Fetten sei sogar Buzinas Idee gewesen, erinnert sich Blackburn. Buzinas Organisationstalent war es auch, das für die Verbreitung der These bei zahlreichen Kongressen und Zusammenkünften sorgte, etwa auf der sogenannten Makarska-Konferenz im Jahr 1968 mit der Internationalen Kardiologenvereinigung, den Nationalen Gesundheitsinstituten der USA (National Institutes of Health, kurz: NIH) und der Weltgesundheitsorganisation (WHO).

Buzina fungierte auch als Verbindungsmann der Industrie-Lobby zur Weltgesundheitsorganisation (WHO) – getarnt als WHO-Offizieller. Bei einer Konferenz der Welternährungsorganisation (FAO) und der Weltgesundheitsorganisation (WHO) über Kohlenhydrate in der menschlichen Ernährung war er den teilnehmenden Wissenschaftlern aus aller Welt besonders aufgefallen, weil er sich auffällig engagiert für die Sache des Zuckers einsetzte und jede Kritik aufbrausend unterbinden wollte. So erinnerte sich einer der teilnehmenden Professoren, John Cummings aus dem britischen Cambridge: »Wann immer wir auch nur zaghaft etwas über Zucker sagen wollten, sind manche der Mitglieder ja förmlich aufgebraust und wollten ihn schützen mit allem, was sie haben.« Besonders herausragend in diesem Sinne sei ein WHO-Offizieller namens Dr. Ratko Buzina gewesen, »der nicht den leisesten Hauch von Kritik einfließen lassen wollte« (siehe Hans-Ulrich Grimm: *Garantiert gesundheitsgefährdend*).

Was Professor Cummings nicht wusste: Buzina war gar kein WHO-Offizieller. So wurde er zwar vorgestellt, und so erschien es auch in der Teilnehmerliste. Dort stand: Ratko Buzina, Berater, Ernährung, WHO Genf. In Wahrheit aber war Buzina sozusagen ein Agent der Nahrungsindustrie. Er arbeitete innerhalb der Weltgesundheitsorganisation für eine Lobbytruppe, die weltweit operiert im Auftrag von Firmen wie Coca-Cola, Pepsi-Cola, Südzucker, Red Bull: das International Life Sciences Institute (ILSI).

Je mehr das Fett verteufelt wird, desto mehr kommt der Zucker aus der Schusslinie – was diese Wirtschaftsfraktion natürlich freuen kann. Und es gibt noch einen kleinen Nebeneffekt: Wer das Fett verteufelt und dafür sorgt, dass weniger davon verzehrt wird, fördert dadurch auch einen

Mangel an fettlöslichen Vitaminen – was wiederum die Vitaminindustrie freut.

Buzina trat folgerichtig auch für die Vitaminisierung der Nahrung ein, etwa als Mitglied im Wissenschaftlichen Beirat für PR-Publikationen des damaligen Vitamin-Weltmarktführers Roche aus der Schweiz. Der deutsche Gummibärchen-Freund und Fettgegner Pudel hatte eine ähnliche Funktion für Roche in Deutschland.

Nach und nach scharte Keys die wichtigsten medizinischen Experten um sich, auch die US-Regierung übernahm seine Ernährungsempfehlungen und Fachgesellschaften wie die Amerikanische Herzgesellschaft. Auch die Margarineindustrie war offenbar ganz begeistert. Denn in der Kritik von Keys & Co. standen in erster Linie die »tierischen Fette«. Margarine hingegen bestand aus pflanzlichen Fetten. Und die standen nicht auf dem Index.

In den USA unterstützten die Margarinehersteller eine Kampagne der Amerikanischen Herzgesellschaft: »Hör auf dein Herz«. Mit Erfolg: Im Jahr 1957 überholte in den USA erstmals Margarine die Butter in der Gunst der Käufer. Der Hersteller der Mazola-Margarine kooperierte direkt mit der US-Herzgesellschaft.

In Deutschland hörte ein Mann namens Karl-Friedrich Gander von Keys' Theorie. Er las eines Morgens in einer amerikanischen Fachzeitschrift davon – und bemerkte sofort die Bedeutung des Ganzen für sein Geschäft.

Karl-Friedrich Gander gilt als der Erfinder der Diätmargarine. In den fünfziger Jahren war er Chef der Entwicklungsabteilung beim Margarine-Giganten Unilever. »Niemand auf der Welt verstand damals so viel von Margarine wie ich«, sagt er.

Die *tageszeitung* hat den Pensionär besucht. In Hamburg-

Altona, hoch oben im neunten Stock des Altenheims Augustinum, direkt am Ufer der Elbe. Die Gesundheit stand natürlich bei seinem Wirken nicht so sehr im Vordergrund, klar. Er war ja bei einem Konzern angestellt, und worum geht es da? Na? Fragte der Unilever-Mann den jungen Zeitungsreporter, stellte die Teetasse ab, beugte den Oberkörper langsam vor und sagte: »Warum gibt es eine chemische Industrie?« Er machte eine Pause und erklärte dann: »Damit Geld verdient wird.«

So machte sich Gander daran, Keys' Erkenntnisse zu Geld zu machen, in ein Produkt umzusetzen. Eine Margarine. Erst entsteht das Produkt *Flora,* »mein Baby«, sagt Gander. Später folgt *Becel.* Verkauft wurde *Becel* natürlich als Gesundheitsprodukt. Unilever veröffentlichte Inserate mit umfangreichen Informationstexten; zunächst wurde die Margarine sogar nur in Apotheken feilgeboten. Ziel war, Ärzten ein Mittel gegen erhöhten Cholesterinspiegel anzubieten. Und es funktionierte. 1961 glaubten nur 25 Prozent der Ärzte, Margarine sei gesünder als Butter. 1971 war die Quote schon auf gut 40 Prozent gestiegen.

Schließlich kam noch *Becel-pro.activ* dazu, die erste Diätmargarine zur Senkung des Cholesterinspiegels. Die mittlerweile allerdings sehr umstritten ist, weil sie dem Herzen auch erheblichen Schaden zufügen kann (siehe Hans-Ulrich Grimm: *Vom Verzehr wird abgeraten*). *Becel pro.activ* kann den Cholesterinspiegel nachweislich senken. Das Leben wird dadurch allerdings nicht unbedingt verlängert. Manchmal heißt es sogar: Cholesterin gesenkt – Patient tot (siehe Hans-Ulrich Grimm: *Vom Verzehr wird abgeraten*).

Wie das denn? Wo doch Cholesterin gesenkt werden soll, um das Herz zu schützen? Ganz einfach: Die Theorie vom bösen Cholesterin ist offenbar genauso unsinnig wie die

Theorie vom bösen Fett insgesamt. Die entsprechenden Studien hat der Urheber mit großer Sorgfalt zurechtfrisiert: Ancel Keys, »Mister Cholesterin«.

Millionen hatten aus Furcht vor dem Cholesterin das Frühstücksei gemieden. Es wurde zum Inbegriff der Bedrohung. Das Ei. Die Nährstoffpackung fürs junge Huhn, das Küken. Das soll ungesund sein? Wieso das denn? Wie könnte denn eine Mutter ihrem Nachwuchs einen Schadstoff ins Nest legen? Das würde Mama Huhn niemals tun, und auch die Menschenmama nicht. Denn auch in der Muttermilch ist viel Cholesterin. Warum? Weil Cholesterin lebensnotwendig ist. Für die Großen. Und erst recht für die Kleinen. Es ist wichtig für die Nerven, die Leber, das Gehirn, die Knochen. Auch die Haut wird geschützt durch Cholesterin. Cholesterin wird zur Stabilisierung der Zellwand gebraucht und zur Produktion von Hormonen wie Testosteron und Östrogen. Wenn er zu wenig Cholesterin hat, kann der Körper weniger Vitamin D produzieren. Manche Organe enthalten viel Cholesterin – das Herz besteht zu zehn Prozent daraus, das Gehirn zu 20 Prozent, die Nebenniere zu bis zu 50 Prozent.

Der Körper achtet daher sorgfältig und wirksam auf seine Cholesterinwerte. Er regelt seinen Cholesterinspiegel selbsttätig. Und überraschenderweise ganz anders, als es die Lehre vom Cholesterinverzicht nahelegt.

Schon im Jahr 1937 hatten die Columbia-Biochemiker David Rittenberg und Rudolph Schoenheimer nachgewiesen, dass das Cholesterin aus der Nahrung nur wenig zu tun hat mit dem Cholesterin im Blut. Daher auch das überraschende Fazit des dänischen Cholesterinspezialisten Ravnskov: »Es ist möglich, in Cholesterin und tierischem Fett zu schwelgen und seinen Cholesterinspiegel niedrig zu halten.«

Aber warum ist das so?

Warum hat das mit der Nahrung aufgenommene Choles-terin einen so geringen Einfluss auf den Blutcholesterin-spiegel? Grund dafür ist die körpereigene Cholesterinpro-duktion, die nur nach Bedarf produziert. »Nehmen wir viel Cholesterin mit der Nahrung auf, produziert der Körper weniger, nehmen wir weniger mit der Nahrung auf, produ-ziert der Körper mehr.«

In einem Selbstversuch hat Ravnskov seinen Eierkonsum von Tag zu Tag gesteigert. Er begann mit einem Ei täglich, am Schluss waren es acht Eier am Tag. Doch sein Choleste-rinwert war nicht etwa gestiegen, sondern gesunken – von 278 Milligramm auf 246.

Wie bedeutsam aber ist der Cholesterinspiegel überhaupt? Das untersuchte die berühmte amerikanische Framingham-Studie, benannt nach der amerikanischen 70 000-Einwoh-ner-Stadt nahe der Wissenschaftsmetropole Boston. Die Studie erfasste regelmäßig Verzehrgewohnheiten und Ge-sundheitsstatus der Bewohner statistisch. Sie hat ergeben: Ein erhöhter Cholesterinspiegel spielt nach dem 48. Ge-burtstag keine Rolle mehr – und bei Älteren schützt er sogar eher vor Herzinfarkt.

Wer also seinen Cholesterinspiegel nach unten drückt, lebt nicht unbedingt länger. Im Gegenteil. Bei Menschen, deren Cholesterinspiegel gesunken war, war die Sterblichkeit ge-stiegen. Und zwar nach einer klaren Regel: Je mehr der Cholesterinspiegel gefallen war, desto eher starben die Men-schen: »Für jede Cholesterinsenkung um 1 Milligramm pro Deziliter Blut gab es eine Steigerung der Koronar- und der Gesamtmortalität um 11 Prozent«, schreiben die Autoren der Studie. Die offiziellen Verlautbarungen hatten bisher eher das Gegenteil verkündet, völlig ungeachtet der Tatsachen.

Dabei hatten schon zahlreiche andere Studien ergeben,

dass ein Verzicht auf Cholesterin die Menschen nicht gesünder macht, sondern kränker. Zum Beispiel die sogenannte MRFIT-Studie (Multiple Risk Factor Intervention Trial). Über zehn Jahre dauerte sie inklusive Vorbereitungen und kostete 115 Millionen Dollar. Sie gilt als das größte Experiment der Medizingeschichte. 360 000 Männer in verschiedenen amerikanischen Städten nahmen daran teil. 12 866 davon wurden intensiv untersucht, als Hochrisikogruppe eingestuft und eingeteilt in eine »gesunde« und eine »ungesunde« Fraktion.

Heerscharen von Ernährungsberatern zeigten den Leuten in der »gesunden« Gruppe, wie sie die Zutatenlisten auf den Produkten im Supermarkt lesen sollten, wie sie fettarme Produkte auswählen, gesunde Pflanzenfette in der Küche verwenden und gewohnte Rezepte nach den neuen Richtlinien verwenden sollten. Es gab sogar Nichtraucherkurse, teils mit Hypnose. Blutdruck wurde behandelt, selbst Einzel-Coachings bei Ärzten und Ernährungsberatern wurden angeboten.

Ergebnis: Diejenigen, die auf Eier, Butter, Speck verzichteten, hatten eine höhere Sterberate als die anderen. 41,2 Tote pro 1000 gegenüber 40,4 bei den anderen, der »ungesunden« Gruppe. Könnte auch Zufall sein, der Unterschied gilt als statistisch nicht signifikant. Sicher aber ist: Die vermeintlich gesunde, fettarme, cholesterinsenkende Ernährung bringt – nichts.

Und das war schon relativ früh bekannt. Als im Oktober 1982 die Ergebnisse veröffentlicht wurden, titelte das *Wall Street Journal:* »Herzattacken: Ein Test kollabiert«.

Bei einer weiteren Untersuchung, der sogenannten LRC-Studie für 150 Millionen Dollar, war es ganz ähnlich: Hier wurden die Kandidaten aus 500 000 Menschen ausgewählt.

In der Behandlungsgruppe, in der sich die Menschen gesund ernährten und der Cholesterinwert bei einigen auch
mit Medikamenten gedrückt wurde, starben 68 Männer, in
der anderen, ebenfalls gesund ernährt, aber mit Scheinmedikamenten zur »Cholesterinsenkung« dazu, waren es 71.
Also: Viel Lärm um nichts. Cholesterinsenkung bringt
nichts. Sie macht jedenfalls nicht gesünder.

Mancherorts ist Cholesterin sogar gesünder. In Russland beispielsweise, wie Dimitri Shestov von der russischen
Akademie der Wissenschaften in St. Petersburg herausfand,
bei einer gemeinsamen Studie mit amerikanischen Wissenschaftlern um Herman Tyroler von der Universität von
North Carolina. Daten aus weiteren Weltgegenden komplettierten das Bild.

Die Faktenlage, zusammengefasst: »Hohe Cholesterinwerte bedrohen also die Gesundheit von Amerikanern, aber
nicht die von Kanadiern, Stockholmern, Russen oder Maori. Hohe Cholesterinwerte sollen für Männer, nicht aber für
Frauen gefährlich sein; sie gefährden gesunde Männer, aber
keine Koronarpatienten; für 30-Jährige sind sie gefährlich,
nicht jedoch für 48-Jährige. Für ältere Menschen stellen
hohe Cholesterinwerte möglicherweise sogar einen Schutz
dar«, so Cholesterinspezialist Ravuskov.

Mittlerweile wächst die Kritik an den getürkten Studien
und Gutachten. Auch der britische Kardiologe Aseem Malhotra hat die Behauptungen überprüft. Seine Erkenntnis:
Wer behaupte, ein niedriger Cholesterinwert verringere das
Herzinfarktrisiko, betreibe »schlechte Wissenschaft«. Und:
die weit verbreitete Empfehlung, »gesättigte« Fette zu meiden, habe die Gesundheit der Menschen eher gefährdet.
Wer gesättigte Fettsäuren meide, laufe sogar eher Gefahr,
an einem Herzinfarkt zu sterben.

Gefährlich scheint es auch, die gute Butter durch das industrielle Kunstprodukt Margarine zu ersetzen. So hat im Jahr 2013 eine Herzstudie aus Sydney (die Sydney Diet Heart Study) gezeigt: Wenn Patienten Butter durch Margarine ersetzen, sinkt zwar ihr Cholesterinspiegel um genau 13 Prozent. Doch ihr Herzinfarktrisiko steigt.

Selbst die legendäre Gesundheit der Kreter ist womöglich nicht durch Olivenöl zu erklären, sondern dadurch, dass sie weniger Brötchen essen und weniger von anderen kohlenhydrathaltigen Krankmachern. Eine Studie von Keys im Jahr 1960 hatte ergeben, dass die Kreter insgesamt pro Jahr nur etwa acht Kilogramm Zucker, Honig, Süßgebäck und Eiscreme essen. Eine Studie der Rockefeller-Stiftung kam sogar auf nur fünf Kilo Zucker und Süßigkeiten im Jahr in Kreta. So meint der US-Autor Gary Taubes: »Die bemerkenswerte Gesundheit der Inselbewohner von Kreta und Korfu in Keys' Sieben-Länder-Studie – und überhaupt die angenommenen heilsamen Effekte der mediterranen Diät – könnten auch erklärt werden durch die Abwesenheit von Zucker und Weißmehl.«

Taubes sieht eher Zucker und Kohlenhydrate als Ursache für Übergewicht, Diabetes und Begleiterkrankungen. Er verweist auf die gestiegenen Verzehrmengen bei süßen Sachen, Softdrinks, Zucker, und die gesunkenen Fettmengen. Der Anstieg des Übergewichts jedenfalls sei durch Fettverzehr nicht zu erklären, denn der sei ja zurückgegangen.

Neuerdings mehren sich die Erkenntnisse, dass schön fett essen eher schlank hält. Mehrere schwedische Studien etwa der Universität von Linköping haben ergeben, dass jene Menschen, die mehr Fett essen, schlanker sind. Folgerichtig empfiehlt eine schwedische Gesundheitsorganisation unter Leitung von Fredrik Nyström von der Universität von

Linköping jetzt, weniger Kohlenydrate und mehr Fett zu essen, um das Gewicht zu beeinflussen.

In Deutschland wurden all diese Neuigkeiten nur am Rande zur Kenntnis genommen. Die Ernährungspäpste hierzulande zeigen sich davon völlig unberührt. Sie trommeln einfach weiter gegen das Fett. Auch die Deutsche Gesellschaft für Ernährung (DGE) bleibt dabei: »Bevorzugen Sie fettarme Produkte«, rät sie in ihren »10 Regeln für eine vollwertige Ernährung«. Und hartnäckig proklamiert sie weiter eine »Begrenzung des Fettkonsums«.

Die enorme Haltbarkeit der Fett-Angst ist ebenso erstaunlich wie offenbar unabänderlich, meint Uffe Ravnskov: »Die Fett- und Cholesterin-Hypothese ist zwar nicht wissenschaftlich begründet, aber sie hält sich. Genau genommen könnte sie gar nicht falscher sein, aber sie ist nicht totzukriegen. Egal, was die wissenschaftlichen Studien ergeben, sie lebt weiter, als sei nichts geschehen.«

Die Frauenzeitschriften propagieren weiter Fettarmes. Auch die Krankenkassen. Die Supermärkte sind weiterhin voll mit Fettreduziertem.

Und die Ernährungsberaterinnen bemühen regelmäßig eine Rechnung auf Kalorienbasis: Zucker hat, pro Gramm, neun Kalorien, Fett nur vier. Klingt wie ein Rechenexempel aus der Steinzeit des Brennwert-Denkens. Ist aber nach wie vor gängiges Denken. Der Körper ist aber kein Ofen, in dem es nur um den Heizwert geht. Die Nahrung hat für den Körper eine viel weitreichendere Bedeutung: Sie vermittelt ihm Botschaften. Sie sendet Signale, enthält dafür bestimmte Botenstoffe, Hormone. Und die haben große Macht über den Körper. Wenn die Harmonie der Hormone gestört wird, kann das verheerende Folgen haben. Oder zumindest für Irritationen sorgen.

3.
Stille Post
Wie die Hormone unser Leben formen – und sogar die Figur

Lilly ist Mädchen und Junge zugleich / Sex and Drugs, und die Frage, was beim Abnehmen hilft / Zu viel Glück ist tödlich / Das Hormon für die Weiblichkeit lässt Rundungen wachsen – manchmal mehr, als uns lieb ist / Die vielen Talente der Hormone / Ein Schuss Kuschelhormon in die Nase macht schlank – aber seltsamerweise auch aggressiv

Lilly ist ein bisschen anders als die anderen Kinder. Irgendetwas ist anders gelaufen bei diesem Kind, in diesem kleinen Körper. Auch ihre Eltern können sich das nicht erklären, sie haben höchstens eine Ahnung.

Dabei scheint zunächst alles normal. Lilly verhält sich nur ein bisschen speziell. Wenn die anderen singen, lächelt sie versonnen ihre Nachbarin Hannah an. Wenn die anderen im Zimmer herumtollen und stolpern (»Na toll, Jonas«), dann bleibt Lilly verträumt am Rand stehen, und wenn die anderen Kinder in dem kleinen Haus aus Karton spielen (»Dudududu. Wo ist der Alexander? Daaa isser!«), dann holt sich Lilly, die eine Hose trägt und darüber ein Kleid, die kleine grüne Schaufel und legt ein paar Korken sorgsam in einen gelben Becher.

Lilly sieht auch ein bisschen anders aus als die anderen Kinder. Sie hat das sogenannte Down-Syndrom. Doch der wichtigste Unterschied ist nicht zu sehen. Der wurde bei einer Blutuntersuchung festgestellt. Lilly hat auch männliches Blut. Das bedeutet: Lilly ist zugleich Mädchen und Junge. Theoretisch müsste sie auch männliche Geschlechtsteile haben. Doch die haben die Ärzte bis jetzt nicht finden können.

Neun Kinder, acht Mütter, ein Vater. Kleine Tische, kleine Stühle, Kinderzeichnungen an der Wand, alte Teppiche auf dem Boden. Rucksäcke auf der Fensterbank. Ein Kruzifix an der Wand. Wir sind im katholischen Münsterland, die Gruppe »Wunderland« trifft sich immer dienstags hier in der Werner-Rolevinck-Grundschule in Laer, 23 Kilometer nordwestlich von Münster. Es ist eine Eltern-Kind-Gruppe, hier können sich Kinder treffen – viele haben keine Geschwister. Aber auch für die Eltern ist das wichtig, die oft auch keinen Kontakt untereinander haben. Es gibt ja Gegenden, da wohnen nur wenige Familien.

Lilly hat auch einen Zwillingsbruder, Finn. Bei dem ist, so wie es jetzt aussieht, alles normal.

Wie es dazu kam, dass Lilly anders ist als andere Kinder? Ihre Mutter Isabel weiß es auch nicht. Sie wohnt mit ihrem Mann ein paar Kilometer von hier in einem neuen Einfamilienhaus am Waldrand. Sie ist schlank, braune Haare, Brille, schwarzes T-Shirt, modische Army-Hose. Sie war Medizinisch-Technische Assistentin in Forschungslabors an verschiedenen Universitäten. »Ich war oft mit Giftstoffen in Kontakt.« Vielleicht hat es damit etwas zu tun.

Es gibt solche Geschlechtsformen wie bei Lilly häufiger. Inzwischen gibt es ein »Netzwerk Intersexualität«, an dem Forscher von deutschen, österreichischen und Schweizer Universitäten mitwirken, unter Leitung von Wissenschaftlern der Universität Lübeck. Das Thema stoße »auf zunehmendes Interesse«, teilt die Gruppe mit.

Vielleicht spielt die steigende Belastung durch Chemikalien eine Rolle. So einiges ist da aus der Spur geraten, und viele der Substanzen aus der Welt der Kunststoffe wirken wie Geschlechtshormone. Und sogar in der Nahrung finden sich jetzt schon solche Substanzen. Sie beeinflussen die Sexualfunktionen, das Aussehen und natürlich auch die Figur.

Vieles liegt da noch im Dunkeln. Die Macht der Hormone, ihr Einfluss auf den Organismus, auf das ganze Leben – das ist erst in Ansätzen erforscht. Dabei sind sie von entscheidender Bedeutung.

Die Hormone bestimmen über unser Leben. Sie beeinflussen, wie groß einer wird und ob er dick wird oder dünn. Sie wecken uns morgens auf und schläfern uns abends ein. Sie bestimmen über das Temperament, darüber, ob wir eher aggressiv oder sanftmütig sind. Sie entscheiden über Lust oder Unlust, Angst oder Zutrauen, Hunger oder Durst. Über die Fitness. Sogar über die Stimmung.

Ob es ein Junge oder ein Mädchen wird, entscheiden natürlich primär die Gene. Aber die Hormone können die Geschlechtsentwicklung beeinflussen. Und es braucht nicht viel, um die Richtung zu ändern. Denn die Hormone sind zwar mächtig, aber auch anfällig für Störungen. Und es geht dabei nicht nur ums Geschlecht, sondern auch ums Gewicht, um die Figur, die Verteilung von Fett und Muskeln. Da unterscheiden sich Männer und Frauen bekanntlich auch.

Die Macht der Hormone: Es gibt wohl keine andere Gruppe von Stoffen im Körper von solch weitreichender Bedeutung. Es sind die Mega-Themen, für die die Hormone zuständig sind: Liebe, Sex und Kinderkriegen. Abnehmen. Anti-Aging. »Sie sind der Schlüssel, um unser

Verhalten und die Persönlichkeit wirklich zu verstehen«, sagt Professor Martin Wabitsch, Hormonforscher an der Universität Ulm.

Und die Hormone sind offenbar leicht zu beeinflussen. Durch die Ernährung beispielsweise. Aber auch durch die Lebenssituation, durch Stress etwa. Durch Umweltgifte. Und durch Medikamente. Die Versuchung ist groß, da gezielt einzugreifen, mit einer Schlankheitspille zum Beispiel.

Verführerische Themen, und die Hormone stehen mittendrin. Kein Wunder, dass da Pharmakonzerne angelockt werden – und die Männer und Frauen in den weißen Kitteln in ihren Labors forschen wie wild. So ganz ohne Risiko ist das nicht. Denn die Hormone sind ziemlich eigensinnig. Einen eindeutigen Zusammenhang zwischen Ursache und Wirkung gibt es meist nicht. Immer wieder stoßen die Forscher auf überraschende Nebenwirkungen. Ein sympathisches Hormon mit nützlichen Eigenschaften kann unversehens zum Killer werden.

Etwa beim Schlankheitshormon, das auch Krebs fördern kann. Oder dem Kuschelhormon, das auch aggressiv machen kann. Wer da mit Pillen manipulieren möchte, riskiert schwerwiegende Nebenwirkungen.

Die Forschung bringt zwar ständig neue Erkenntnisse – doch gibt sie auch immer neue Rätsel auf: »Je mehr wir wissen, desto komplizierter wird es«, sagt der Rheumatologe Professor Rainer Straub von der Universität Regensburg.

Die Mediziner und Pharmafirmen wollen oft nicht warten, bis die Rätsel gelöst sind, und greifen schon mal ein. Sie verschreiben Frauen Hormone gegen die Begleiterscheinungen der Wechseljahre, Männern zur Erhaltung der Manneskraft, und schon Kindern würden sie gern Schlankheitshormone geben – und sie zucken oft erst im letzten

Moment zurück, wenn die Nebenwirkungen offenbar werden. Manchmal auch erst danach.

Hormone sind nicht nur Dienstboten, die einfach Anweisungen ausführen: Licht an, Licht aus. Hormone haben vielseitige Talente auf völlig verschiedenen Gebieten. Und viele dieser Talente wollen auf den ersten Blick gar nicht zusammenpassen. Hormonwirksame Arzneien haben darum oft unvorhersehbare und manchmal auch für die Experten undurchschaubare Nebenwirkungen. Wenn Schwermütige beispielsweise hormonwirksame Medikamente gegen die Depression nehmen, kann das zu Knochenschwund führen. Was wohl die Seele mit den Knochen zu tun hat?

Ein Medikament gegen die Zuckerkrankheit Diabetes kann Frauen helfen, die nicht schwanger werden. Was hat denn die Zuckerkrankheit mit der Gebärfähigkeit zu tun?

Ein Mittel gegen Brustkrebs namens Tamoxifen wiederum hilft auch gegen krankhafte Stimmungsschwankungen, unter denen die sogenannten Manisch-Depressiven leiden (seit einiger Zeit auch »bipolare Störung« genannt), die heute himmelhochjauchzend und morgen zu Tode betrübt sind.

Es hat mit den verschlungenen Kommandostrukturen der Hormone zu tun, wenn völlig verschiedene Körperregionen aufs gleiche Mittel reagieren. So kann es eben sein, dass manche Medikamente, die auf die Psyche wirken, die sogenannten Psychopharmaka, auch dick machen – sie greifen in jener Zone im Gehirn ein, in der auch der Hunger wächst.

Es gibt offenbar verborgene Zusammenhänge im Körper, die mit den Botenstoffen hergestellt werden – und viele führen über das Gehirn.

Die Hormone sind für etliches zuständig, und manche haben offenbar gleich mehrere Aufgaben übernommen, verschicken ihre Mitteilungen und Befehle in verschiedene Körperregionen. Alles natürlich, ohne dass der Mensch etwas merkt. Denn die Hormone sind, wie das Magazin *Geo* schrieb, so etwas wie die »Stille Post im Körper«. Manchmal allerdings geraten die Botschaften an die falsche Adresse – und spürbar wird das erst, wenn etwas schiefläuft im Körper. Die Möglichkeiten der Irritation sind zahlreich. Es sind viele Irrläufer unterwegs. Und manche Boten haben ganz verschiedene Nachrichten zugleich – gute und schlechte.

Schon der Begriff ist nicht ganz einfach einzugrenzen. Hormone, Botenstoffe, Signalstoffe, Neurotransmitter: Selbst Experten haben Probleme mit einer eindeutigen Begriffsbestimmung.

Auch weiß niemand, wie viele es von diesen Stoffen gib. Einige hundert Hormone und ähnliche Signalstoffe sind schon bekannt, insgesamt schätzen Fachleute die Zahl auf 10000, es könnten aber auch 30000 sein. Allein an der Herstellung eines Orgasmus, so wird geschätzt, seien 50 dieser Signalstoffe beteiligt. Beim Essen, genauer: bei der Auswahl und Verarbeitung der Nahrung, sind nach Schätzungen mindestens 100 Botenstoffe beteiligt.

Die Schalter im Körper sind überlebensnotwendig, tagtäglich, von der Wiege bis zur Bahre. Für das Wachstum beispielsweise, damit der Mensch nicht im Babyformat durchs Leben krabbeln muss. Für die Verdauung, damit Spaghetti, Pizza und Joghurt in die verwertbaren Bestandteile umgewandelt werden können. Für die Sexualität, damit das Begehren erwacht und das Fortpflanzungsvermögen.

Lange sind die Hormone aufs Sexuelle reduziert worden. Testosteron, Östrogene, die Suche nach der Antibabypille.

Dabei reicht ihre Macht weit darüber hinaus. Die Hormone regeln die Herztätigkeit und den Blutdruck, sie lassen den Puls schneller schlagen, den Atem stocken. Sie regulieren auch die Körpertemperatur, lassen uns schwitzen oder frieren. Sie regeln das Wachstum von Kindern, aber auch von Krebszellen. Sie bestimmen über Verhalten und Charakter, die Stimmung und die Laune. Selbst die Moral ist hormonell beeinflusst.

Die Hormone sind eine relativ neue Entdeckung. Während andere Phänomene seit dem Mittelalter oder gar seit der Antike bekannt sind, wurden die Forscher auf die überaus wichtigen Botenstoffe ziemlich spät aufmerksam. Der Berufsstand der Hormonkundler ist daher noch relativ neu und nicht sehr bekannt, und ihre Berufsbezeichnung fördert auch nicht unbedingt ihre Popularität: Sie nennen sich Endokrinologen, was so viel bedeutet wie: Kenner der inneren Drüsen (altgriechisch »endo« bedeutet »innen« und »krinein« so viel wie »absondern«).

Auf die Macht der Hormone wurden die Mediziner aufmerksam, als sie deren faszinierende Wirkungen beobachteten. Es ging zunächst um Sex. Der Wiener Forscher Dr. Emil Knauer transplantierte im Jahr 1890 Eierstöcke von erwachsenen Nagetierweibchen auf junge Nagermädchen – und löste so bei ihnen vorzeitige Geschlechtsreife aus. Der britische Professor Ernest Starling, Physiologe am University College in London, hat dann den Begriff »Hormon« zum ersten Mal 1905 bei einem Vortrag am Royal College of Physicians in London verwendet. An Appetitsteuerung durch Hormone dachte damals noch kein Mensch. Auch mit Wachstumshormonen hatten die Forscher noch nichts zu schaffen. Ziemlich lange hatten sie nichts als Sex im Sinn: Ihre wichtigste Leistung war sicher die Erfindung der

Antibabypille, die 1960 in den USA und ein Jahr später in Deutschland auf den Markt kam.

Auch das Anti-Aging-Business blühte überraschend früh: Schon 1899 sorgte ein Forscher in Paris mit einem selbsterfundenen Elixier für Aufsehen. Der berühmte Neurologe Charles Edouard Brown-Séquard, ein in Frankreich aufgewachsener Brite, schwärmte in einem Vortrag am 1. Juni 1889 vor der Gesellschaft für Biologie in Paris von einer Verjüngungskur. Er selbst wende sie an. Sein Wundermittel: die zermahlenen Hoden, Samen und das Blut von Meerschweinchen und einem Hund in Wasser aufgelöst und täglich injiziert.

Die Wirkung war sensationell, rein geschäftlich betrachtet – vor allem im fernen Amerika: Dort behandelten schon ein Jahr später 1200 Ärzte ihre Patienten mit dem Extrakt – obwohl dieser, wie Hormonkundler heute wissen, »keine Wirkung« hatte – so die britische Wissenschaftsjournalistin Vivienne Parry –, weil sich das Testosteron aus den Tierhoden nicht in Wasser löst.

Wirkungsvoller und für die Menschheit von kaum zu überschätzender Bedeutung war eine Entdeckung im frühen 20. Jahrhundert. Die kanadischen Mediziner Frederick Banting und Charles Best sorgten damals für Schlagzeilen, weil sie mit einer neuartigen Therapie einem Jungen das Leben retten konnten.

Der 13-jährige Leonhard Thomas war am 2. Dezember 1921 mit lebensbedrohlich hohen Blutzuckerwerten ins Stadtkrankenhaus im kanadischen Toronto eingeliefert worden. Im Krankenhaus besserte sich sein Zustand kaum, verschlimmerte sich nach vier Wochen gar noch. Der Tod war nur noch eine Frage der Zeit. Das war damals das übliche Schicksal von Zuckerkranken wie dem jungen Leonhard.

Die Doktoren Banting und Best entschlossen sich, ein völlig neues, bis dahin noch nie am Menschen erprobtes Mittel einzusetzen: einen Extrakt aus den Bauchspeicheldrüsen von Rindern. Ein riskantes Unternehmen – doch der Erfolg gab ihnen recht: Der Blutzuckerspiegel des Jungen sank schlagartig. Zunächst um etwa ein Viertel und dann – nach Verbesserung des Extraktes – fast auf den Normalwert.

Der junge Mann musste sich fortan dauerhaft mit dem seltsamen Extrakt aus der Bauchspeicheldrüse von Rindern behandeln – damit konnte er immerhin noch 14 Jahre lang leben, ehe er mit 27 an den Folgen einer Lungenentzündung verstarb.

Die Entdeckung machte weltweit Schlagzeilen: Der Extrakt aus den Bauchspeicheldrüsen der Rinder war Insulin. Insulin wurde so zum ersten wissenschaftlich erforschten Hormon. Schon ein Jahr später gab es dafür den Nobelpreis. Ein weiteres Jahr später begann die industrielle Produktion. Die Entdecker verzichteten zugunsten der Universität Toronto auf Lizenzrechte – und damit auf ein ansehnliches Vermögen.

Mittlerweile ist bekannt, dass Insulin auch seine Schattenseiten hat. Es spielt eine Rolle, wenn jemand zu viel Speck auf den Rippen hat: Es befördert Fett in die Zellen und gilt deshalb auch als »Masthormon«. Es wirkt sogar wie ein Wachstumshormon – und kann den Krebs wachsen lassen. Und schließlich wirkt es aufs Sexualsystem, kann beim Mann die Manneskraft schwächen und bei Frauen die Fruchtbarkeit.

Ähnlich ist es beim Cortison. Es wurde 1949 entdeckt, ein Hormon aus der Nebennierenrinde, das zur Wunderwaffe der Ärzte wurde und seither gegen Entzündungen,

Rheuma, Hauterkrankungen, sogar multiple Sklerose eingesetzt wird. Es ist chemisch verwandt mit dem Stresshormon Cortisol.

Cortisol wirkt entzündungshemmend, weswegen es in Salben eingesetzt wird, und es wirkt bei der sogenannten Glukoneogenese mit, der Zuckerneubildung aus dem Fett, das in der Leber gespeichert ist. Außerdem spielt es eine wichtige Rolle für das Immunsystem. Auch in der Schwangerschaft ist der Wert erhöht.

Und: Das Stresshormon kann ebenfalls eine Rolle spielen, wenn Menschen zunehmen.

Der Lübecker Professor Achim Peters sieht den chronischen Stress und das zugehörige Hormon als Hauptverantwortliche bei der Entwicklung des Übergewichts. Es ist ja auch sinnvoll, dass die Körper gut mit Nahrung versorgt ist, wenn er im Stresszustand lebt. Unter Stress muss der Körper wohlgenährt sein, daher die höchst sinnvolle Reaktion tief drinnen im Körper. Sie tritt auch auf, wenn die Psyche belastet ist – der Begriff »Kummerspeck« gab davon schon früher eine Ahnung.

So kann ein einziges Hormon ganz unterschiedliche Sphären verbinden, auf kluge und sinnige Weise. Wenn die Abläufe gestört werden, treten die Symptome allerdings auch an verschiedenen Stellen auf – ohne dass der Zusammenhang zunächst erkannt wird. Die Hormone wirken ja im Verborgenen.

Manche Hormonkundler vergleichen die Situation im Körper mit dem Personalangebot in einem herrschaftlichen Haus, einer Villa etwa am Starnberger See. Es gibt dort allerlei Dienstboten: einen Gärtner, um die Rosen zu pflegen; eine Köchin, um abends den Braten zuzubereiten; einen Butler, der ihn serviert und tranchiert; einen Fahrer für die

Limousine; vielleicht einen Bodyguard, der vor Anschlägen schützt. Es gibt noch ein Hausmädchen und ein Kindermädchen, eine Haushälterin, eine Putzfrau; einen Privatsekretär, der die Post macht. Und eine Pflegekraft für die bettlägrige Oma.

Wenn der Herr oder die Dame des Hauses eine Aufgabe hat, klingelt er oder sie nach dem betreffenden Boten, der nimmt den Auftrag entgegen und eilt an den Ort seines Wirkens, um seine Pflicht zu tun.

So weit, so gut und wohlgeordnet.

Allerdings haben die Boten im Körper einen etwas undurchschaubareren Verantwortungsbereich. So, als ob die Pflegekraft für die Oma sich auch mal unter den Wagen legt, wenn beim Mercedes das Öl tropft. Oder der Bodyguard abends die Sauce zum Braten montiert, der Gärtner das Dach neu deckt, der Koch den Rasen mäht. Und manchmal gibt es auch Störungen, wenn von außen plötzlich ein vorgebliches Kindermädchen kommt – und beim Junior im Zimmer einen Horrorfilm vorführt, was diesem ein Trauma fürs Leben zufügt.

Die Störungen sind in ihren Auswirkungen schwer abzusehen, weil jedes Hormon mehrere Aufgaben hat, an scheinbar völlig disparaten Stellen im Körper.

Natürlich gibt es Schwerpunktaktivitäten, die sich knapp beschreiben lassen: Melatonin reguliert den Schlaf. Somatotropin ist für das Wachstum zuständig. Endorphine dämpfen den Schmerz.

Doch das Männlichkeitshormon Testosteron stärkt bei Männern so ganz nebenbei die Knochen, schützt Herz und Kreislauf. Und – macht dumm, jedenfalls im Übermaß: Zu viel davon kann Gehirnzellen absterben lassen, fanden Forscher der amerikanischen Yale Universität heraus.

Zugleich macht es ehrlich: Der Wirtschaftswissenschaftler Armin Falk von der Universität Bonn stellte fest, dass Versuchspersonen unter Testosteroneinfluss beim Würfelspiel seltener lügen. Was als überraschende wissenschaftliche Bestätigung der verbreiteten Ansicht dienen kann: Der Ehrliche ist der Dumme. Die Hormone haben das so bestimmt.

Zu viel Männlichkeit ist also auch nicht gut. Zu viel Testosteron kann überdies zu Autismus und Stottern führen – wo Männer doch ohnehin nicht so sprachgewandt und gesellig sind wie Frauen. Außerdem können Depressionen drohen, Migräne und Schizophrenie. Und: »Testosteron kann ein übersehenes Prostatakarzinom wachsen lassen«, sagte Wolfgang Weidner, Direktor der Urologie an der Uniklinik Gießen, dem *Kölner Stadtanzeiger.*

Auch das sogenannte Glückshormon Serotonin erzeugt nicht nur gute Laune. Es hat auch handfeste körperliche, wenngleich etwas widersprüchliche Aufgaben: Es verengt die sogenannten Arteriolen, die ganz feinen Äderchen in Lunge und Niere, es weitet sie hingegen in der Skelettmuskulatur. Außerdem beeinflusst das Serotonin die Bewegungen des Magen-Darm-Traktes. Es wirkt auf den Schlaf-wach-Rhythmus – und das Hungergefühl.

Und zu viel davon ist tödlich: Das »Serotonin-Syndrom« ist gekennzeichnet durch Schwitzen, Zittern, Ängstlichkeit, erhöhte Körpertemperatur, Muskelkrämpfe, Herzrasen bis hin zum Exitus.

Das Fruchtbarkeitshormon Prolaktin steuert bei der Frau den monatlichen Zyklus, aber auch den sogenannten Milcheinschuss in die Brust – und sogar beim Mann die Fruchtbarkeit. In höherer Konzentration aber wirkt es als »Lusttöter und Sexbremse«, weiß Professor Tillmann Krüger von der Medizinischen Hochschule Hannover.

Die widersprüchlichen Fähigkeiten der Botenstoffe hängen mit ihrer Funktionslogik, aber auch mit ihrer Arbeitsweise zusammen. Diese Stoffe bewegen sich durch den Körper, zielen auf eine bestimmte Stelle und lösen dort einen bestimmten Effekt aus. Wie im Auto, wo ein Druck auf einen Hebel den Scheibenwischer auslöst, ein Druck aufs Gaspedal das Tempo erhöht, der Tritt auf die Bremse den Wagen stoppt. Manchmal drücken Hormone aber sozusagen die falschen Knöpfe, werden andere Zellen als die beabsichtigten angesprochen. Das kann dann zu krankhaften Veränderungen führen.

Normalerweise halten sich verschiedene Hormone gegenseitig in Schach. Oder besser: in Harmonie. Adrenalin und Noradrenalin beispielsweise. In Alarmsituationen wird Adrenalin ausgeschüttet. Trockener Mund, Zittern, feuchte Hände, kalte Füße – all das verdankt der Mensch dem Adrenalin. Es ist sozusagen ein Notfallhormon. Wenn zum Beispiel jemand mit einer Pistole vor dem Fenster steht, dann packt einen die Angst, und Adrenalin schießt ins Blut. Kaum zu glauben, was ein einzelnes Hormon dann im Bruchteil einer Sekunde alles anstellen kann.

Und abstellen: Adrenalin reduziert augenblicklich die Blutzufuhr zu all jenen Organen, die jetzt nicht unbedingt gebraucht werden: Haut, Extremitäten, Verdauungstrakt. Gleichzeitig beschleunigt und erhöht es den Blutfluss zu den akut wichtigeren Organen wie Gehirn, Herz, Lungen und Muskeln. Man kann jetzt sofort losrennen oder kämpfen. Und glücklicherweise sorgt ein Gegenhormon dafür, dass wir auch noch einen klaren Kopf behalten: Noradrenalin bewirkt, dass das Gehirn auch in einer solchen Lage akkurat arbeitet, dass Aufmerksamkeit und Denkfähigkeit sogar noch erhöht sind.

Die Wissenschaft beschäftigte sich bisher vorwiegend mit den einzelnen Mitwirkenden, die am Körperkonzert beteiligt sind. Das Ganze, der geheime Plan, der das Zusammenspiel regelt, ist auch den klügsten Gelehrten noch ein Rätsel. Und weil es merkwürdige Zusammenhänge gibt, die nicht immer besonders logisch erscheinen, ist es ziemlich umstritten, ob der Mensch da eingreifen sollte.

Welch verhängnisvolle Folgen massenhafte Hormongaben haben können, zeigte die Östrogentherapie für Frauen in den Wechseljahren. Millionen von ihnen bekamen jahrelang Hormone, was die Frauenärzte freute und die Pharmafirmen auch. Doch dann musste das Verfahren, das sich als riskantes Massenexperiment erwiesen hatte, abrupt beendet werden.

Das war im Jahr 2002. Damals wurde nach fünf Jahren Laufzeit eine groß angelegte amerikanische Untersuchung zur Wirkung der Hormone bei Frauen, die sogenannte WHI-Studie (Women's Health Initiative) vorzeitig gestoppt. Entgegen den Vorhersagen der Experten hatten Herzinfarkte und Schlaganfälle nicht ab-, sondern zugenommen.

Die Gefahr von Schlaganfällen stieg um 41 Prozent, die von koronaren Herzkrankheiten um 29 Prozent, die von Embolien, Verstopfungen in den Blutbahnen also, um 100 Prozent. Zudem, so stellte sich heraus, kann die Hormongabe auch dem Gehirn schaden: Die Women's Health Initiative Memory-Studie hatte ein durchschnittlich doppelt so hohes Demenzrisiko nach vier Jahren ergeben.

Schon kurz vor dem Abbruch der US-Studie, als sich die kritischen Stimmen mehrten, prophezeite Ingrid Mühlhauser, Professorin für Gesundheit an der Universität Hamburg, »eine der größten Blamagen in der Medizin«. Sie sollte recht behalten.

Als die ersten Ergebnisse bekannt wurden, versuchten die Herstellerfirmen noch, fieberhaft gegenzusteuern. Sie wollten ein so schönes Einnahmefeld nicht widerstandslos aufgeben. Nur drei Tage nach der Veröffentlichung der WHI-Studie landete bei mehreren tausend deutschen Frauenärzten ein Fax von Professor Alexander Teichmann, Chefarzt der Frauenklinik in Aschaffenburg und Vorsitzender der Hormonkommission im Berufsverband der Frauenärzte. Die deutschen Frauen bräuchten Nebenwirkungen wie in Amerika nicht zu fürchten. Denn: »Die vorgestellten Daten sind von sehr begrenzter Bedeutung für die deutschen Verhältnisse.«

Merkwürdig war nur: Die Faxe kamen gar nicht vom Professor. Sie kamen von Fax-Servern der Firmen Schering und Jenapharm. Und: Sie enthielten noch ein »Informationsblatt« für Patientinnen, von dem der Professor gar nichts wusste. Nachdem er im *Deutschen Ärzteblatt* kritisiert worden war, rechtfertigte er sich: »Ich habe die Information nicht gesehen, bevor sie versandt wurde.« Tatsächlich hatten Schering und Jenapharm das »Informationsblatt« selbst formuliert und offenbar versäumt, den Professor um sein Einverständnis zu bitten.

Das Geschäft mit den Hormonen: Oft dominieren offenbar bei der Behandlung die kommerziellen Interessen. Mitunter sind die Folgen tragisch und manchmal auch nur ein bisschen peinlich. Wie bei Jill, einer Lehrerin von 42 Jahren. Sie kam in die Praxis von Frau Dr. Louann Brizendine und klagte angesichts nahender Wechseljahre über nachlassende Sexlust, medizinisch Libido genannt. Die Ärztin diagnostizierte – und griff ein. Als Amerikanerin hat sie wenig Hemmungen, der Natur ein bisschen auf die Sprünge zu helfen: »Der Testosteronspiegel in ihrem Blut war sehr niedrig, also behandelte ich sie mit diesem Hormon.«

Doch Jill verdoppelte irrtümlich die Dosis.

Und dann?

Dann musste die Patientin ein bisschen herumdrucksen, wie ihre Ärztin notierte: »Verlegen berichtete sie mir von ihrem Fehler. Und dann erklärte sie, ihr sexuelles Verlangen sei jetzt so stark, dass sie in der Schule zwischen den Unterrichtsstunden auf die Toilette lief, um zu masturbieren. Allmählich wird das richtig lästig, sagte sie, aber wenigstens weiß ich jetzt, wie sich ein 19-jähriger Junge fühlt.«

Die Unterschiede zwischen Mann und Frau – sie sind das Thema der Ärztin Brizendine. Sie hat ein Buch geschrieben *(Das weibliche Gehirn)*, das die *Frankfurter Allgemeine Zeitung* als ein »geschickt verpacktes Werbebuch für den Griff zur Hormontablette« bezeichnete – schließlich leitet die Autorin eine Klinik, die sich auf Frauen und Hormone spezialisiert hat (die »Women's Mood and Hormone Clinic« im kalifornischen San Francisco).

Dass Frauen und Männer sich gravierend unterscheiden, liegt natürlich an den Hormonen und der Platzverteilung im Gehirn. So sind die Sexualzentren im Gehirn eines Mannes etwa doppelt so groß wie bei den Frauen. Bei denen sind dafür die Plaudertaschen im Gehirn umso größer, weiß Frau Brizendine: »Die Gehirnzentren für Sprache und Hören enthalten bei Frauen elf Prozent mehr Neuronen als bei Männern.«

Das hat Folgen: Sobald Mädchen in die Pubertät kommen und »vom Östrogen überschwemmt werden«, konzentrieren sie sich »vorwiegend auf Gefühle und Kommunikation – sie telefonieren stundenlang oder treffen sich mit ihren Freundinnen in der Eisdiele«.

Das weibliche Kommunikationstalent stößt allerdings nicht überall auf ungeteilte Zustimmung. Von Männerseite wird eingewandt, dass beim Redefluss nicht nur die Menge, sondern auch der Inhalt des geäußerten Textes wichtig sei. So fanden US-Forscher von der University of North Carolina heraus, dass gerade kleine Kinder erstaunlicherweise das Sprechen nicht von der redseligen Mutter, sondern vom schweigsameren Vater lernen.

Darüber freute sich der mutmaßlich männliche Autor vom »Streiflicht«, der Glosse auf der ersten Seite der *Süddeutschen Zeitung:* »Das Kind hört seine Mutter den ganzen Tag lang reden, aber die Worte der Mutter gehen bei dem Kind rein und raus wie der Apfel-Passionsfrucht-Brei.«

Das wird am Abend anders: »Am Abend kommt endlich der Vater nach Hause. Der Vater redet weniger als die Mutter. Eigentlich redet er fast gar nicht. Und siehe da. Das Kind horcht auf.«

Warum?

»Das liegt daran, dass die Väter im Gegensatz zu den Müttern wunderbar klare, gekonnt komponierte und fein ausbalancierte Sätze prägen. Während die Mütter das Kind gewissermaßen mit Sprache vollstopfen, wählen die Väter die Worte wie kostbare Früchte aus und legen sie dem lernbegierigen Kind einzeln auf die Zunge.«

Das Kind denkt schon irgendwie an seine Zukunft: »Das Kind schmeckt die Worte und denkt – gescheit reden kann es ja noch nicht –, wenn ich groß bin, möchte ich auch so sprechen können wie Papa. Ich möchte mir, anders als Mama, die Worte einteilen können und begreifen lernen, was eine schöne Rede von wildem Weibergeschwätz unterscheidet.«

Sogar die Sprache also, schöne Rede, Schweigen: alles hormonell bedingt. Einparken sowieso. Männer mit niedrigem Testosteronspiegel können interessanterweise schlechter einparken. Testosteron fördert die Vernetzung von Hirnzellen, begünstigt den Informationsaustausch im Kopf, auch das räumliche Sehvermögen. Männer mit niedrigem Testosteronspiegel werden depressiv und zuckerkrank, bekommen Zukunftsangst. Und sie »vertreten ihre Meinung ohne Biss«, so Professor Armin Heufelder, Hormonfacharzt in München, im Interview mit dem Magazin *Bunte*. Die männlichen Sexualhormone beeinflussen natürlich auch die Entwicklung von Penis, Bartwuchs, Stimme sowie das Wachstum von Muskeln und Knochen.

Erkennbar ist der Testosteronstatus ganz leicht: An der Länge der Finger. Mittlerweile haben die Hormonfingerforscher vielfältige Verbindungen herstellen können zwischen Fingerlänge und Lebenswelt. So sollen Männer mit längerem Ringfinger aggressiver und gewaltbereiter sein. An den Finanzmärkten verdienen die Langfinger dreimal so viel wie die Kurzfingrigen, wie eine britische Studie ergab. Frauen mit längeren Ringfingern sind sportlicher: Forscher vom King's College in London beobachteten, dass diese Ladys beim Laufen, im Fußball und im Tennis Vorteile haben.

Weitere Erkenntnisse der Fingerforschung: Frauen mit gleich langen Zeige- und Ringfingern neigen eher zu Neurosen. Sie sind dafür fruchtbarer und sehr sprachgewandt. Männer mit einem solch ausgewogenen Fingerverhältnis sind an der Universität, wie der Brite Mark Brosnan von der Universität Bath herausgefunden hat, vor allem in Disziplinen wie Mathematik oder Physik tätig. Männer mit – typisch männlich! – langem Ringfinger hingegen seien körperlich leistungsfähiger, aber weniger kommunikativ und sprachbegabt; sie werden von Frauen als dominant und maskulin empfunden. Diese Männer haben auch deutlich mehr und beweglichere Spermien.

Woran das liegt? An den Hormonen natürlich! Die Wissenschaftler nehmen an, dass die Menge an männlichem Testosteron, der der Fötus im Mutterleib ausgesetzt ist, die Fingerlänge beeinflusst. John Manning, Professor an der University of Central Lancashire im Nordwesten Englands, konnte dies als Erster nachweisen. Je mehr Testosteron, desto länger ist der Ringfinger.

Die schicksalsbestimmenden Hormone, die noch das Verhalten an Universität und Finanzmarkt nachhaltig beeinflussen, wirken dabei in winzigsten Mengen.

Der Mann hat vom Testosteron 3,5 bis 12 Millionstel Gramm pro Liter Blut, durchschnittlich sind es sechs Millionstel Gramm. Das entspricht einem Gramm Männlichkeitshormon, verteilt auf 1666 Badewannen mit je 100 Litern Inhalt. Frauen haben ein Zehntel davon. Unglaublich wenig also, mit grandioser Wirkung.

Sexualhormone beeinflussen nicht nur die Fingerlänge und das Verhalten: Die Geschlechtshormone haben auch erheblichen Einfluss auf die Figur. Was auch ganz plausibel erscheint: Das weibliche Sexualhormon Östrogen beispielsweise steuert die Fettverteilung – und führt zu einer weiblichen Silhouette mit den typischen Rundungen. Das männliche Pendant Testosteron sorgt für Muskeln und einen athletischen Körperbau.

Wenn es absinkt, wächst allerdings womöglich der Wanst, wo vordem der Sixpack war. Je niedriger der Testosteronspiegel, desto größer der Bauchumfang. Testosteronmangel kann auch dazu führen, dass Männer reizbar und übellaunig werden.

Die geschäftstüchtigen Anti-Aging-Ärzte sehen darin schlagkräftige Argumente für die Testosteron-Tablette oder gar eine Spritze. »Bei einem starken Testosteron-Mangel müssen wir Hormone geben«, meint Chefärztin Sabine Kliesch vom Universitätsklinikum Münster. »Testosteron wirkt gegen Libidoverlust, beeinflusst den Stoffwechsel positiv und ist die Basis eines erfüllten Sexlebens.« In den USA sorgen Testosteronpräparate schon für einen Umsatz von zwei Milliarden Dollar (1,5 Milliarden Euro). Schön für Ärzte und Pharmafirmen.

Hat natürlich auch wieder Nachteile – jedenfalls für den Patienten: Eine im Fachblatt *Journal of the American Medical Association* veröffentlichte Studie ergab, dass die Testosteron-Extradosis auch zu Herzinfarkt und Schlaganfall sowie frühem Tod führen kann. Das hatten US-Forscher im Jahr 2013 nach Auswertung von Daten über Testosteron-Therapien bei 1223 Armee-Veteranen herausgefunden. Eine klinische Studie der Boston University mit älteren Männern mit Mobilitätseinschränkungen (die sogenannte TOM-Studie) musste sogar vorzeitig abgebrochen werden wegen nicht zu verantwortender Nebenwirkungen bei den Teilnehmern. Sie hatten durch die Testosterongaben gehäuft Herzprobleme bekommen, so der Studienreport im *New England Journal of Medicine*.

Für eine dauerhafte Beziehung zwischen Mann und Frau ist es ganz wesentlich, welcher Hormonstatus herrscht: Eine angemessene Mischung aus Langlebigkeit, libidinösem Verlangen, guter Laune und Einparkenkönnen kann ja ganz elementar sein für die gewünschte Verbindung.

Interessanterweise können die Frauen sogar auf einen Blick erkennen, welcher Mann der Richtige ist für welche Art der Liaison. Das fand der US-Psychologe James Roney von der University of California heraus. Er hat Frauen Fotos von Männern vorgelegt. Sie hatten die freie Wahl – und bevorzugten jene Männer, die die äußeren Zeichen für hohe Sexhormonwerte hatten, ein markantes Kinn etwa, allerdings nur für eine kurze Affäre. Für die dauerhafte Beziehung mit Kinderwunsch zogen sie jene mit weichen Zügen vor – die verraten bessere Versorgerqualitäten.

An ihrer Figur, an ihrem Äußeren sollt ihr sie erkennen, die Hormonwerte. Und dabei spielen nicht nur die Geschlechtshormone eine Rolle, sondern sogar das sogenannte Kuschelhormon Oxytocin. Oxytocin ist eines der Lieblingshormone der Forscher, weil es so sympathisch ist und viele Vorzüge hat. Jedenfalls auf den ersten Blick.

Es ist ein ausgesprochenes Multitalent, zugleich ein extrem sexuell aufgeladenes Hormon, hat aber auch zudem eine höchst moralische Seite. Denn es wirkt sogar auf Treue und Wahrhaftigkeit – kann dabei allerdings durchaus auch seine hässliche Seite zeigen. Und: Es formt die Figur.

Oxytocin wird eigentlich beim Orgasmus aktiv. Je mehr davon im Blut ist, desto intensiver der Orgasmus. Oxytocin spielt auch bei der Einleitung einer Geburt eine Rolle. Das Kuschelhormon treibt dabei ganz praktisch die zuständigen Muskeln an. Unmittelbar nach dem Höhepunkt sinkt der Spiegel ab. Oxytocin kann dann auch ein Gefühl von Ruhe, Zuneigung und Zufriedenheit vermitteln. Das ist seine moralische Seite.

Klassisches Studienobjekt ist die Wüstenspringmaus. Die gilt unter den Mäusen sozusagen als moralische Instanz, wegen ihrer legendären Treue zum Partner. Das hat bei so einer Maus in Wahrheit nichts mit Moral zu tun, sondern nur mit diesem Hormon. Denn wenn das Oxytocin blockiert wird, wie das Wissenschaftler taten, ist es aus mit der Treue: Die Mäuse paarten sich wahllos mit wildfremden Mäusepartnern.

Die australische Bergwühlmaus übrigens pflegt von Natur

aus unmoralischen Umgang, kennt keine Monogamie wie ihre Vettern aus der Wüste. Sie kann nichts dafür: Sie hat einfach weniger Oxytocin im Blut.

Der Stoff ist auch eine Art Sensor bei der Partnerwahl. Er ermöglicht Weibchen, jene Männchen zu erkennen, die an einer Paarung besonders interessiert sind.

Im Wirtschaftsleben ist das Mittel besonders verführerisch: Schweizer Forscher untersuchten, wie mit Hilfe der Hormone das Verhalten der Mitmenschen sozusagen auf Knopfdruck umgeschaltet werden konnte: »Ein paar Spritzer des in jeder Apotheke erhältlichen Oxytocins, verabreicht schlicht als Nasenspray, verwandelt den Menschen im Laufe von nicht einmal einer Stunde vom Geizhals zum gutgläubigen Geldverschwender«, so *Der Spiegel* in einem Bericht über die Versuche.

Die Schweizer Ökonomen Ernst Fehr und Michael Kosfeld vom Institut für Empirische Wirtschaftsforschung in Zürich hatten zusammen mit dem Oxytocin-Experten Markus Heinrichs ein Experiment an der Universität Zürich organisiert. 194 Versuchspersonen sollten entscheiden, wie viel Geld sie einem Treuhänder überließen, der es dann verdreifachen würde. So viel war sicher. Nicht sicher war, ob der Mann ihnen auch das Geld geben würde. Wenn die Probanden es aber behielten, würde es sich sicher nicht vermehren. Das Ergebnis: Mit Kuschelhormon im Kopf gab die Hälfte der Leute das Geld weg, ohne nur jeder Fünfte.

Eine Firma namens Vero Labs in Boca Raton, Florida, verkauft schon »Liquid Trust« (»Flüssiges Vertrauen«) für 29,95 Dollar, sogar bei Amazon, speziell für Verkäufer, Singles und Manager. »Sie könnten mehr verkaufen, mehr lieben und mehr erreichen, wenn die Leute Ihnen mehr trauen würden«, wirbt die Firma.

Möglicherweise kann das Oxytocin-Spray sogar schlank machen.

Denn das Hormon spielt auch eine Rolle bei der Gewichtsregulation. Während viele davon ausgehen, dass langjährige Beziehungen eher zu Gewichtszunahme führen, kann das zuständige Hormon offenbar auch schlank halten – vielleicht, weil es den Stress reduziert. Jedenfalls meistens.

Das fanden Wissenschaftler aus Tübingen, Freiburg und Lübeck heraus, nach einer im Jahr 2013 veröffentlichten Studie. Möglicherweise hängt es auch damit zusammen, dass das Kuschelhormon die Wirksamkeit des Zuckerverarbeitungshormons Insulin verbessern kann. Das entdeckten chinesische Wissenschaftler in einer Studie, über die sie 2013 im Fachmagazin *PlosOne* berichteten. Der Körper braucht dann womöglich weniger vom »Masthormon« Insulin – und legt weniger an Gewicht zu.

New Yorker Wissenschaftler sehen gar »neue Horizonte« im Kampf gegen überflüssige Pfunde. Tatsächlich hatten Versuche mit dem bekannten Oxytocin-Nasenspray ganz überraschende Erfolge beim Abnehmen gezeigt.

Bei der Einnahme – oder Verabreichung – sollte aber sorgfältig auf die Situation geachtet werden. Denn unter bestimmten Umständen lügen Oxytocin-Konsumenten auch – jedenfalls dann, wenn es ihrer Gruppe nützen kann. Das fand der Psychologe Shaul Shalvi von der israelischen Ben-Gurion-Universität zusammen mit seinem niederländischen Kollegen Carsten de Dreu von der Universität Amsterdam heraus. Und zudem kann das Kuschelhormon sogar zu häuslicher Gewalt führen – vorhandene Aggressionen jedenfalls werden durch Oxytocin gefördert, wie Nathan De Wall von der Universität von Kentucky herausfand.

So ist das mit den Boten im Körper: Sie haben vielfältige Funktionen, und wenn sie personell verstärkt werden, um sie besser zu rüsten für die gewünschten Aufgaben, dann toben sie sich vielleicht gleichzeitig an anderer Stelle aus – und richten Schäden an, die gar nicht abzusehen sind.

Die Prognosen bei solchen Eingriffen und Manipulationen sind schwierig: Die Hormone aus der Abteilung für Appetit und Sättigung beispielsweise wurden erst gegen Ende des 20. Jahrhunderts entdeckt. Und die Schattenseiten und Charakterschwächen vieler Boten stellen sich erst nach und nach heraus.

Sogar bei dem altbekannten Zuckerverarbeitungshormon Insulin. Es ist lebensnotwendig, es ist für die Energieversorgung des Körpers zuständig, sorgt dafür, dass die Energiequelle Zucker vom Körper auch verwertet werden kann. Oder eingespeichert, für schlechte Zeiten. Daher kommt es, dass Insulin eben auch ein »Masthormon« ist, ein Dickmacher.

Wenn er unablässig durch den Körper gejagt wird, kann der biederste Botenstoff zum Bösewicht werden. Und das ist heute oft die Regel.

So kann das vermeintliche Biedermannshormon sogar Beihilfe zum Krebswuchs leisten.

Der Ernährungswissenschaftler Nicolai Worm zitiert in seinem Buch *Syndrom X* eine italienische Untersuchung mit 3336 Krebspatienten und 3526 Gesunden, deren Ergebnis »allen Italienfans durch Mark und Bein gehen dürfte: »Wer besonders viele Weißmehlprodukte wie Pasta, Pizza, Brot und Reis, also Nahrungsmittel mit hohem glykämischem Index, gegessen hatte«, hatte im »Vergleich zu den Verächtern von Pasta & Co.« ein deutlich erhöhtes Krebsrisiko: beim Enddarmkrebs um 30 Prozent, bei Ma-

gen- und Dickdarmkrebs um 50 Prozent, beim Schilddrüsenkrebs gar um 100 Prozent.

Auch die weiblichen Geschlechtshormone haben ihre
Schattenseiten. Sie haben ja das unglaubliche Talent, den
weiblichen Körper so wachsen zu lassen, dass ein neuer
Mensch darin Platz hat. Und diesen auch noch wachsen zu
lassen.

Zu viel Wachstum und Wachstum an der falschen Stelle,
das ist wiederum auch nicht gut. Wenn zu viel vom weiblichen Geschlechtshormon Östrogen im Spiel ist, können
daher sogar Geschwüre wachsen. Das ist bemerkenswert, ja
bedenklich auch angesichts der vielen künstlichen Stoffe aus
der Welt der Supermärkte, die in vielen Dosen und Tüten
enthalten sind, sogar in Babynahrung, und von denen einige wie weibliche Geschlechtshormone wirken.

Die Hormone steuern das Leben, sie sorgen für die Aufnahme der Lebensmittel, für die Versorgung mit den lebenswichtigen Stoffen. Wenn hier etwas schiefläuft, kann es
lebensgefährlich werden. Manchmal muss dann sogar die
Polizei ausrücken.

4.
Völlerei wider Willen
Die Ausschaltung der Essbremse und die verhängnisvollen Folgen

Der Tag, an dem die Fettpolizei kam / Beim Essen sind sie vorsichtig / Leben im Schlaraffenland – und jetzt kommen die Leiden / Früher war es ein Vorteil, dick zu sein / Die Krankheiten der Chefs – die einfachen Bauern bleiben verschont / Wenn das Biedermannshormon plötzlich zum Bösewicht wird / Cola und Chips: Was haben sie dem Körper zu sagen?

Er konnte eigentlich gar nichts dafür, dass er so dick war. Sehr dick. So dick, dass eines Tages die Polizei kam und ihn abholte. Die »Fettpolizei«.

Das stand sogar so in der Zeitung: »Fettpolizei verhaftet Chris«, schrieb die *Sun,* ein englisches Sensationsblatt.

Chris' Mutter Anne, 49, war empört: »Vier Leute tauchten auf und nahmen ihn einfach mit, nachdem sie einige Fragen gestellt hatten«, sagte sie. »Chris war wirklich aufgebracht, weinte, sagte, dass er nicht mitgehen wollte.«

Doch Chris Leppard, 23, hatte keine Wahl. Die Polizisten setzten ihn ins Auto und lieferten ihn in der Eastbourne Clinic ab, einem Psychiatrischen Krankenhaus in Hastings in der Grafschaft East Sussex. Die Ärzte nahmen die Behandlung auf. Chris wurde stationär versorgt, »im Interesse der Gesundheit und Sicherheit dieser Person selbst und auch, um andere Menschen zu schützen«, so der zuständige Grafschaftsrat förmlich. Der junge Mann wog damals 210 Kilo.

Chris war zu einer Gefahr für sich selber geworden, weil er immer dicker wurde.

Die fürsorgliche Maßnahme half zunächst, er wurde bald entlassen. Der Erfolg war indessen nur von kurzer Dauer. Chris starb zwei Jahre später im Conquest Hospital in Hastings, East Sussex, an einem Herzinfarkt. Und wieder berichteten die Zeitungen, wie etwa die *Daily Mail*: »40-Steine-Mann starb, nachdem er sechs Monate in einem Polstersessel verbracht hatte.« »Steine« (»stones«), das ist eine altertümliche englische Gewichtseinheit, die auch Taucher verwenden. Mit »Steinen« berechnen sie das Gewicht, das sie nach unten zieht. 40 Steine sind 254 Kilo.

In seinen besten Zeiten hatte Chris Leppard Essen für 10 000 Pfund Sterling im Jahr verschlungen (das entspricht etwa 15 000 Euro). Er hatte eine seltene Krankheit, das sogenannte »Prader-Willi-Syndrom«.

Wer daran leidet, hat keine Kontrolle über sein Essverhalten. Prader-Willi-Leute schlingen alles in sich hinein. Sie essen sich mitunter sogar zu Tode, wie eben Chris Leppard. Manche haben sich auch mühsam unter Kontrolle, dafür muss aber wirklich die ganze Familie zusammenhalten.

Es ist ein Problem, das vielen bekannt vorkommt. Die unbändige Lust auf Essen. Der Heißhunger, der manche sogar nachts überfällt. Das Essen, das sich losgelöst hat von den tatsächlichen Bedürfnissen des Körpers. Und schließlich das Gewicht, das außer Kontrolle gerät.

Deshalb gilt die seltsame Krankheit, an der der junge Chris litt, jetzt als Modell. Für die Forscher, die herausfinden wollen, was passiert ist, wenn bei vielen Menschen das

Gewicht außer Kontrolle gerät und außerdem Krankheiten sich ausbreiten, die es früher gar nicht gab.

Es hat mit den »Drüsen« zu tun, sagte man früher, wenn man die Dicken von dem Vorwurf entlasten wollte, sie seien selbst schuld. In der Tat: Es sind die Drüsen. Genauer: die Hormondrüsen. Sie können, wie bei den Prader-Willi-Patienten, durch eine Krankheit in ihrer Funktion gestört sein – aber auch durch die Nahrung. Der Effekt ist dann ganz ähnlich.

Tatsächlich haben ja viele Menschen das Gefühl, ihnen sei die Kontrolle entglitten, eine fremde Macht lasse sie Sahnetorten verschlingen, treibe sie nachts an den Kühlschrank, und sie könnten die Tüte mit den Chips oder den Gummibärchen nicht mehr loslassen, bevor sie leer ist.

Ist da irgendwas drin? Irgendwas, das aufs Unterbewusstsein wirkt, im Gehirn falsche Botschaften verbreitet und zum Essen treibt? Und nicht nur zu Fettpölsterchen führt, sondern manchmal auch zu ernsthaften Krankheiten?

Vor allem die Zuckerkrankheit (Diabetes) ist es, die den Medizinern weltweit Sorgen macht. Sogar in völlig entlegenen Weltgegenden taucht sie jetzt auf – zusammen mit den modernen Nahrungsmitteln. Die Prader-Willi-Patienten leiden besonders oft daran.

Benannt wurde die Störung nach den Schweizer Kinderärzten Andrea Prader und Heinrich Willi, die das Krankheitsbild 1956 erstmals beschrieben hatten. Ein ziemlich modernes Leiden also. Erst 1991 wurde die Prader-Willi-Vereinigung Deutschland gegründet, jetzt gibt es in vielen Ländern Selbsthilfegruppen, in Österreich und der Schweiz, sogar in Rumänien und Bulgarien.

Typisch in Prader-Willi-Familien ist das Schloss am Kühlschrank. Manche schließen sogar die Biotonne ab.

Monika Fuhrmann aus Mannheim hat kein Schloss an ihrem schicken blauen Kühlschrank. Aber beim Einzug in die Wohnung hat sie darauf geachtet, dass die Küche abschließbar ist: »Wenn ich schnell zur Post gehe, dann schließe ich schon ab.« Sie lässt ihren Sohn Johannes in solchen Fragen immer mitentscheiden, schon im Grundschulalter: »Ich hab ihn gefragt, was ihm lieber ist, und er hat gesagt, abschließen.« Es geht ja schließlich um ihn. Er weiß ja, dass er sich nicht beherrschen kann.

Mutter und Sohn leben in einem Vorort von Mannheim, der Industriestadt im Norden Baden-Württembergs. Eine geschmackvoll eingerichtete Altbauwohnung, die Sonne scheint in die Küche, ein alter Wasserturm ist zu sehen, vor dem Fenster viel Grün, Bäume.

Ein Porträt des Sängers Luciano Pavarotti hängt im Flur. Schöne alte Möbel, einige Antiquitäten, ein Sekretär in der Ecke, ein Klavier, ein Cello liegt neben dem Notenständer auf dem Boden. Darauf spielt Johannes Rock 'n' Roll, Walzer, Ragtime. Die musikalische Ader hat er von seiner Mutter, sie ist Opernsängerin am Theater in Mannheim.

Das Essen ist bei ihnen Dauerthema. Beim Essen ist sie vorsichtig, weil sie weiß, dass ihr Sohn da ein Problem hat.

Johannes sieht völlig normal aus. Er trägt ein grünes Hemd, eine blaue Hose, Brille, eine Baseballmütze mit der Aufschrift »Nix«. Er ist kein bisschen dick. Vermutlich ein Ergebnis der strengen Ernährungspolitik im Hause Fuhrmann. Er fragt seine Mama: »Kann ich ein Stück Schokolade haben?« Und er kriegt eins. Aber nur eins. Alles ist reglementiert. Und er fügt sich, weil er das einsieht. Selbst bei Familienfesten, wenn alle der Völlerei verfallen, muss sich Johannes beherrschen. »Zwei Portionen krieg ich, und dann ist Schluss. Die Mama tut mir eine Portion auf den

Teller, und wenn die weg ist, sage ich: ›Kann ich bitte noch was haben?‹, und dann kriege ich noch was. Und dann bin ich satt oder nicht. Wenn ich noch ein kleines bisschen will, dann krieg ich noch ein bisschen.«

Er spricht eher langsam.

Seine Mutter hat ihm erklärt, dass es mit dem Essen ein Problem gibt: »Wir haben oft darüber gesprochen, dass seine Hand da einfach hingeht und er sich das nimmt.« Sie hat ihm erklärt, dass bei ihm der Schalter nicht funktioniert, der normalerweise regelt, wann einer Hunger hat und wann einer satt ist.

Monika Fuhrmann sagt: »Es ist wie ein Zwang.«

Dabei isst Johannes nicht wahllos. Er hat schon seine Vorlieben. Was er gern isst? Pfannkuchen. Crêpes mit Ratatouille. Oder die Lasagne, die sein Vater kocht. Der wohnt ganz in der Nähe.

Das Essen hat für die Prader-Willi-Leute eine merkwürdige Wohlfühlfunktion, glaubt Monika Fuhrmann. Es scheint da ganz bestimmte psychische Effekte zu geben, die das Essen bei ihnen auslöst. Auch bei Johannes. »Da ist er ganz ausgeglichen. Das ist toll. Dass es ihm nach dem Essen gleich ganz gut geht.« Sie hat auch andere Prader-Willi-Patienten beobachtet und festgestellt: »Beim Essen wirken die ziemlich glücklich.« Nur hält die Zufriedenheit halt nicht so lange an.

Sie müssen sich aber auch ständig unter Kontrolle halten, sagt die Ärztin Constanze Lämmer, »ohne Hilfe würden sie innerhalb weniger Jahre ein lebensbedrohliches Übergewicht entwickeln«. Sie war von der Teenager-Zeitschrift *Bravo* zum Fall von Mandy, 14, aus Sehlde bei Hannover befragt worden. Überschrift: »Ich werde niemals satt«. Das Szenario: »Stell dir vor, du kannst deinen Hunger nicht stillen – ganz egal, wie viel du isst.« Mandys Problem: »Ohne Kontrolle würde sie sich totessen.« So die Schilderung in der *Bravo*.

Dr. Constanze Lämmer ist Deutschlands führende Prader-Willi-Expertin. Die Oberärztin am St. Bernward Krankenhaus im niedersächsischen Hildesheim trägt den typischen weißen Arztkittel und weiße Turnschuhe. Die Kinderärztin hat eine helle, klare Stimme, sie lacht viel, ist sehr freundlich zu Mitarbeitern wie Patienten.

Was im Kopf der Prader-Willi-Leute vorgeht, ist auch ihr noch weitgehend unklar. Manche Patienten kriegen angesichts von Lebensmitteln richtige Ausraster: »Wir hatten einen, der hat beim Metzger die Auslagen rausgeräumt.« Er sah die Berge von Wurst und Fleisch immer von seinem Zimmer aus, und irgendwann ging er rüber und griff nach der Wurst. Sie fragte: »Warum?« Er sagte: »Du kannst dir nicht vorstellen, was das für mich bedeutet. Ich hab das irgendwann nicht mehr ausgehalten.«

Das Essen übt auf ihre Patienten, sagt Frau Lämmer, einen ganz besonderen Zauber aus: »Das Magische am Essen ist« bei den Prader-Willi-Leuten »stärker als der Verstand.«

Woran das liegt? »Die haben ganz bestimmte Auffälligkeiten bei Hormonen«, sagt die Expertin. Es scheint ein Defekt im Essensantriebssystem zu sein, ein Defekt auf Chromosom 15.

Bei Frau Dr. Lämmers Patienten funktioniert das körpereigene Regelsystem nicht, das signalisiert, wann es Zeit zum Essen ist und wann Zeit zum Aufhören. Sie müssen sich zwingen – oder gezwungen werden, ganz streng die Mengen zu begrenzen. Noch ist das meiste ungeklärt, aber einiges deutet darauf hin, dass die Signale für Hunger und

Sättigung nicht angemessen funktionieren. Vielleicht haben die Patienten auch gar keinen richtigen Hunger, weil die nötigen Schalter fehlen. Und sie essen trotzdem, ungezügelt: Weil der Körper auch bei fehlendem Hungergefühl überleben will, verlegt er sich vorsichtshalber auf dauerndes Fressen. Besser ungezügelt essen als gar nicht – der Mensch muss ja von irgendwas leben.

Der Mensch ist in existenzieller Weise darauf angewiesen, Nahrung aufzunehmen. Der Mensch muss essen. Er braucht Energie wie ein Auto Benzin. Aber nicht nur das: Er muss sich auch ständig erneuern und braucht dafür eine ungeheure Vielzahl von Materialien. Es ist, als ob das Auto während der Fahrt komplett erneuert werden müsste. Neue Sitze, neues Radio, neue Windschutzscheibe, neue Reifen.

Der gesamte menschliche Körper muss ausgetauscht werden. Nicht auf einmal, aber innerhalb von sieben Jahren. Insgesamt zwei Millionen verschiedene Substanzen sind es, aus denen der Körper besteht, nach Schätzungen, und die müssen regelmäßig komplett erneuert werden, mit Ausnahme der Hirnzellen. Sonst müssten wir alle sieben Jahre neu lesen und schreiben lernen.

Der Körper muss also die Beine erneuern, Haut und Haare sowieso, ja sogar die Knochen. Als Material nimmt er das, was er jeden Tag isst und trinkt.

Der Mensch muss sozusagen die äußere Natur in innere Natur verwandeln. Die Mediziner nennen das schlicht Stoffwechsel oder auch Metabolismus. In Wahrheit ist es ein ziemlich spektakulärer Vorgang. Denn das bedeutet: Der Mensch muss aus der Nahrung sozusagen den eigenen Körper formen. Aus Fleischwurst, Pommes und Erdbeeren sollen Finger, Augen, Haare werden, aus Fisch und Orangen muss er ein neues Herz und neue Knochen herstellen, aus Schokolade und Chianti-Wein modelliert er ein neues Knie und neue Lippen. Auch Blut, Schweiß und Tränen, Herz und Nieren, Hand und Fuß: Alles wird aus Frühstück, Mittagessen, Abendessen und den Chips zwischendurch hergestellt.

Das ist ein kühnes Verwandlungsprojekt, das da jeden Tag abläuft, so ganz nebenbei, während wir bügeln oder im Internet surfen oder fernsehen.

Das will alles sorgsam geregelt sein, nicht dass irgendein Bestandteil der Tomate ins Auge geht und die Sicht trübt. Oder ein Stück vom Pudding versehentlich in einen Knochen gelangt, und der wird dann schwabbelig.

So einfach geht die Umwandlung von Erdbeeren und Schinkenhörnchen in menschliche Körperteile natürlich nicht vonstatten. Es ist auch nicht gerade Pudding, der Knochen schwächt, sondern eher die Phosphorsäure aus Coca-Cola.

Es besteht tatsächlich die Gefahr, dass Nahrungsbestandteile an die falsche Stelle gelangen. Oder dass Ersatzteile angeliefert werden, mit denen der Körper gar nichts anfangen kann. Oder, noch schlimmer: dass Ersatzteile geliefert werden, die aussehen wie 1a-Originalteile, aber billige Fälschungen sind.

Also, da kann einiges schiefgehen.

Und es geht einiges schief. Denn immer häufiger kommt der Mensch mit der Nahrung nicht mehr zurecht, die er sich einverleibt. Der Körper nimmt es übel, wenn er mit Material befüllt wird, das ihm nicht guttut. Er wird dann dick, oder es wachsen Geschwüre, und der Druck steigt in den Adern. Das Herz droht zu streiken. Im Blut schwimmt schädliches Zeug.

Das nennt der Mediziner dann das metabolische Syndrom.

Dazu gehören Übergewicht und ein erhöhtes Risiko für Herzkrankheiten, Bluthochdruck.

Auch die sogenannte erektile Dysfunktion kann daraus entstehen. So nennen die Mediziner, was landläufig Impotenz genannt wird. Eine Studie der Cornell University New York aus dem Jahr 2006 ergab: »Das metabolische Syndrom« sei »ein potenzieller Risikofaktor bei der Entwicklung der erektilen Dysfunktion«.

Am wichtigsten und weitreichendsten ist sicher die »Zuckerkrankheit« Diabetes. Sie galt als eine langweilige Krankheit. Eine Krankheit für Alte, so dachten die meisten bisher. Doch die langweilige Krankheit hat sich zur Angstnummer entwickelt. Keine andere Erkrankung hat eine so dramatische Veränderung durchgemacht – vom milden Altersdiabetes zum gefürchteten Killer. 1960 litten 0,6 Prozent der Deutschen an Diabetes, 40 Jahre später war es jeder Zehnte. Eine Steigerung um 1666,66 Prozent. Die *Frankfurter Allgemeine Zeitung* nannte Diabetes schon »die Krankheit des 21. Jahrhunderts«. Vor allem arme Länder kann sie an den Abgrund bringen.

Bei einer Konferenz in London mit den weltweit führenden Experten aus verschiedenen wissenschaftlichen Disziplinen zu den neuen Zivilisationskrankheiten wurde Diabetes schon auf eine Stufe gestellt mit Horrorseuchen wie SARS, AIDS, dem Ebola-Virus oder der Tuberkulose.

Die Erkrankung kommt meist schleichend. Das ist das Tückische, sagt Manfred Wölfert, ehemaliger Chef des Deutschen Diabetiker Bundes: »Man spürt nichts.«

Später merken die Betroffenen dann doch etwas: »Alle fünfzehn Minuten erleidet ein Diabetiker einen Herzinfarkt, alle vierzig Minuten einer einen Schlaganfall, alle fünfzehn Minuten wird einem Zuckerkranken ein Zehen-

glied oder ein Teil des Fußes amputiert, alle eineinhalb
Stunden erblindet einer«, schreibt die *Frankfurter Allgemeine Zeitung.* 550 Milliarden Dollar (400 Milliarden
Euro) kostet die Behandlung des Diabetes nach Angaben
der amerikanischen Harvard-Universität weltweit im Jahr –
fast doppelt so viel wie Krebs.

Fünf Millionen Menschen sind allein im Jahr 2013 nach
Angaben der Internationalen Diabetes Stiftung weltweit
daran gestorben. Weltweit soll laut Internationaler Diabe-
tes-Vereinigung die Zahl der Erkrankten von 285 Millionen
im Jahr 2010 auf 439 Millionen im Jahr 2030 steigen. Besonders betroffen sind die Schwellenländer und die Ölstaa-
ten des Nahen Ostens – und eine Weltgegend, die viele eigentlich für das Paradies auf Erden halten.

Die Liste der zehn Staaten mit den meisten Zuckerkranken: Sie klingt ein bisschen wie das Inhaltsverzeichnis im
Urlaubskatalog: Tokelau / Mikronesien / Marshallinseln /
Kiribati / Cookinseln / Vanuatu / Saudi-Arabien / Nau-
ru / Kuwait / Katar.

Überraschenderweise ganz vorn liegen einige kleine In-
selstaaten in der Südsee, eigentlich fernab aller Fährnisse
der Zivilisation. Die Zuckerkrankheit war dort bis zum Jahr
1954 nahezu unbekannt, mittlerweile leiden bis zu 41 Prozent der Bevölkerung daran: Weltrekord. Am Übergewicht
kann es bei diesen Menschen nicht liegen. Es gilt gemeinhin
als wichtigster Risikofaktor für Diabetes.

Aber dick waren sie in der Südsee schon immer. Dick und
gesund.

Auf den Inseln im Südpazifik leben die Menschen wie im
Schlaraffenland. Alles wächst im Überfluss: Mangos, Ananas,
Kokosnüsse. Es gibt Hühnchen und Schweine, Fische und
Meeresfrüchte. Die Leute taten gut daran, dies alles in mög-

lichst großen Mengen zu verzehren – vorsichtshalber. Denn schon morgen kann alles weg sein, wenn ein tropischer Wirbelsturm die Insel leer fegt. »Früher«, sagte Dr. Malakai Ake, Diabetes-Experte im Königreich Tonga, »war es ein Vorteil, dick zu sein. Denn die Dünnen starben in den Zeiten des Mangels.«

Das Schönheitsideal der Südsee-Insulaner, schön rund, kräftig, glücklich, entsprach also einem Überlebenskonzept. »Damals war es ein gesundes Übergewicht«, sagt Ake. »Sie hatten keinen Bluthochdruck, sie hatten keinen Herzinfarkt. Früher aßen die Leute nur Obst und Gemüse, allenfalls Fisch; und Fleisch gab es nur sonntags. Heute gibt es kein gesundes Übergewicht mehr.« Die Probleme, sagt Ake, steigen »parallel zu den Lebensmittelimporten« (siehe Hans-Ulrich Grimm: *Tödliche Hamburger*).

»Nutrition transition« nennen die internationalen Experten diesen Übergang von der traditionellen zur industriellen Nahrung.

In China sind die Folgen besonders gefürchtet. Denn wenn die Entwicklung sich im derzeitigen Tempo fortsetzt und das 1,3-Milliarden-Volk Diabetes-Raten wie andere Länder entwickelt, dann droht dort eine Katastrophe.

Schon gibt es Spezialkrankenhäuser wie das Beijing Chaoyang Diabetes Hospital im Pekinger Osten, eine Autostunde vom Stadtzentrum entfernt.

»Diabetes ist bei uns ein neues Problem«, sagt die Oberärztin Wang Ying. »Und es wird ein immer größeres.« Vor 20 Jahren habe es kaum Zuckerkranke gegeben, heute sei China mit Indien bei den Zuwachsraten führend. Bis zu 20 000 Patienten haben sie hier im Hospital pro Jahr.

Am Eingang stehen Palmen in Kübeln und zwei mannsgroße Porzellanvasen, der Laie würde sagen: Ming-Dynastie. Am Empfang hübsche Schwestern mit weißer Tracht und anmutigen Häubchen. Fotos von internationalen Konferenzen mit renommierten amerikanischen Spezialisten.

Merkwürdigerweise ist schon die erste Patientin überhaupt nicht dick. Frau Shen, Zimmer 20, ist sogar eher schlank. Sie ist Lehrerin in der Inneren Mongolei, in der Hauptstadt Hohhot, einer von 125 Millionenstädten in China. Sie sitzt aufrecht im Bett, mit weiß-blau gestreifter Polobluse. Ihr Mann ist auch dabei. Der Fernseher läuft, Kanal 8 des chinesischen Staatsfernsehens CCTV. Nebenher liest Frau Shen ein Buch.

»Ich hatte ein Herzproblem«, sagt Frau Shen. Dabei wurde Diabetes festgestellt. Gestern kam sie, eine Woche muss sie bleiben.

Typischer sind Leute wie Herr Zhang in Zimmer 1. Herr Zhang ist Chef. So wird er vorgestellt: Chef einer Baufirma mit 1000 Leuten.

»Diabetes ist bei uns eine Krankheit der Chefs«, sagt Oberärztin Wang. »Die einfachen Bauern kriegen sie eher selten. Die meisten Patienten bei uns sind Erfolgsmenschen. Das ist eine sehr moderne Krankheit.«

46 Jahre alt ist Herr Zhang und ein Erfolgsmensch. Er fährt einen Audi A6, und er träumt, sagt er lachend, von einem noch fetteren BMW. Zhang wiegt 90 Kilo bei 1,75 Meter Körpergröße und zählt damit zu den Dicksten hier. Im Nachbarbett liegt auch ein Chef: Herr Dang, 43, Bankdirektor aus Peking. Er ist nun gar nicht dick, 77 Kilo bei 1,77 Meter.

Es muss nicht immer das Übergewicht sein, das zur Zuckerkrankheit führt. Offenkundig gibt es Dicke, die werden gar nicht zuckerkrank, und Schlanke, die Diabetes kriegen.

Für Paul Zimmet, den renommierten Diabetes-Forscher aus dem australischen Sydney und Autor zahlreicher Studien im Auftrag der Weltgesundheitsorganisation, ist die Ausbreitung von Krankheiten wie Diabetes die Folge einer »Coca-Kolonisierung« der Welt. Die Wendung hat er von dem Schriftsteller Arthur Koestler entliehen, aus dem Roman *Die Herren Call-Girls.*

Coca-Kolonisierung – das ist natürlich symbolisch gemeint – umfasst die gesamte Industrialisierung der Nahrungsproduktion nach amerikanischem Vorbild. Es ist die Nahrung, die die Hormone aus der Balance bringt und den Körper aus dem Konzept.

Es ist eine Art von Nahrung, die es in früheren Zeiten nicht gab. Nahrung, die zum Beispiel den Blutzuckerspiegel schnell in die Höhe treibt: Zucker vor allem, aber auch Cola, Toastbrot, Pommes, Chips und Cornflakes. Wenn ein Mensch so etwas zu sich nimmt, schüttet die Bauchspeicheldrüse Insulin aus.

Manche Mediziner halten Insulin für das wichtigste Hormon im menschlichen Körper. Es sorgt dafür, dass der Zucker nicht im Blut bleibt, sondern von der Muskulatur aufgenommen werden kann, gewissermaßen als Treibstoff für die Bewegungen. Was übrig ist, wird als Fettpolster eingelagert – für schlechte Zeiten.

Das Langweilerhormon aber ist häufig gefordert, und dabei kann es dann irgendwann seinen Charakter ändern.

Ein Sandwich morgens am Bahnhof, zwischendurch ein Mars-Riegel, dann eine Cola, zu Mittag Pasta, später noch ein paar Haribo-Gummibärchen und abends eine Tüte Chio-Chips – das bedeutet: Großeinsatz fürs Insulin.

Das hat Folgen. Auf der Waage sind sie abzulesen. Insulin macht auch dick. Es lagert Fett in den Zellen ein. Es sorgt dafür, dass mehr gegessen wird als nötig. Hohes Insulin steht für 75 bis 80 Prozent allen Übergewichts, sagt der US-Zuckerkritiker Professor Robert Lustig. Und es hat fatale Folgen für die Funktion der inneren Organe.

Wenn zu viel Insulin im Blut schwimmt, dann kann das Folgen haben für das Sexualleben – und keine guten: Denn es gibt dadurch weniger Sexualhormone. Daher leiden Diabetiker oft auch an Hypogonadismus. So heißt das, wenn die Geschlechtsorgane zu klein sind und auch sonst mit der Männlichkeit einiges im Argen liegt.

So können Cola, Chips und Pommes auf geheime und verschlungene Weise zum Sex-Killer werden – weil sie das Hormonsystem beeinflussen und als Hebel das vermeintlich harmlose Hormon Insulin nutzen.

Und es hat noch eine weitere verborgene Seite: Es ist auch ein »potentes Wachstumshormon«, schreibt die *Frankfurter Allgemeine Zeitung*. Das kann gefährlich werden: Denn Insulin kann auch den Krebs wachsen lassen. So ist Insulin, laut *FAZ*, »eines der zentralen Bindeglieder zwischen Übergewicht und Krebs«.

So ließ sich nachweisen, dass ein ständig überhöhter Insulinspiegel bei der Entstehung von Brustkrebs und Tumoren in der Gebärmutter eine Rolle spielt. Auf den Krebsvorläuferzellen sitzen Rezeptoren für das Insulin, dadurch kann das vermeintliche Biedermannshormon Beihilfe zum Krebswuchs leisten.

Der Zucker ist sicher der wichtigste Stoff in der menschlichen Nahrungskette, der die Hormone verrücktspielen lässt. Zucker gibt es nicht in der Natur, er ist der erste Stoff der industriellen Parallelwelt, herausgelöst aus dem natürlichen Zusammenhang und als isolierter Geschmack verkauft – in gigantischer Menge: 165 Millionen Tonnen sind es weltweit im Jahr. Zehn Prozent davon, also 16,5 Millionen Tonnen, bringt allein die Firma Coca-Cola in die Welt, nach Schätzungen von Wissenschaftlern.

Zucker treibt den Insulinspiegel in die Höhe. Doch es ist nicht nur der Zucker. Es sind auch viele andere, vor allem industriell hergestellte Nahrungsmittel und Zusatzstoffe. Als Maß dafür gilt der sogenannte glykämische Index, auch Glyx genannt. Er gibt an, wie schnell der Blutzuckerspiegel in die Höhe schießt – und in der Folge auch das »Dickmacherhormon« Insulin.

Je natürlicher die Nahrung, desto niedriger der glykämische Index. Wenn die Frucht direkt aus der Natur kommt, muss der Körper einiges leisten, um den Zucker freizulegen. Das dauert. So liegen Erdbeeren und Kirschen bei nur 30 Index-Punkten. Auch Vollkornbrot kommt nur auf 40, Spaghetti auf 45.

Je mehr die Nahrung industriell verarbeitet ist, desto schneller und höher steigt der Blutzucker, desto mehr geht auch das Insulin in die Höhe.

Beispiel Mais: Während der ursprüngliche Mais, der Ur-Mais der Indios, bei Glyx-Wert 35 liegt, der normale zeitgenössische Mais bei 65, haben Cornflakes 85 Index-Punkte. Noch höher liegt Maissirup, der als industrielles Süßungsmittel Verwendung findet. Glykämischer Index: 115. Er wird auch als Glukosesirup bezeichnet, als Glukose-Fruktose-Sirup oder Fruktose-Glukose-Sirup oder, in amerikanischen Softdrinks, als High Fructose Corn Sirup (HFCS).

Beispiel Kartoffeln: Pellkartoffeln liegen bei 65 Index-Punkten, selbstgemachtes Kartoffelpüree hat 80, Pulverpüree 90. Pommes frites sowie Kartoffelchips kommen je nach Messmethode auf einen Indexwert von bis zu 95.

Die Supermarktnahrung enthält dazu auch noch un-
erkannte Insulin-Treiber. Völlig neue Designerstoffe, mit
denen kein Mensch rechnet. Zum Beispiel die sogenannte
»modifizierte Stärke«, die sich in Aletes *Jogolino Erdbeere*
findet und auch in Hipps *Hippness Crisp* Müsli, in Weight-
Watchers' *Frucht Joghurt* und einem »Du darfst«-Produkt
namens *»Cremig fein kochen mit Finesse«* (7 % Fett). Maggis
Guten Appetit Champignon Cremesuppe müsste genau genommen »Modifizierte Stärkesuppe« heißen, denn von diesem Designerstoff ist laut Etikett am meisten drin.

Modifizierte Stärke wurde erfunden, weil sie die Belastungen in der Food-Fabrik besser erträgt. Dafür werden
Mais, Kartoffeln oder Weizen chemisch behandelt, mit verschiedenen Säuren, Laugen oder Enzymen.

Modifizierte Stärke hat einen Indexwert von 95. Mehr als
Marzipan, Gummibärchen und Mars-Riegel.

Oder Maltodextrin, auch so ein Designerprodukt: glykämischer Index 105, enthalten in Maggi *Fix & frisch Nudel-
Schinken Gratin*, in Nestlé Alete *Kleinkind Milch*, in *Milu-
pino-Kindermilch* von Milupa, und in zuckerreduziertem
Nesquik ist es mit 42,5 Prozent sogar die Hauptzutat.

Kein Wunder, dass die »Western Diet«, die westliche Ernährungsweise mit derlei Nahrungsmitteln, im Körper zu
erhöhtem Insulinspiegel führt – sozusagen ein hormoneller
Ausnahmezustand mit weitreichenden Folgen.

Zur hormonellen Verwirrung trägt auch die sogenannte
Fruktose bei, der »Fruchtzucker«, der heute oft industriell
gewonnen wird – und ebenfalls als Dickmacher wirkt.

»Fruchtzucker in Getränken führt zur Verfettung«, meldete die *Frankfurter Allgemeine Zeitung*. Das hatten Forscher vom Deutschen Institut für Ernährungsforschung
im brandenburgischen Potsdam-Rehbrücke beobachtet. Sie

hatten ihren Versuchsmäusen verschiedene Getränke gegeben: eines mit Fruktose, eines mit Rohrzucker, eines mit Süßstoff oder einfach schlichtes Wasser. Ergebnis: Die Mäuse, die die Fruktoselösung tranken, nahmen im Vergleich zu den anderen Mäusen stärker zu – obwohl sie auch nicht mehr Kalorien aufgenommen hatten als die anderen. »Obwohl die Tiere annähernd alle die gleiche Kalorienmenge zu sich nahmen, legten die mit Fruchtzucker ernährten Mäuse beinahe doppelt so viel an Gewicht zu wie ihre Rohrzucker konsumierenden Artgenossen«, stellten die Wissenschaftler fest. Daher sei »anzunehmen, dass Fruktose die Stoffwechseltätigkeit beeinflusst und auf diese Weise die Anreicherung von Körperfett begünstigt«, so die Ernährungsforscherin Hella Jürgens.

Vor allem Diätprodukte werden witzigerweise oft mit Fruktose gesüßt. Zum Beispiel der Weihenstephaner Joghurt *Weniger Zucker,* Geschmackstyp Himbeere. Oder Ehrmann *FitVital Fruchtjoghurt Pfirsich-Maracuja.* Oder Produkte mit dem Label »zuckerbewusst« wie der *Müsliriegel Apfel Aprikose* von Schneekoppe. Oder die Zartbitterschokolade aus dem gleichen Hause, Fruktoseanteil: 43 Prozent.

Dabei ist der natürliche Fruchtzucker, etwa in Äpfeln, eigentlich harmlos (siehe Hans-Ulrich Grimm: *Garantiert gesundheitsgefährdend*). Zum Problem wurde die Fruktose erst, seit es eine industriell verwandelte Variante gibt, aus Mais gewonnen und massenhaft in Softdrinks, Gebäck, Marmelade und Süßigkeiten eingesetzt. Deren Verbrauch steigt stetig.

All diese Sachen haben sozusagen einen Prader-Willi-Effekt: Sie legen die Essbremse im Körper lahm, so dass ungebremst gefuttert werden kann.

Wie sie das schaffen? Indem sie ins Spiel der zuständigen Hormone eingreifen.

Einst war das ein sehr sinnvoller Mechanismus: Früher gab es ja Obst nur im Sommer, und da war es gut für den Organismus, viel davon in sich hineinzufuttern und die Vorratskammern des Körpers zu füllen. Die Essbremse hätte diese Vorratswirtschaft nur gestört, also musste sie ausgeschaltet werden.

Heute führt das ins Verhängnis, zur Völlerei wider Willen, wie bei den Prader-Willis, zu Gewichtszunahme, sogar zur Fettleibigkeit – und den einschlägigen Krankheiten: Fettleber, Zuckerkrankheit, Herzprobleme (siehe Hans-Ulrich Grimm: *Garantiert gesundheitsgefährdend*). Das Insulin spielt dabei eine Schlüsselrolle.

Die Aktivitäten dieses Hormons zeigen, dass es bei Lebensmitteln nicht auf die Kalorien ankommt, sondern auf die Folgen für den Organismus. Das Insulin, eigentlich ein segensreiches Hormon, das für die Energieversorgung und -speicherung zuständig ist, hat, im Übermaß, weitreichende Konsequenzen.

Insulin sorgt, in hoher Konzentration, dafür, dass alle verfügbaren Fette in Zellen abgeschoben werden und zudem kein Fett verbrannt wird. Jeder Mensch, sagt Professor Robert Lustig, habe zwei Möglichkeiten, mit der aufgenommenen Nahrung umzugehen. Entweder sie wird in die Muskeln verschoben, in die mageren Zonen des Körpers, um dort für Energie zu sorgen. Oder in die Fettzellen, um dort eingespeichert zu werden. Beide Abteilungen gleichzeitig zu versorgen ist unmöglich: So viel kann man gar nicht essen. Wer aber entscheidet, wohin mit der Energie? Das Insulin, sagt Lustig: »Je mehr Insulin da ist, desto mehr Energie geht ins Fett.«

Prekär ist der Mechanismus vor allem für Diabetiker, bei denen der Insulinspiegel ohnehin erhöht ist – und die noch zusätzlich mit Insulin behandelt werden. So wird zwar der Blutzucker gesenkt. Aber der Körperumfang nimmt weiter zu: »Das künstliche Insulin zwingt die bereits überfüllten Depots dazu, noch weitere Energie aufzunehmen und in Fett umzuwandeln.«

Das Insulin wirkt also auch als Medikament wie ein Masthormon, sagt auch der Lübecker Professor Achim Peters: »Ohne Insulin werden die Patienten langfristig dünner – mit Behandlung dicker.« Einen Ausweg könnten Süßstoffe weisen, die ja gar keinen Zucker enthalten. Bisher sind die Fachleute auch davon ausgegangen, dass sie keine Insulinreaktionen hervorrufen und sich im Körper sozusagen neutral verhielten. Die Hersteller versichern, alles sei okay, es gebe keinerlei Auswirkungen auf die Hormonsysteme, namentlich den Insulinausstoß. Auch sprach sich die wichtigste Fachgesellschaft, die Deutsche Gesellschaft für Ernährung (DGE) für die Kunstsüße aus, weil sie »mit einer signifikanten Senkung der Energieaufnahme sowie des Körpergewichts verbunden ist«.

Das alte Kaloriendenken. Süßstoffe haben keine Kalorien, liefern also keine Energie. Aber: Auch die Süßstoffe sind ein Risikofaktor für Störungen im System der Botenstoffe. Und sie führen zu Gewichtszunahme.

Das hat unter anderem die amerikanische Forscherin Susan Swithers festgestellt, Professorin an der Purdue-Universität. Bei einer ihrer Studien, publiziert im Jahr 2013, nahmen die Ratten, die Süßstofffutter bekamen, sogar noch mehr zu als jene mit zuckergesüßter Nahrung.

Es trifft also tragischerweise genau die Zielgruppe für Light-Joghurts und Diätdrinks, sagt Forscherin Swithers:

»Diese Resultate legen nahe, dass die negativsten Konsequenzen von Süßstoffen bei jenen vorkommen, die sie bevorzugt nehmen, zur Gewichtskontrolle.«

Nach einer Untersuchung von Vasan Ramachandran von der medizinischen Fakultät der Universität Boston, die im Juli 2007 in der Online-Ausgabe von *Circulation,* der Zeitschrift der amerikanischen Herzgesellschaft, veröffentlicht wurde, hatten die Leute, die mindestens einmal am Tag ein mit Süßstoff gesüßtes Getränk zu sich nahmen, die gleichen Risiken für Herzerkrankungen wie die anderen, die die zuckrige Normalvariante tranken. Sie hatten auch ein erhöhtes Risiko für schlechte Blutfettwerte, für Bluthochdruck, erhöhten Blutzucker – und für Übergewicht.

Auch eine Studie der Washington University aus dem Jahr 2013 ergab: Der Süßstoff Sucralose ließ überraschenderweise den Insulinspiegel ansteigen. Studienleiterin Professor Yanina Pepino sagt: »Unsere Ergebnisse zeigen, dass künstliche Süßstoffe nicht wirkungslos sind – sie haben einen Effekt.«

Die künstlichen Süßstoffe missbrauchen sozusagen ein Geschmackssignal, das auf Energiezufuhr hindeutet, und lösen damit eine Reaktionskette aus, an deren Ende wieder verschärfter Hunger steht. Süß ist süß, so ist das in der Sprache des Geschmacks, die der Körper kennt und auf die er reagiert. Und süß macht dick. Dabei spielt es keine wesentliche Rolle, wie die Süße erzeugt wird. Es geht um die Botschaften, die das Süße übermittelt – und die hormonellen Reaktionen im Körper.

Die Hormone stellen die Weichen. Sie bestimmen, wie die Energie aus der Nahrung verwendet wird. Wie etwa das Insulin, das festlegt, ob die Muskeln gepimpt werden oder die Fettdepots gefüllt.

Schön wäre es natürlich, wenn man da ganz gezielt eingreifen könnte, die Muskeln aufbauen und das Fett abschmelzen. Das wäre ideal zur Figurverschönerung. Und zur Leistungssteigerung. Mehr Power, mehr Energie. Sehr verführerisch. Das Sieger-Prinzip.

Hormone können da tatsächlich Wunder wirken. Sie werden daher auch genau für solche Ziele eingesetzt. Doch leider führen sie ein Eigenleben. Sie haben ihre eigenen Befehlsketten im Organismus. Schwer zu durchschauen, noch schwerer zu kontrollieren. Und so führen die Manipulationen mit Hilfe der Hormone tatsächlich zu exorbitanten Erfolgen. Manchmal aber auch zu schleichender Zerstörung. Oder zu plötzlichem Tod, kurz vor dem Triumph.

5.
Herumliegende Spritzen
Hormonchemie für Sieger:
Die verführerische Welt des Dopings

*Wenn zehn Tabletten mich umbringen, sagte er, dann gebt
mir neun / Helmut, du kriegst die Gelbsucht – merkwürdige
Symptome bei den Helden von Bern / Hormonfutter: beliebt
bei Bauern, Bodybuildern und Hollywood-Beautys /
Doping am Schnitzel: Vorsicht bei Reisen nach China /
Sie haben die Drogen sogar ins Essen gemischt*

Er wurde unsterblich, tragischerweise, durch seinen Tod,
kurz vor dem Gipfel. Und er war daran sogar auch ein
bisschen selbst schuld. Es hatte auch mit den Tabletten zu
tun, nach denen er immer verlangt hatte, die ihn sozusagen
zum Triumph tragen sollten.

Auf dem letzten Foto, das von ihm existiert, sieht er
schon ziemlich entrückt aus. Die Mütze ist verrutscht. Die
Augen gehen ins Leere, »ein Ausdruck, wie man ihn von
Zombies im Gruselfilm kennt«, schrieb die *Süddeutsche Zeitung*. Fast verzweifelt tritt er in die Pedale. Und die Hände,
»sie würgen den Lenker«.

Am Straßenrand sind ein paar Zuschauer zu sehen, weiter
hinten Begleitfahrzeuge, eines ist nur ein paar Meter entfernt von dem Radfahrer mit dem irren Blick. Er schwitzte
nicht mehr, sein Wasserhaushalt war zusammengebrochen.
Ihm wurde schwindlig, die Koordination versagte, dann
kippte er zur Seite. Seine Mechaniker und Teammanager

sprangen herbei, schoben ihn an. Fünfhundert Meter ging das noch so, dann fiel er wieder um, einen Kilometer unterhalb des Gipfels.

Tom Simpson starb am 13. Juli 1967 am Mont Ventoux, auf einer Straße, die »l'Impitoyable« genannt wird, die Erbarmungslose. 21 Kilometer geht es nur bergauf, von 300 auf 1900 Meter. Es sind die französischen Seealpen, 60 Kilometer nordöstlich von Avignon.

Simpson hat seinen Körper ruiniert, weil er ihn überlisten wollte. Er wollte ihm mehr abverlangen, als jener zu geben bereit war. Er hat Aufputschmittel genommen, sogenannte Amphetamine, es gab Hinweise auf Steroide, die Männlichkeitshormone, er hat sogar das Grusel-Gift Strychnin benutzt und Kokainsalbe. In seiner Trikottasche fand Tourarzt Dr. Pierre Dumas drei Röhrchen, eines noch halb voll mit dem Aufputschmittel Tonedron, das zur Ausschüttung der körpereigenen Leistungsdroge Noradrenalin führt.

»Wenn zehn Tabletten mich umbringen«, sagte Simpson, »dann gebt mir neun.«

Doping – das ist der Einsatz der Hormone zum Zwecke der Optimierung. Nicht nur im Sport.

Hormone können verschönern. Sie machen stark. Sie machen auch schlank. Die Hormone können auch das Schnitzel schön mager machen und das Schwein schneller schlachtreif. Sie sind beliebt auch bei Bauern, bei Bodybuildern und Hollywood-Beautys.

Doping ist verführerisch: Hormone können auch die sexuelle Leistungskraft erhöhen. Und das Alter ausbremsen. Doping ist auch zerstörerisch. Die Hormone haben eine riesige Hebelwirkung – im Positiven wie im Negativen.

Beim Thema Doping zeigt sich, mit welch geringen Mitteln bemerkenswerte Effekte erzielt werden können – durch

Hormone. Es geht um Leistungsfähigkeit, Ausdauer, Kraft. Wenn mehr Sauerstoff im Blut ist, können Radler fast Übermenschliches leisten. Wenn zum Beispiel männliche Geschlechtshormone zum Einsatz kommen, gibt es mehr Kraft, mehr Muskeln. Mehr Energie, weniger Fett. Es gibt allerdings auch Nebenwirkungen an überraschenden Stellen. Es gibt Spätfolgen. Der hormonelle Hebel ist höchst wirkungsvoll – aber zugleich in seinen Effekten schwer abzuschätzen. Der Einsatz der Hormone beim Doping zeigt, sozusagen unterm Brennglas, welch vielfältige Folgen die Hormone im Körper haben können.

Nirgendwo sonst zeigen sich die Schattenseiten so krass. Das reicht von Asthma bis zu Herzrhythmusstörungen, von der unbeabsichtigten Geschlechtsumwandlung bis zum Tod: Exitus aus Perfektionswahn.

Beim Doping wird deutlich, was alles schiefgehen kann, wenn eingegriffen wird im Körperinneren, wenn gedreht wird an den Rädchen im Steuerungssystem, welche Hebelwirkung da entfaltet wird – und wie leicht die Steuerungsmechanismen auch entgleisen können.

Oft sind die Grenzen zwischen Ernährung und Doping fließend: Manche Nahrungsmittel werden gezielt zur Leistungssteigerung eingesetzt. Manche auch aus Versehen, etwa wenn das Schwein gedopt wurde – und das Schnitzel dazu führt, dass die Dopingprobe positiv ausfällt.

Das hat Folgen, manchmal sogar noch für die nachfolgende Generation. Viele der Hormone zielen ja auf die Geschlechtsfunktionen.

Zum Einsatz kommen die bewährten Mittel, allen voran das Männlichkeitshormon Testosteron. Es macht stark und aggressiv. Beliebt sind auch Wachstumshormone. Überraschenderweise auch Hormone aus dem Appetit-Ressort, etwa das zuckerverarbeitende Insulin. Und Chemikalien wie jenes Clenbuterol, das Schweinen gegen Husten hilft und Bodybuildern beim Muskelaufbau. Und den Stars in Hollywood als Schlankheitsmittel auf dem Weg zu Size Zero, der Kleidergröße null.

Die Hormone sind so etwas wie Perfektionierungschemikalien. Das macht sie so beliebt, wenn ein klar definiertes Ziel schnell erreicht werden soll. Der Nachteil ist, dass die Botenstoffe nicht nur eine Botschaft im Gepäck haben, sondern mitunter mehrere. Dass sie ihre Signale nicht nur an die gewünschte Stelle senden, sondern auch an andere. So können Wachstumshormone den Krebs wachsen lassen und Zuckerentferner wie das Insulin auch die Manneskraft entfernen.

Betroffen sind viele, Menschen und Tiere. Die armen Schweine, die oft illegal gedopt werden, damit das Fleisch mager wird und das Tier schneller schlachtreif. Die Rinder, denen Wachstumshormone verabreicht werden. Die Konsumenten, die darunter leiden.

Und natürlich die Sportler. Sie bekommen oft Leistungsförderer, ohne es zu wissen. Manche sogar im Kindesalter. Das hat dann Folgen fürs Leben.

Die Tour de France ist der Inbegriff des chemiegestützten Perfektionismus. Der Fall von Tom Simpson war besonders augenfällig. Doch er war nicht der Einzige, der sozusagen als radelnde Apotheke unterwegs war. Bei der Tour de France ist Siegerliste gleich Sünderliste. Eddie Merckx, Rudi Altig, Jan Ullrich, Lance Armstrong – es gibt bei der Tour keinen Großen, bei dem nicht der Doping-Schatten sozusagen mit im Sattel saß.

Die Tour de France ist das berühmteste Experimentierfeld für hormonverstärkte Sportler. Die Radler sind die

bekanntesten Kunden der kreativen Chemiker und Mediziner. Doch auch in anderen Disziplinen sind die Dopingdro-
gen beliebt – angeblich sogar im Fußball.

Oft kommen die einschlägigen Mittel aus der Unterwelt,
über international tätige Dealerringe mit Untergrund-
labors, weltweiten Verbindungen, gewaltbereiten Helfern.
Die Lieferanten sind aber auch ehrenwerte Firmen wie etwa
das Pharmaunternehmen Stada aus dem hessischen Bad Vil-
bel oder Jenapharm, jene Firma aus dem deutschen Osten,
der das DDR-Staats-Doping oblag und die heute im Testo-
steron-Business mitmischt. Die Grenzen sind fließend zwischen dem seriösen Medizinprofessor an der Universität
und den Dunkelmännern mit dubiosen Verbindungen.

Die Sportler können häufig selbst nicht absehen, welche
Nebenwirkungen drohen – oft erst nach Jahren. Sie sind
auch nicht die wirklich zentralen Figuren, meint der Heidelberger Dopingexperte und Buchautor Professor Werner
Franke *(Der verratene Sport)*. Sie wollen nur ihren Sport
treiben, siegen, vielleicht auch Geld verdienen. »Doch
dann rutschten sie in ein System, in dem eine Bande von
Menschen das Sagen hat, die nichts anderes wollten, als
von ihnen zu profitieren: Funktionäre, Trainer, Mediziner,
Agenten. Aus dem Spaß am Sport wurde nicht nur ein Beruf, es wurde ein Job, der daraus bestand, seinen eigenen
Körper immer weiter auszuquetschen und ihn den Interessen vieler anderer zu unterwerfen. Doping ist der Höhepunkt dieses hemmungslosen Ausschlachtens menschlicher
Körper.«

Die Profite sind riesig – für die Sportler, bei denen es eine
große Rolle spielt, ob sie bei der Tour de France auf dem
Siegertreppchen stehen oder sich hinten als Wasserträger
abstrampeln. Für die Bodybuilder, die sich zum Star model-

lieren können. Und für die Pharmafirmen, die ihre Umsätze aufblähen können.

Hormone ermöglichen spektakuläre Erfolge mit relativ einfachen und preiswerten Mitteln. Sogar scheinbar harmlose Disziplinen sind durchseucht, etwa Biathlon, jene seltsame Sportart, bei der sich Langläufer im Winterwald immer wieder unversehens auf den Boden werfen und losballern. Eine Übung, die mit chemischer Unterstützung offenbar leichter zu bewältigen ist. Oder mit Nahrungsergänzungsmitteln, wie bei der Biathletin namens Evi Sachenbacher-Stehle, die bei der Olympiade 2014 im russischen Sotschi positiv getestet wurde – aber beteuerte, sie habe nicht gedopt. Es hatte wohl am nachlässigen Umgang mit einem Nahrungsergänzungsmittel gelegen.

Die große Skifahrernation Österreich hatte sogar eine »Sechser-Bande« aus dopingverdächtigen Biathleten in ihren Reihen. Zwei von ihnen, der Steirer Wolfgang Perner und Wolfgang Rottmann aus Salzburg, flohen bei den Olympischen Winterspielen in Turin 2006 überstürzt aus der Stadt. Im Frühjahr darauf hat das Internationale Olympische Komitee (IOC) die beiden und die vier weiteren Athleten der »Sechser-Bande« wegen ihrer Verwicklung in die Dopingaffäre lebenslänglich für die Olympischen Spiele gesperrt.

Die Dopinghormone sind vielseitig einsetzbar. Doping macht beispielsweise schnell: Die amerikanische Leichtathletik-Olympiasiegerin Marion Jones, die in Sydney 2000 drei Gold- und zwei Bronzemedaillen gewann, gestand im Oktober 2007, dass sie gedopt war. Ein Schock für die weltweite Sportszene. Noch in ihrer 2004 erschienenen Autobiographie *Life in the Fast Lane* (»Leben auf der Überholspur«) hatte Jones behauptet: »Ich bin gegen leistungsfördernde

Substanzen. Ich habe nie Dopingmittel eingenommen, und ich werde nie welche einnehmen.« Ein klarer Fall von »Lug und Trug made in USA«, kommentierte die *Neue Zürcher Zeitung* nach der Doping-Beichte der Athletin.

Nun könnten die Funktionäre der gedopten Siegerin einfach das Olympiagold vom Hals nehmen und der Zweiten umhängen. Etwa der Griechin Ekaterina Thanou, die in Sydney Silbermedaillengewinnerin im 100-Meter-Lauf war. Doch ganz unverdächtig ist die auch nicht: Sie war bei der Olympiade in Athen 2004 vor einer Dopingkontrolle geflohen, täuschte einen spektakulären Motorradunfall vor und wurde daraufhin von den Spielen in ihrem Heimatland ausgeschlossen.

Würde man alle Gedopten ausschließen, wären die Siegerlisten der Leichtathletik nach Expertenansicht löchrig wie ein Schweizer Käse. 60 Prozent aller Sprinter seien gedopt, verkündete der gebürtige Jamaikaner Asafa Powell in Zürich beim Leichtathletikfestival im Jahr 2006. Er, mit 9,77 Sekunden auf 100 Meter zeitweiliger Weltrekordhalter, muss es wissen – im Jahr 2013 stellte sich heraus: Er gehörte selbst zu jenen 60 Prozent, wurde positiv getestet auf das Stimulanzmittel Oxilofrin. Auch der Ausnahmesprinter Carl Lewis ließ sich dopen – mit Thyroxin, dem Abnehmhormon aus der Schilddrüse.

Doping macht stark: Bei dem Gewichtheber Janos Nemeshazy aus der Schweiz wurde bei einer Dopingkontrolle am 27. Mai 2002 das Anabolikum Nandrolon gefunden – üppig dosiert: Seine Werte überschritten das zulässige Limit um das 90-Fache. Zudem wurden in seinem Leib originellerweise auch Schwangerschaftshormone gefunden.

Doping macht cool: Man muss das Ross nicht mehr am Hals tätscheln und flüstern: »Ruhig, Brauner.« Es geht auch mit Fluphenazin. Die Psychodroge wurde bei den Olympischen Spielen 2004 bei dem Wallach »Waterford Crystal« nachgewiesen, dem Pferd des irischen Olympiasiegers Cian O'Connor. Wenn das Pferd nervös zu tänzeln droht, lässt es sich mit dem Mittel beruhigen und leichter durch den Parcours dirigieren. O'Connor musste seine Goldmedaille im Springreiten zurückgeben, kam aber mit drei Monaten Sperre und einer Geldstrafe von 5000 Schweizer Franken davon.

Die Pferde-Arznei zählt zu den harten Psychopharmaka; Menschen bekommen sie verschrieben bei Wahnvorstellungen und Schizophrenie. Verrückte Welt des Reitens!

Auch die aus Amerika stammende Springreiterin Meredith Michaels-Beerbaum musste sich beim Weltcupfinale 2004 wegen eines Beruhigungsmittels erklären, das sie ihrem Pferd »Shutterfly« gegeben hatte. Ihr Gatte Ludger hatte seinem Pferd das bewährte Universalmittel Cortison verabreicht. »Es war einfach ein riesig doofer Fehler«, sagte Beerbaum. Die Dressurreiterin Ulla Salzgeber aus dem bayerischen Bad Wörishofen kam wegen Testosterons für den Wallach »Rusty« in die Schlagzeilen.

Auch die jordanische Prinzessin Haya bint al Hussein, Präsidentin der Internationalen Reiterlichen Vereinigung (FEI), geriet unter Druck, ließ ihre Amtszeit auslaufen. Sie ist die Zweitfrau von Scheich Mohammed bin Raschid al Maktoum, genannt »Scheich Mo«, Regent von Dubai, dem Dopingvergehen bei mindestens 20 Pferden aus seinem Stall vorgeworfen wurden.

Geheimnisumwittert war immer der Kultsport Fußball. Doping hat offenbar auch hier eine lange Tradition. Bisher gab es dazu meist nur Gerüchte. Jetzt gibt es Fakten. Eine Studie der Humboldt-Universität zu Berlin hat im Jahr

2013 alles zusammengetragen, was in Erfahrung zu bringen war. So begannen die Kicker mit chemischen Mitteln der Leistungssteigerung schon kurz nach dem Zweiten Weltkrieg, und zwar in der Tradition der Kampfflieger. Das jedenfalls berichteten Quellen und Zeitzeugen, so die Studie: »Danach habe ein Arzt, der zwischen 1949 und 1953 die Spieler zweier prominenter süddeutscher Oberliga-Teams betreute, ebenfalls von Amphetamin-Gaben erzählt: Man habe damals den Fußballern vor den Spielen die ›Kampfflieger-Schokolade‹ verabreicht, ohne ein Unrechtsbewusstsein oder gar einen sportethischen Verstoß damit verbunden zu haben.«

Sogar die »Helden von Bern«, die siegreichen Mitglieder der deutschen Mannschaft bei der Fußballweltmeisterschaft 1954, haben sich offenbar auf chemische Unterstützung verlassen. So seien die herumliegenden Spritzen im Umkleideraum, von denen schon früh die Rede war, nicht mit Vitamin-C-Präparaten gefüllt gewesen, sondern mit dem Aufputschmittel Pervitin, einem sogenannten Methamphetamin, das heute als »Speed« oder »Crystal Meth« bekannt ist – und als gefährlichste Droge der Welt gilt.

Praktisch die gesamte Mannschaft in Bern habe hernach mit Leberproblemen zu kämpfen gehabt, wie das »Deutsche Ärzteblatt« 2010 berichtete. Darunter auch der zweifache Torschütze Helmut Rahn: »Nach der kleinsten Anstrengung wurde ich müde, das Essen ekelte mich an. Rechts unterhalb von meinem Magen schien ein Ziegelstein zu liegen. ›Helmut, du kriegst die Gelbsucht‹, sagte meine Frau.« So berichtete er in seinen Memoiren *(Mein Hobby: Tore schießen)*. Die Symptome waren eine Folge von Stärkungsinjektionen aus stets der gleichen Spritze, die immer nur kurz in heißes Wasser getaucht wurde.

Bei den berufsmäßigen Verwendern aus der Sportwelt stehen klar die Leistungseffekte der Hormone im Vordergrund. Beim Doping in anderen Sphären kommen ganz verschiedene Talente der Botenstoffe zum Tragen. Manche schätzen die schieren Power-Effekte, andere eher die psychedelische Wirkung im Gehirn, wieder andere die sexuelle Stimulation.

Nach der sogenannten Kolibri-Studie, einer Untersuchung des Berliner Robert Koch-Instituts im Auftrag des Bundesgesundheitsministeriums aus dem Jahr 2011, hatten schon fast zehn Prozent der erwachsenen Bundesbürger Erfahrung mit leistungsbeeinflussenden Mitteln – und ein Prozent mit Dopingsubstanzen im Sinne der offiziellen Verbote; bei den 18- bis 29-Jährigen waren es sogar mehr als doppelt so viele.

Der Sportsoziologe Mischa Kläber von der TU Darmstadt schätzt, dass in Deutschland mehr als eine Million Menschen regelmäßig zu Dopingsubstanzen greifen. Figurbewusste Frauen, so Kläber, griffen im Fitnessstudio »vor dem Aerobic- oder Spinningkurs zu Mitteln, die die Fettverbrennung ankurbeln sollen«.

Sogar Aspirin dient offenbar als Dopingmittel: 2009 gaben 62 Prozent der mehr als 1000 befragten Teilnehmer des Bonn-Marathons an, vor dem Start solche Arzneien genommen zu haben. Über die Hälfte von ihnen litt an Nebenwirkungen wie Übelkeit, Erbrechen oder Blut im Urin. Aspirin steht natürlich, wie auch das frei erhältliche Schmerzmittel Ibuprofen, nicht auf der Dopingliste. Doch auch verbotene Medikamente werden eingeworfen. Beim Mountainbike-Marathon etwa. Beim dreimaligen Sieger des Ötztaler Bike-Marathons, Emanuele Negrini, wurden die Steroidhormone Betamethason und Triamcinolon gefunden.

Es ist nicht nur der Siegeswille, es ist der allgemeine Perfektionszwang, der die Menschen zum Doping treibt, meint Experte Kläber, auch bei der Formung ihres Körpers im Fitnessclub. »Die Erfolge geben einem immer mehr Bestätigung«, sagt Kläber, »sie sind nicht nur auf dem Fußballplatz sichtbar, sondern immer.«

Vor allem bei Jugendlichen geht es auch um die psychische Stimulation. In den USA haben Studien zufolge schon sechs bis acht Prozent der Jugendlichen Dopingerfahrung, auch mit sogenannten Steroiden, männlichen Geschlechtshormonen, zu denen auch das Testosteron zählt. »Sie bringen Energie, sie machen aggressiv und stimulieren sexuell. Und all das genießen viele junge Leute«, sagt Kirk Brower, der an der Universität Michigan in Ann Arbor als Spezialist für Drogensucht arbeitet. Dopingmittel scheinen ein Suchtpotenzial zu haben wie harte Drogen. So gesteht Chris Walsh, ein junger Texaner: »Ich kam mir vor wie ein Heroinabhängiger. Ich war an dem Punkt, wo ich die Injektion brauchte, nur um trainieren zu können und mich gut zu fühlen.«

Auch in Deutschland nehmen Zehntausende Teenager die verführerischen Mittel, schätzt Jörg Börjesson, der ehemalige Bodybuilder und Freund stärkender Anabolika aus Dorsten im Ruhrgebiet, der alle möglichen Aufbaustoffe nahm, bis sein Sohn ihn fragte: »Papa, bist du Mann oder Frau?« Jetzt reist er durch die Lande und warnt vor den Gefahren des Dopings.

Eine Altersgrenze gibt es nicht: »Selbst im Seniorenalter hört die Diskussion über Sportbetrug nicht auf«, titelte die *Frankfurter Allgemeine Zeitung.* Schon hat sich eine Anti-Doping-Initiative für Senioren gegründet, die Interessengemeinschaft »proMasters«. Auslöser war die Tatsache, dass bei Wettkämpfen oft mehr Senioren als Aktive im normalen Wettkampfalter gedopt waren. Doping unter Grauen: Die namhaftesten Sportler aus der Runzel-Riege trauen sich offenbar nicht ohne chemische Unterstützung ins Stadion.

Bei dem Senioren-Vorzeigeathleten und Aktivensprecher aus der Gruppe der über 65-Jährigen im Deutschen Leichtathletik-Verband (DLV), Werner Schallau, wurden die Hormone Norandrosteron und Prednisolon positiv getestet. Bei Hella Höker, Leichtathletin aus der Pensionistenklasse »W-65«, fand man im September 2006 das Entwässerungsmittel Hydrochloridiazid.

Die Perversion der Perfektion: Leistungswahn im Lehnstuhl-Alter – mit ungeklärten gesundheitlichen Folgen für die hormonverstärkten Senioren. Wahrscheinlich wäre es für sie besser, ganz traditionell mit den Enkeln im Sandkasten zu buddeln. Gesundheitlich wären solche Aktivitäten vermutlich auch für die anderen Dopingfreunde förderlicher. Bei manchen von ihnen ruiniert die Leistungspille nur die Karriere, bei anderen auch die Gesundheit. Bei manchen das ganze Leben.

Oft kommt es natürlich auf die Dosis an. Wie etwa bei jenem Mittel, das sich weltweit großer Beliebtheit erfreut – bei Sportlern, aber auch bei Bodybuildern, bei Schlankheitsfanatikern – und bei Schweinezüchtern: dem sogenannten Clenbuterol.

Manche nennen es das »Katrin-Krabbe-Mittel« – nach der ostdeutschen Sprinterin, die im Jahr 1991 Weltmeisterin im 100-Meter-Lauf und auf 200 Metern wurde. Bei ihr und anderen Sportlern erhöhte Clenbuterol Kraft und Sprintstärke. Bei den Schweinen hilft es gegen Husten.

Die Atemwege sind offenbar auf verborgene Weise

hormonell mit den Muskeln zusammengeschaltet. Clenbuterol macht deshalb auch das Fleisch magerer, lässt mehr
Schnitzel und weniger Speck wachsen, weshalb es bei Bauern besondere Beliebtheit genoss – und sie konnten bei
Kontrollen auf eine Erkältung bei der Sau verweisen. Das
Mittel war in Europa bis 1997 offiziell zugelassen. Auch
seither erfreut es sich in vielen Ländern offenbar ungebro-
chener Beliebtheit – und kann so eben auch Sportler in Do-
pingverdacht bringen.

So warnte im April 2011 die deutsche Nationale Anti
Doping Agentur (NADA) vor Clenbuterol-Gefahr in China
und Mexiko und riet Reisenden zu besonderer Wachsam-
keit. In Blutproben von Reisenden waren erhöhte Clenbu-
terol-Werte gemessen worden. Sie können laut NADA »bei
Sportlern als positives Doping-Analyseergebnis gewertet«
werden. Als Ursache für die Dopingbelastung werde der
»missbräuchliche Einsatz von Clenbuterol als Wachstums-
beschleuniger in der Viehzucht angesehen«.

Schon im Februar des gleichen Jahres hatte der Deutsche
Olympische Sportbund (DOSB) von Dopingfunden berichtet (»Gefährdung von Athleten durch Clenbuterol-konta-
miniertes Fleisch«). Das Institut für Dopinganalytik der
Universität Köln hatte 28 Geschäftsreisende nach China-
Reisen untersucht. Ergebnis: »In 22 von 28 Fällen wurden
positive Dopingkontrollbefunde erhoben, welche auf den
Verzehr von mit Clenbuterol kontaminierter Nahrung zurückgeführt« wurden.

Auslöser der Untersuchungen war der Fall des deutschen Tischtennisspielers Dimitrij Ovtcharov gewesen.
Nachdem seine A- und B-Probe Spuren von Clenbuterol
aufwiesen, wurde der deutsche Nationalspieler im Jahr
2010 gesperrt. Doch der 22-Jährige beteuerte, nicht ge-

dopt zu haben und das Clenbuterol bei einem Turnier in China mit dem Essen aufgenommen zu haben. Der Deutsche Tischtennis Bund sprach den Sportler noch im selben Jahr frei.

Auch zwei mexikanische Fußballer rechtfertigten sich mit Verzehr kontaminierten Fleisches. Jesus Corona und Manuel Marin vom Team Cruz Azul waren 2013 positiv auf Clenbuterol getestet worden. Beim sogenannten Gold Cup 2011 in den USA waren sogar fünf Spieler der mexikanischen Nationalmannschaft Clenbuterol-positiv – und bei der U 17-Weltmeisterschaft kurz darauf gab es gar 109 Proben, die positiv auf Clenbuterol getestet wurden – von insgesamt 208. Unter den sauberen Mannschaften waren die Deutschen, die ihren eigenen Koch und eigene Lebensmittel mitgebracht hatten, und die Mexikaner, die eingedenk der Erfahrungen beim Gold Cup auf fleischlose Kost umgestiegen waren. »Sie haben nur Fisch und vegetarische Speisen gegessen«, sagte Chefmediziner Jiri Dvorak vom Fußball-Weltverband FIFA. Als Ursache sah auch er das kontaminierte Fleisch an: »Es ist kein Doping-Problem, sondern eines der öffentlichen Gesundheit.«

Europäische und nordamerikanische Länder gelten laut NADA-Schreiben im Hinblick auf Clenbuterol eigentlich »als sicher«. Doch im Jahr 2010 rechtfertigte sich auch der spanische Radprofi Alberto Contador mit Fleischverzehr, als er des Dopings überführt wurde – mit Clenbuterol.

Tatsächlich war das Mittel auch hierzulande gebräuchlich: Noch in den neunziger Jahren florierte der illegale Handel auch in Europa, 1992 beispielsweise beschlagnahmte der belgische Zoll zwei Tonnen Clenbuterol auf dem Brüsseler Flughafen. Die Ladung war per Luftfracht aus Indien eingeflogen, in den Frachtpapieren getarnt als »576 Rollen

Verbandsgaze, wasseraufnehmend, 90 cm × 90 cm«. Kriminelle Banden, aber auch geschäftstüchtige Tierärzte sorgten damals für die Verteilung des Stoffes an die Landwirtschaft.

Das blieb nicht ohne Folgen. Das Mastmittel kann hochdosiert bei Menschen zu Herzklopfen, Muskelzittern und Kopfschmerzen führen. Diabetikern droht Koma, Herzkranke können gar an Krämpfen sterben. Hunderte von Spaniern und Franzosen mussten in jenen Jahren mit Clenbuterol-Symptomen ins Krankenhaus. Der Verzehr kontaminierten Fleisches, insbesondere der Leber, kann die Symptome auslösen.

So sandte die deutsche Botschaft in Madrid im Jahr 1995 eine Mitteilung ans Auswärtige Amt: »Im Januar 1994 waren über 150 Vergiftungsfälle nach dem Genuß von mit Clenbuterol verseuchten Lebern aufgetreten. In der Folge war der Verbrauch von Innereien im Raum Madrid kurzfristig stark zurückgegangen und die Gesundheitsbehörden hatten ihre Kontrollen verstärkt. Im Februar 1994 waren noch in 42 Prozent der genommenen Musterproben Clenbuterol-Rückstände oder Rückstände anderer Medikamente festgestellt worden. Ein Händlerring war aufgedeckt worden und eine Reihe von Mästern mit Bußgeldern belegt worden.«

Eine späte Karriere startete Clenbuterol als Schönheitspille für Hollywoodstars: Sie schätzen es als Fatburner – denn auch an den Schenkeln der Diven lässt es den Speck schmelzen. Kurzbezeichnung: »Clen« oder »Size Zero Pill«. Die britische *Daily Mail* schrieb schon vom »bizarren Diät-Geheimnis der Stars«. Auch deutsche Bodybuilder lassen damit ihre Muskeln anschwellen.

Wegen der möglichen Nebenwirkungen ist Clenbuterol allerdings ein riskanter Weg der Figurverschönerung. Das ist sozusagen die B-Seite des Hormondopings. Es sind spektakuläre Effekte möglich, aber eben auch im Negativen.

So ist es auch bei einer Arznei für Krebs- und Nierenkranke, die zu globaler Berühmtheit nicht im Milieu der Hospitäler, sondern in der Sportwelt kam: Das Mittel namens Epo (Erythropoetin), ein Medikament gegen Blutarmut.

Epo gehörte zeitweilig zu den zehn erfolgreichsten Medikamenten auf der Welt und bescherte den Herstellern Milliardenumsätze. So viele Blutarme, werden Skeptiker einwenden, kann es doch gar nicht geben. Vermutlich haben sie recht.

»Erythros« ist das griechische Wort für »rot«, und »poiein« bedeutet »machen«. Ein Stoff, der rot macht. Epo ist ein Hormon, das die Bildung der roten Blutkörperchen steuert. Sie transportieren den Sauerstoff. Das ließ natürlich die Sportler aufmerken, und das Medikament für Blutarme wurde bei Radlern beliebt, weil sie mit mehr Sauerstoff im Blut mehr Leistung bringen können. Nachteil: Wenn es mehr rote Blutkörperchen gibt, kann auch das Blut leichter verklumpen. Es kann zu sogenannten Thrombosen kommen, zu Kreislaufversagen, Tod. Das ist dann wieder die B-Seite.

Auch Insulin kann zur Dopingapotheke gehören: Es sorgt dafür, dass Zucker schneller in den Muskeln eingelagert und zur Energiegewinnung genutzt werden kann. Zusammen mit einer Extradosis Zucker kommt damit eine Menge zusätzlicher Energie in den Körper. Nachteil: Wenn zu viel Zucker im Blut schwimmt, kann das die inneren Organe schädigen.

Manche geben sich eine Portion Wachstumshormone, abgekürzt GH (Growth Hormone). Sie sind vor allem dafür da, dass Kinder mal groß werden. Aber man kann damit auch Fett »wegquaddeln«, wie die Bodybuilder das nennen. Wachstumshormone können die Muskeln wachsen lassen – aber auch die inneren Organe, und so langfristig auch einen kleinen Krebs vergrößern. Sie können aber auch einzelne Körperregionen bizarr vergrößern. Und zu Riesenwuchs führen.

Die typischen Nebenwirkungen zeigen sich am »Beißer«, dem monströsen Gegenspieler von James Bond im Film *Moonraker*. Richard Kiel, so der Name des 2,20 Meter großen Schauspielers, leidet an einer Krankheit namens Akromegalie. Sein Körper produziert Wachstumshormone. Meist wird diese Krankheit durch einen Tumor ausgelöst. Bei den Betroffenen wachsen Füße und Hände, auch der Kopfumfang nimmt zu; Nase, Kinn und die Wülste der Augenbrauen schwellen an, die Ohren werden größer. Große Ohren sind, wie auch Zahnlücken, ein Zeichen für Doping mit derlei Stoffen.

Solche Hormone können aber auch ganz schnell zum Tod führen. Das liegt an einem eher indirekten Effekt: Sie drosseln die Zuckeraufnahme in den Muskeln. Das Risiko dadurch: akutes Unterzuckern, medizinisch Hypoglykämie. Dann kann alles ganz schnell gehen. »Die Hypoglykämie kann so plötzlich einsetzen, dass der Sportler tot vom Rad fällt«, schreibt die *Frankfurter Allgemeine Zeitung*.

Zwischen 1989 und 1995 starben weltweit 20 junge Radprofis den plötzlichen Herztod. Ende der achtziger Jahre waren es allein 18 niederländische und belgische Radrennfahrer, die einem plötzlichen Herztod erlagen. Erst später stellten Experten eine Verbindung zu Epo her, nachdem die Witwe eines Profis erklärt hatte, dass ihr Mann das Hormon gespritzt hatte.

Im Februar 1997 fiel der Portugiese Manuel Abreu, 1995 Meister seines Landes, beim Training vom Rad: Herzinfarkt im Alter von 34 Jahren. Florence Griffith-Joyner, die Schöne mit den langen, grellen Fingernägeln, mehrfache Sprint-Olympiasiegerin, starb 1998, angeblich an den Folgen jahrelangen Anabolikamissbrauchs. Der spanische Radprofi und Bergspezialist José María Jiménez erlag in einer psychiatrischen Klinik in Madrid im Jahr 2003 einem Herzversagen.

Im italienischen Fußball gab es eine ganze Reihe mysteriöser Todesfälle, die auf Doping in den sechziger und siebziger Jahren zurückgeführt wurden. 2011 erlag Giorgio Mariani vom AC Florenz 65-jährig einem Krebsleiden. An Leukämie starb der Mittelfeldrenner Bruno Beatrice im Alter von 39 Jahren, an Kehlkopfkrebs der Verteidiger Ugo Ferrante mit 59 Jahren, der Stürmer Nello Saltutti an einem Infarkt mit 56 Jahren. Weitere Todesfälle und Erkrankungen prägten den Begriff vom »Fluch der Fiorentina«. Es starben: Ex-Fiorentina-Spieler Giuseppe Longoni (64 Jahre, Herzprobleme), Massimo Mattolino (56, Nierenversagen) und Adriano Lombardi (62, am Gehrig-Syndrom, einer degenerativen Erkrankung des motorischen Nervensystems).

Nicht ohne Risiko ist auch das wichtigste aller Dopingmittel: Testosteron. Es ist das männlichste unter den Hormonen. Es kann sogar Frauen zu Männern machen. Heidi Krieger zum Beispiel, die jetzt Andreas Krieger heißt.

Als sie noch ein Mädchen war, war sie sportlich höchst talentiert. Zunächst probierte sie es mit Leichtathletik, 1979, da war sie 13 Jahre alt.

Das Mädchen fiel auf. »Beim Völkerball muss sie mit der linken Hand werfen, da ihre rechten Würfe wie Kanonenschüsse kommen«, schrieb die *Ärzte-Zeitung*.

So wechselte Heidi zu den Werfern, wurde Kugelstoße-rin. Die Leistungskurve in ihrer Karriere war erstaunlich: 1981 schaffte sie 14 Meter. 1982 waren es über 16 Meter, 1984 etwa 20 Meter, 1986 über 21 Meter.

»Aus Akten ist der Grund für die Steigerung bekannt«, so die *Ärzte-Zeitung*: 885 Milligramm männliche Hormone waren es im Jahr 1982. Ein Jahr später bekam Heidi schon 1820, dann sogar 2590 Milligramm. Alles weit oberhalb des-sen, was als verträglich gilt: Die Grenze von 1000 Milli-gramm Anabolika im Jahr dürfe »in keinem Anwendungsfall überschritten werden«, steht in einer internen Studie des Leipziger Wissenschaftlers Lothar Hinz, der sich nicht nur über die hohe Dosis wunderte, sondern auch über das junge Alter von »Sportler Nr. 54« in der Dopingversuchsreihe.

Davon weiß das Mädchen mit der Nummer 54 nichts. Ihr hatten sie nur gesagt, dass sie mit den Mitteln das tägli-che Training besser verkraften werde. Sie schluckt die Pil-len, die man ihr in einer Alufolie reicht. »Dass die Muskula-tur explosionsartig zunimmt, die Stimme tiefer wird und die Haare bis zum Bauchnabel sprießen, irritiert sie nicht«, schrieb die *Ärzte-Zeitung*.

»Als Heidi Krieger nach fast zehn Jahren Hormondoping ihre Sportkarriere beendete, war sie weder Mann noch Frau«, schrieb *Der Spiegel*. Fünf Jahre lang quälte sie sich in diesem »geschlechtsneutralen Zustand«. Schließlich ließ sie sich vollständig zum Mann umbilden. »Eine Heidi Krieger ist mir heute fremd«, sagt Andreas Krieger.

In der Deutschen Demokratischen Republik war Doping Staatsangelegenheit. Geschlechtsveränderungen waren da keine Seltenheit. Bei Männern ging es oft in die andere Richtung: Sie wurden weiblicher. Die Hoden schrumpften und die Brüste wuchsen. Allein zwölf Fälle von Brustentfernungen bei Spitzen-Gewichtshebern der DDR sind dokumentiert.

Das klassische DDR-Dopingmittel war ein Hormon namens Oral-Turinabol, kleine Pillen, sie waren rosa oder hellblau (von den Sportlern »Blaue Bohnen« oder »Blaue Blitze« genannt). Chemisch heißt der Stoff »Dehydrochlormethyltestosteron«, es ist ein künstliches männliches Sexualhormon.

Der Hersteller, die Firma VEB Jenapharm, war sozusagen das staatliche Hormon-Kompetenzzentrum. 1977 erhielt der Volkseigene Betrieb Weisung von oben, im »Forschungsvorhaben Komplex 08« die Möglichkeiten zu untersuchen, wie die Leistungsfähigkeit der Sportler im Arbeiter- und Bauernstaat chemisch zu steigern sei.

Unter Führung der staatlichen Pharmafirma fand in der ehemaligen DDR der wohl ausgefeilteste und elaborierteste systematische Einsatz von Dopingmitteln statt. »Das System der DDR war allumfassend, es war perfekt organisiert und es war brutal«, schreibt der Dopingexperte Werner Franke *(Der verratene Sport)*. 10 000 DDR-Leistungssportler sollen Dopingmittel bekommen haben.

Das Unternehmen Jenapharm hat die Wende überstanden, wurde vom Konkurrenten Schering AG aus Berlin übernommen und ging schließlich im Chemie- und Pharmamulti Bayer auf. Jenapharm hat sich 2006 mit 184 Dopingopfern auf Zahlung eines Schmerzensgelds geeinigt: 9250 Euro für jeden, zudem 170 000 Euro Spende an die Doping-Opfer-Hilfe e. V.

Birgit Boese aus Berlin, ehemalige Kugelstoßerin, hat ein ganzes Sortiment von Krankheiten: Stoffwechselprobleme, die Wirbelsäule ist geschädigt, am Hals sogar ganz kaputt. Sie hat außerdem Asthma, Diabetes, Bluthochdruck,

Leberschäden, eine Herzschwäche, Herzrhythmusstörungen. Schon mit 43 Jahren brauchte sie, als 2005 ein Reporter der *Stuttgarter Zeitung* zu Besuch kam, eine Krücke. »Ohne Morphium würde ich hier nicht sitzen.«

Boeses Sohn Camillo hatte von Geburt an Asthma und Neurodermitis. Bei ihrer Leidensgenossin Cornelia Reichhelm, Disziplin Rudern, ist der Sohn mit Klumpfuß geboren – eine häufige Folge bei den Dopingopfern der zweiten Generation.

In der DDR war die Hormonbehandlung bizarrer Alltag sogar im Gefängnis: Das berichtete, Jahre später, die ehemalige DDR-Bürgerin Jutta Fleck, die 1982 aus der DDR fliehen wollte, aber festgenommen und ins Gefängnis gesteckt wurde. Ihr Leben wurde verfilmt *(Die Frau vom Checkpoint Charlie)*. Dem Magazin *Focus* sagte sie: »In Kaffee, Tee und Essen wurden Hormone gemischt. Viele Frauen hatten keine Menstruation mehr. Manchen wuchs ein Bart, andere wurden über Nacht grau oder sind immer dicker geworden.«

So etwas gibt es natürlich heute nicht mehr: dass jemand Hormone ins Essen mischt. Jedenfalls nicht absichtlich. Doch die hochwirksamen Botenstoffe finden sich gleichwohl in der Umwelt, am Arbeitsplatz – und auch im Essen.

Die Folgen sind nicht mehr so drastisch, eher subtil, aber sie gehen in die gleiche Richtung. Die Menschen werden dicker, und es zeigen sich Veränderungen im Sexuellen. Manche wünschen sich sehnlichst ein Kind, und es will und will nicht klappen.

6.
Spitze Finger
Wie die Hormone aus der Plastikwelt den Körper manipulieren

Verzweifelte Paare: Kinder machen ist doch ganz leicht – dachten wir bisher / Pizza, Hamburger, Bier: So was geht auf die Männlichkeit / Fußballer hormonell geschwächt – wegen Chemikalien im Trikot / Die Sache mit den transsexuellen Fischen / Hormonstörer im Supermarkt: Heringsfilets von REWE, Emmentaler bei Neukauf und Real / Hormongefahr im Babygläschen?

Kinder kriegen, das ist ganz einfach. Dachten Christiane und Oliver auch. Doch etwas legte sich quer. Stand im Wege. Irgendwann hatten sie die Hoffnung fast aufgegeben. Sie hatten schon gar keine Lust mehr auf Sex. Schließlich sind sie dann zum Arzt gegangen. Erst sie. Dann auch er.

Christiane: »Ich sagte, bevor ich Hormone nehme, will ich, dass sie erst mal bei meinem Mann nachsehen.«

Der Mann also ist hin zum Urologen. Und dann?

»Dann sagt der Arzt, ja, das war wohl nichts.«

Oliver war perplex. »Ich, so, wie, das war nichts?«

Keine Spermien.

Die Frau erläutert: »Keine toten, keine lebendigen, gar nichts. Nur die Flüssigkeit.«

Für beide war das ein Schock, sagt sie: »Wir waren da natürlich total aufgelöst.«

Sie wohnen in einem Vorort von Bremen, in einer ge-
mütlichen Dachgeschosswohnung. Warme, gelbe Wände.
Ein Naturholztisch, Bilder an den Wänden. Zwei Kinder-
stühle neben dem Esstisch, Holzspielzeug. Christiane trägt
ein dunkles T-Shirt, Shorts, Oliver ein braunes T-Shirt,
Brille. Sie redet viel und lacht oft, er ist ein bisschen ruhiger.

Die beiden gingen dann schließlich in ein Kinderwunschzentrum nach Hamburg, eines von vielen, die es mittlerweile gibt: in Wiesbaden und München, in Mainz und in Pforz-
heim, in Leipzig und Bielefeld, in Thalheim in Österreich
und im schweizerischen Basel und auch in Meran in Süd-
tirol. Für diese Kliniken ist es ein einträgliches Geschäft,
wenn es mit dem Kinderkriegen auf die natürliche Art nicht
mehr klappen will. Für die Paare ist es oft die letzte Hoffnung. Jedes zehnte Paar in Deutschland bleibt ungewollt
kinderlos.

Das Normalste auf der Welt scheint zum Problem zu
werden. Zum Kinderkriegen müssen sich die Menschen in
eine Klinik begeben.

Dabei geht es nicht nur ums ganz private Familienglück.
Wenn so etwas immer häufiger geschieht, überall auf der
Welt, dann ist das natürlich Grund zur Sorge. Denn es geht
auch ums Ganze: um das Überleben der menschlichen Gattung. Das Kinderkriegen ist das Elementarste, das Wichtigste für den Fortbestand der Menschheit. Eigentlich ein Vorgang, der bisher ganz naturwüchsig funktioniert hat.

Jetzt nicht mehr.

Woran das liegt?

Offenbar ist irgendetwas gestört in den natürlichen Abläufen. Nicht bei allen, aber bei einer wachsenden Zahl von
Menschen. Es hat mit den Hormonen zu tun, die die Fortpflanzung steuern. Störende Elemente dringen ein und

behindern den natürlichsten Prozess der Welt. Vermuten jedenfalls viele Experten bis hinauf zur Weltgesundheitsorganisation.

Und diese Störer – es sind oft die gleichen, die auch dafür sorgen, dass viele Menschen Probleme mit ihrem Gewicht bekommen und verstärkt auf ihre Figur achten müssen. Auch das ist in der Natur eigentlich nicht vorgesehen: kein Adler, kein Zebra, kein Lebewesen auf dieser Welt muss auf sein Gewicht achten. Auch das regelt sich ganz naturwüchsig, normalerweise.

Es gibt natürlich auch andere Faktoren. Beim unerfüllten Kinderwunsch könnte es auch am Alter liegen, weil ja Frauen, aber auch Männer immer älter werden, wenn sie das erste Kind kriegen. Oder es liegt am Stress. Auch der kann als Verhütungsmittel wirken – wie auch als Dickmacher.

Die Hormonstörer wären dann ein zusätzlicher Faktor, der die Probleme verschärft. Und es sind zahlreiche Stoffe, die das fein abgestimmte System durcheinanderbringen können, das die Nahrungsaufnahme steuert, die Verarbeitung der Nahrung im Körper, das Gewicht – und auch die Fortpflanzung.

Wenn in dieses Signalsystem plötzlich Störer eindringen, falsche Signale setzen, falsche Befehle erteilen, dann ist es kein Wunder, wenn plötzlich die Fortpflanzung gestört ist und zugleich die Figur leidet.

Die Störer stammen aus der Umwelt, aber auch aus der Nahrung, insbesondere der modernen Industrienahrung. Viele dieser heute weitverbreiteten Inhaltsstoffe haben das unglückselige Talent, die natürlichen Abläufe durcheinanderzubringen.

Etliche von ihnen haben interessanterweise mit dem Geschmack zu tun, der bei der modernen Nahrung aus

Supermarkt, Kantine und Tankstelle gezielt manipuliert wird. Scheint überraschend, ist aber ganz logisch: Der Geschmack ist das erste Signal, das den Körper über die Beschaffenheit der Nahrung informiert, ob sie süß ist oder salzig, ob es Früchte sind oder ein Steak – und der Körper zieht seine Konsequenzen, er muss ja Früchte anders verarbeiten als ein Steak oder eine Sahnetorte.

Der Geschmack ist das Wichtigste beim Essen – und er ist auch das zentrale Signal, das die Einverleibung der Speisen steuert. Und wenn er schon manipuliert wird, gerät das System aus der Spur. Das System, das die Figur bestimmt und die Fortpflanzung regelt.

Und manche dieser Geschmacksstoffe stören beides. Der Zucker zum Beispiel.

Aber Zucker, der ist doch völlig natürlich, wendet die Zuckerindustrie ein – deren Existenz der schlagende Beweis dafür ist, dass es Zucker in der Natur nicht gibt: Er muss erst hergestellt werden, in sogenannten Zuckerfabriken, aus Zuckerrohr oder Zuckerrübe (siehe Hans-Ulrich Grimm: *Garantiert gesundheitsgefährdend*). Und heute ist er in riesigen Mengen verfügbar. Damit hat er im Körper ganz andere Folgen als die echten Früchte der Natur.

Zucker beispielsweise kann sowohl die Manneskraft beeinträchtigen, die Fruchtbarkeit einschränken als auch als Dickmacher wirken – und zudem zu zahlreichen anderen Krankheiten führen. Natürlich nicht direkt, und nicht, wenn es nur ein Löffelchen voll ist.

Bei der westlichen Form der Ernährung ist es aber nicht nur ein Löffelchen. Bei den Deutschen beispielsweise sind es 100 Gramm am Tag. Und damit kann der Körper offenbar nicht umgehen. Das liegt eben nicht an den Kalorien, sondern an den Botschaften, die der Zucker im Körper verbreitet – wenn er isoliert verabreicht wird und dadurch beispielsweise den Blutzucker schneller in die Höhe treibt, und dazu das Zuckerverarbeitungshormon Insulin.

Das hat überraschenderweise auch Auswirkungen auf die Geschlechtsfunktionen. Insulin regt zum Beispiel bei Frauen in den Eierstöcken die Testosteronbildung an. Zu viel Testosteron ist bei Frauen natürlich unerwünscht: Sie vermännlichen sozusagen. Eine mögliche Folge ist die Entwicklung des PCO-Syndroms (Polyzystisches Ovarialsyndrom). Dabei reifen befruchtungsunfähige Eier heran.

Das bedeutet: Zu viel Insulin bedroht die Fruchtbarkeit.

Beim Mann wiederum kann Zucker den Testosteronspiegel senken. Das fand eine Forschergruppe um die irische Endokrinologin Frances J. Hayes vom St.-Vincents-Universitätskrankenhaus im irischen Dublin heraus. Sie und ihre Kollegen hatten im Jahr 2013 über eine Studie berichtet, nach der bei Männern nach einer Glukosegabe von 75 Gramm, was gut zwei Dosen Cola entspricht, der Testosteronspiegel um 25 Prozent gesunken war. Wenn also ein Mann wegen Testosteronmangels zum Arzt kommt, sollte der, bevor er zur Spritze greift, erst klären, ob der Patient nicht vorher Cola getrunken hat.

Das Thema Männlichkeit: Es scheint ein Problem von wachsender Bedeutung zu sein. Denn: »Sowohl niedrige Testosteronwerte«, meint Hayes, als auch der sogenannte Hypogonadismus träten immer häufiger auf.

Hypogonadismus, das ist, wenn es mit der Manneskraft hapert, mit dem Kinderkriegen oder auch, wenn der Penis zu klein ist. Nicht unbedingt das, was sich Männer sehnlich wünschen.

Und es ist nicht nur der Zucker in der Cola, der die Manneskraft bedroht, es ist auch die Pizza, die Zucker enthält, der Hamburger, im Ketchup beispielsweise. Genau die Sachen, die moderne junge Menschen, auch moderne junge Männer, gern zu sich nehmen.

Deshalb wundert sich der amerikanische Ökonom und Autor Arthur De Vany *(De Vany Diet),* dass bei jungen Männern keine Alarmstimmung herrscht. Denn eigentlich müssten sie sich sehr interessieren für die Phänomene, die mit ihren Lieblingsspeisen in Zusammenhang stehen.

»In den letzten Jahren«, sagt De Vany, »ist berichtet worden, dass, mysteriöserweise, die Testosteronwerte bei Männern gesunken sind. Und zugleich ist die Übergewichtsepidemie ständig in den Nachrichten gewesen.« Das sei, meint De Vany, »kein Zufall«. Beides habe mit der Nahrung zu tun: »Es überrascht mich, dass so wenige Experten den Zusammenhang erkannt haben zwischen der schlechten Ernährung der jungen Männer und den sinkenden Werten des Männlichkeitshormons bei ihnen.«

Die jungen Menschen machen sich da keine großen Sorgen. Sollten sie aber, meint De Vany. Denn: »Die moderne Ernährung verweiblicht die Männer.«

Interessanterweise seien es genau die Produkte, für die bei Sportübertragungen geworben wird: »Bei jedem essbaren Produkt, das beworben wird, hat sich herausgestellt, dass es die Produktion von Testosteron unterdrücken kann«, und dazu den Spiegel der weiblichen Geschlechtshormone, »von Östrogen bei Männern ansteigen lässt: Pizza, Bier, Hamburger, Pommes frites, Donuts und anderes Süßes, Softdrinks, die sogenannten Sportdrinks.«

Bei Amerikanern ist der Testosteronpegel seit Jahren gefallen. Auch in Dänemark wurden gesunkene Testosteronwerte festgestellt. Und bei den jüngeren Finnen war es ganz ähnlich, so eine Studie aus dem Jahr 2013.

In China nimmt die Unfruchtbarkeit bei Männern zu. Im Jahr 2013 hatte Li Zheng, Arzt an Shanghaier Renji-Krankenhaus, die größte Samenbank der Stadt durchgescannt und festgestellt, dass die Spermien immer »länger« und »hässlicher« werden.

Und es ist nicht nur der Zucker, der über das beliebte Fastfood hier wirkt. Es sind auch die chemischen Elemente in einer Welt der Kunststoffe, des Plastiks.

Die chemischen Störenfriede, die die Fortpflanzung bedrohen und die Figur, sind zahlreich, und sie sind allgegenwärtig. Sie stammen aus der Umwelt und der Nahrung, die immer häufiger mit Hilfe der Chemie produziert wird, schon auf dem Acker, mehr noch in den Fabriken, die die Supermärkte, Tankstellen und Schnellrestaurants beliefern.

Überall kommen die Menschen mit Chemikalien in Berührung. Plastiktüten, Teppichböden, Reifen, Rohre, Schläuche, die Deckel auf der Bierflasche und auf dem Babygläschen. Das Mikrowellengeschirr, die Innenbeschichtung von Konservendosen, die Verpackungen aus dem Supermarkt: Die Welt von heute ist eine Plastikwelt. Und vieles davon wirkt auf das Hormonsystem im Körper in bisher völlig unterschätztem Ausmaß.

Der Mensch hat sich über die Natur erhoben und neue Materie geschaffen. Jetzt wendet sich die neue Materie offenbar gegen die Menschen. 90 Prozent der Umweltchemikalien, schätzen Fachleute, werden über die Nahrung aufgenommen. Manche werden von den Bauern in die Welt gesprüht und landen als Giftrückstände auf der Paprika im Supermarkt. Andere gelangen in den Food-Fabriken ins Essen, als Zusatzstoff oder vielleicht auch im Verarbeitungsprozess, vom Fließband, aus Schläuchen. Manche stammen aus der Verpackung.

Die Chemikalien aus Nahrung und Umwelt wirken sozusagen wie Botenstoffe mit falscher Botschaft.

Mit natürlicher Nahrung kommt der Körper gut zurecht. Tomaten, Fleisch, Äpfel, Karotten: auch sie treten mit den körpereigenen Botenstoffen in Kontakt. Ein Blumenkohl muss im Körper ganz anders verarbeitet werden als eine Leberpastete. Auch da kommen also hormonelle Botschaften ins Spiel. Und das klappt prima.

Anders mit den hormonell wirksamen Chemikalien, den Plastikhormonen. Sie wirken als Störer – im internationalen Expertenenglisch heißen sie »endocrine disruptors«, Hormonstörer.

Wenn Plastikhormone im Essen sind, hat das nicht nur Auswirkungen auf die Fortpflanzungssysteme, sondern auch auf die Figur. Wenn so ein Störer im Spiel ist, kann es leicht passieren, dass plötzlich auch der Wanst wächst.

Solche indirekten, aber gravierenden Risiken und Nebenwirkungen der industriellen Nahrungsmittelproduktion wurden bislang wenig beachtet. Das Augenmerk richtete sich bisher auf grobe und augenfällige Gefahren: Vergiftungen, Krebsfälle, unübersehbare Schäden. Auch die Gesetze, Schadstoffvorschriften, Rückstandsprüfungen zielten bislang auf den direkten Gifteinsatz in Landwirtschaft und Nahrungsmittelproduktion.

Doch an den Missbildungen und Fortpflanzungsstörungen zeigt sich, dass viele Chemikalien viel subtiler wirken können, dass sie zunächst ganz unauffällig in die Körperfunktionen eingreifen – mitunter jedoch mit erheblichen langfristigen Auswirkungen, die erst viel später eintreten können.

Dabei werden die Stoffe, die jetzt in Verdacht geraten, auf die sanfte Art gravierende Störungen der Körperfunktion zu verursachen, weltweit in gigantischen Mengen eingesetzt: als Gifte im Acker, als Zusätze in Verpackungen, als Masthilfen im Stall. Hunderttausende von Tonnen werden allein in Europa verwendet. Zumeist ganz legal, mitunter allerdings auch verbotenerweise.

Niemand weiß genau, wie die Substanzen in ihrer Summe auf die Menschen wirken: Die Menschheit nimmt gewissermaßen an einem globalen Feldversuch teil, was mehr und mehr auch bedächtige Wissenschaftler besorgt macht, weil eben viele Substanzen im Einsatz sind, die folgenschwere Wirkungen haben können. Berichte über Missbildungen und Störungen der Sexualfunktion sind dafür erste, bedeutende Indizien.

Und die Experten der Weltgemeinschaft zeigen wachsende Besorgnis über die Folgen dieser Belastungen. »Wir leben in einer Welt, in der von Menschen gemachte Chemikalien ein Teil des täglichen Lebens geworden sind«, schreibt die Weltgesundheitsorganisation (WHO) in ihrer Untersuchung zu hormonwirksamen Chemikalien im Jahr 2012. Die führenden Experten hatten daran mitgewirkt. Zehn Jahre zuvor hatte eine Untersuchung nur »schwache Hinweise« zu einem Zusammenhang zwischen den Hormonchemikalien und schädlichen Effekten gezeigt. Jetzt sieht die WHO »wachsende Beweise« für einen Zusammenhang zwischen Hormonchemikalien und Fortpflanzungsproblemen wie Unfruchtbarkeit, Krebs, Missbildungen, auch für Einflüsse dieser Chemikalien auf Schilddrüsenfunktion, Gehirnfunktion, Übergewicht und den sogenannten Stoffwechsel, die Verarbeitung der Nahrung also.

Viele hormonbedingte Krankheiten und Störungen seien auf dem Vormarsch, konstatiert die Weltgesundheitsorganisation. Bis zu 40 Prozent der jungen Männer in manchen

Ländern haben schlechte Samenqualität, was folglich ihre
Fähigkeit reduziert, Kinder zu zeugen. Auch genitale Missbildungen hätten zugenommen. Und die Raten von hor-
monbedingten Krebsarten: Brustkrebs, Eierstockkrebs,
Prostata- und Hodenkrebs sowie Schilddrüsenkrebs. Und
schließlich auch hirnorganische Störungen inklusive Lernstörungen und Hyperaktivität (ADHS). Und natürlich
Übergewicht und Diabetes vom Typ 2, jene erworbene
Form der Zuckerkrankheit, die früher »Altersdiabetes« genannt wurde und jetzt auch schon Kinder trifft. Die seien
besonders empfindlich, schon im Mutterleib.

Um die 800 Chemikalien seien bekannt, die wie Hormone wirken könnten, bilanziert die WHO. Dazu gehören das
berühmte Bisphenol A (BPA) und die sogenannten Phthalate. Auch Gifte in der Landwirtschaft, die Pestizide, die
immer wieder als Rückstände auf Obst und Gemüse gefunden werden. Es sind Allerweltschemikalien, von denen jedes Jahr Millionen von Tonnen produziert werden.

In der deutschen Öffentlichkeit sorgen diese Stoffe vor
allem dann für Aufsehen, wenn es um die Trikots für Fußballer geht, wie im Vorfeld der Weltmeisterschaft 2014, als
Greenpeace solche Hormonchemikalien in den Leibchen
der deutschen Kicker fand. Schon im Jahr 2000 war ein
solcher Stoff gefunden worden: Tributylzinn (TBT), in den
Trikots des Fußballvereins Borussia Dortmund. Damals
war die Aufregung in den Medien erheblich. »Borussen
hormonell geschwächt«, titelte zum Beispiel die *tageszeitung*.

TBT ist offenbar ein wahres Multitalent: Es findet sich
nicht nur in Trikotagen. Es dient auch als Anti-Fouling-
Mittel bei Schiffsanstrichen, es findet sich in Fischbüchsen,
in Kartoffeln, in Pampers.

Die Substanz ist berühmt geworden, weil sich in den achtziger Jahren des 20. Jahrhunderts mancherorts bei bestimmten Meeresschnecken die Weibchen plötzlich in Männchen verwandelt hatten: ihnen waren Penisse gewachsen. Bei Barschen in hessischen Jachthäfen waren die Hoden bizarr vergrößert. Das sind so die typischen Phänomene in der Welt der Hormonchemikalien.

Anzeichen für eine Geschlechtsumwandlung gab es auch beim Forellenbarsch (*Micropterus salmoides*), der bis zu einem Meter lang wird, ergab etwa eine Studie aus dem Jahr 2014 auf der Halbinsel Delmarva an der Ostküste der USA, einer Region, in der Geflügelproduktion und Landwirtschaft dominieren.

Die ersten Hinweise auf solch mysteriöse Veränderungen waren in den neunziger Jahren gefunden worden (siehe Hans-Ulrich Grimm: *Tödliche Hamburger*). Es war auf einem Klassenausflug in freier Natur, als amerikanische Schüler plötzlich seltsame Phänomene entdeckten: missgebildete Frösche. Einigen fehlten Beine, manche hatten zu viele, andere zu viele Augen. Das war 1993, im US-Bundesstaat Minnesota.

Bald wurden ähnliche Beobachtungen auch aus anderen amerikanischen Regionen gemeldet. In jedem zweiten aller amerikanischen Bundesstaaten wurden solche Frösche gesichtet. Die US-Wissenschaftler James La Clair und Richard Levey vom Scripps Research Institute in La Jolla/Kalifornien etwa fanden bei 5000 jungen Leopardfröschen, die sie während mehrerer Jahre untersucht hatten, 400 verkrüppelte, mit missgebildeten oder fehlenden Hinterbeinen, verkürzten Zehen oder fehlenden Füßen.

Zudem mehrten sich binnen weniger Jahre auch die Beobachtungen über abweichende Körperformen bei anderen

Tieren. Sogar der majestätische Weißkopfseeadler *(Haliaee-tus leucocephalus)*, das amerikanische Wappentier, war be-troffen. Viele der Vögel im Gebiet der Großen Seen kamen plötzlich mit verformten Schnäbeln und anderen Deforma-tionen zur Welt. Im US-Bundesstaat Florida bekamen Alli-gatorenmütter kaum noch Söhne, und die Großkatzen dort, die Florida-Pumas, litten zunehmend an sogenann-tem Hodenhochstand (*Maldescensus testis*), einer Erschei-nung, die zu Unfruchtbarkeit und Krebs führen kann.

Bald zeigten sich ähnliche Phänomene auch in anderen Teilen der Welt.

In einem Fluss bei Tokio waren Karpfen mit extrem klei-nen Geschlechtsorganen gefunden worden, im Sperma von Flundern fanden sich Eier, und Meeresschnecken mit de-formierten Geschlechtsteilen wurden aus dem Meer ge-fischt.

Sogar in der Nordsee wurden seltsame Veränderungen beobachtet, und zwar bei den Weibchen aus der Gattung der Wellhornschnecken: Ihnen wuchsen plötzlich Penisse. Auch in England wurden »transsexuelle Fische« (Green-peace) beobachtet: Bei zahlreichen Fischarten verzögerte sich die Ausbildung der Hoden; männliche Forellen entwi-ckelten weibliche Körpersubstanzen (Vitellogenin), die Fo-rellenherren produzierten Eidotter-Proteine.

Die beobachteten Phänomene deuten auf Veränderungen von großer Tragweite hin: So waren jene Meeresschnecken, deren Weibchen zur Vermännlichung neigen, in manchen Küstenregionen schon bald ausgestorben, weil die verwan-delten Schneckendamen keinen Nachwuchs bekamen.

Womöglich droht auch den Menschen die »chemische Kastration«, wie die amerikanische Zoologin und Pharma-zeutin Theodora Colborn drastisch formuliert.

Denn auch bei Menschen zeigten sich bald die einschlägigen Veränderungen, etwa bei Zahl und Qualität der Spermien. Gemeinsame Ursache: Die hormonwirksamen Chemikalien aus der Umwelt und, vor allem, der Nahrung.

Bei den Meeresschnecken scheinen dies giftige Stoffe aus Schiffsanstrichen zu sein, organische Zinnverbindungen, die schon bei einem Milliardstel Gramm pro Liter Wasser die Geschlechtsumwandlung der Schneckendamen auslösen. Bei den Forellenherren, die in Großbritannien zur Geschlechtsumwandlung neigten, könnte dies auch an Hormonen gelegen haben, die aus Antibabypillen stammten und von den Menschenfrauen via Toilette in die Kläranlagen gespült wurden. Bei manchen Tieren zeigte sich, dass sie, wie viele der missgebildeten Frösche, in Gegenden lebten, in denen intensive industrielle Landwirtschaft betrieben wird, wie in Minnesota, der Kornkammer der USA.

Hormonchemikalien können auch aus Spielzeug stammen – die sogenannten Weichmacher fanden sich auch dort –, oder es können Kunststoffe in Klamotten sein oder die Sonnenschutzfilter in Sonnenmilch. Solche Chemikalien erforscht die Schweizer Toxikologin Margret Schlumpf seit langem, 2013 fand sie auch der Bund für Umwelt- und Naturschutz in Deutschland (BUND) in zahlreichen Produkten.

Wichtigste Aufnahmequelle aber ist die Nahrung.

Immer wieder berichten Behörden, Medien und Organisationen über kontaminierte Nahrungsmittel. Die öffentliche Aufregung hielt sich dabei in engen Grenzen, auch weil das wahre Ausmaß der möglichen Folgen noch nicht bekannt war.

Beispiel: Fischbüchsen. Die hatte die Zeitschrift *Öko-Test* untersuchen lassen. Dabei erwiesen sich ausnahmslos alle untersuchten Fischbüchsen als hormonell belastet: »Alle Fischgerichte enthalten das hochgiftige Tributylzinn. Die höchste Menge, 27 Mikrogramm pro Kilogramm, fanden die Wissenschaftler in *Gütefisch Zarte Heringsfilets in feiner Tomatencreme* von REWE.«

Die verdächtigen Chemikalien fanden sich sogar in Säuglingsmilchpulver und Babygläschen. Und nicht nur dort.

Bei 80 Prozent der Glaskonserven wurde bei einer Untersuchung des Chemischen und Veterinäruntersuchungsamtes Stuttgart im Jahr 2005 eine »unvertretbare Kontamination« mit Plastikhormonen gemessen. Im gleichen Jahr mussten auch in Hamburg und Nordrhein-Westfalen solche hormonverseuchten Gläser aus dem Regal geräumt werden. Auch in der Schweiz fielen derlei Gläser bei Kontrollen auf; in Dänemark mussten sie vom Markt genommen werden, weil sie die europaweit gültigen Grenzwerte um das 50- bis 60-Fache überschritten hatten.

»Exzessiv um ihre Männlichkeit besorgte Zeitgenossen sollten«, so riet schon das Nachrichtenmagazin *Der Spiegel*, »beim Öffnen von Bierflaschen den Kronkorken nur mit spitzen Fingern berühren«. Auch dort lauerten offenbar hormonaktive Weichmacher.

Die Stiftung Warentest fand im Jahr 2005 Hormonchemie auch im Käse. Etwa einen Stoff namens DEHA (Dehydroepiandrosteron): »Stark belastet« waren Leerdammer von Minimal (heute REWE) und Allgäuer Emmentaler von Real.

Immer noch »deutlich belastet« war der Leerdammer des Berliner Einzelhändlers Bolle, bei Kaiser's Schweizer Emmentaler, und Deutscher Emmentaler bei Neukauf. Die Hormonchemikalien stammten aus der Kunststofffolie, in die der Käse eingewickelt war.

Hormonstörer fanden sich auch wiederholt in Olivenöl. »Sehr hoch« fand die Stiftung Warentest (Heft 1/2006) auch die Belastung bei Walnussöl von Mazola, »sehr hoch« war sogar ein Bioöl belastet, von der Firma Bio Planète.

Bei Tengelmann fanden Testkäufer der Zeitschrift *Natur* schon im Herbst 1998 in einem Gefrierbeutel der Hausmarke A&P eine Substanz aus der Familie der sogenannten Phthalate, 125 Milligramm pro Kilogramm. In einem *Toppits Frühstücksbeutel* von Melitta fand sich eine andere hormonell wirksame, östrogenartige Chemikalie, und in einer Plastik-Milchflasche der Brandenburger Molkerei Emzett *(Unsere beste Landmilch)* waren 178 Milligramm pro Kilo von jenem Stoff namens Bisphenol A enthalten, der fast zehn Jahre später als potenzieller Dickmacher enttarnt wurde.

Als Hormonchemikalien in Babygläschen nachgewiesen wurden, und zwar bei unglaublichen 80 Prozent der Proben, versprachen die Hersteller, darunter der bayerische Babynahrungsgigant Hipp, sofortige Abhilfe – und entfernten die betreffenden Chemikalien, die aus dem Gläschendeckel stammten. Schließlich ist das System der Hormone bei einem Baby ganz besonders sensibel.

Gibt es denn nichts zu essen ohne Hormonchemie? Es kommt drauf an. Echte, natürliche Nahrung ist nicht im gleichen Maße betroffen wie die Ware aus industrieller Herstellung. Softdrinks, Schulmittagessen und Mahlzeiten, die außer Haus zubereitet werden: Das sind die wesentlichen Aufnahmequellen bei Amerikanern, so ergab eine nationale Untersuchung dort (National Health and Nutrition Examination Survey – NHANES).

Dass vor allem Industrieprodukte belastet sind, etwa mit dem Weichmacher DEHP (Diethylhexylphthalat), stellte auch das deutsche Bundesinstitut für Risikobewertung

2013 fest. »Im Vergleich zu loser, unverarbeiteter Ware wiesen fetthaltige Würzsoßen wie Mayonnaise und ölhaltige Fertigprodukte wie Gemüse und Fisch aus Gläsern und ölhaltigen Konserven in den in dieser Studie berücksichtigten Produkten wesentlich höhere DEHP-Werte auf.«

Auch Mikrowellengeschirr kann zur Belastung mit Phthalaten führen – je länger die Sachen drin sind, desto mehr, je heißer sie gemacht werden, desto mehr.

Gefährdet sind die Jüngeren. Je älter die Menschen sind, desto weniger kommen sie mit solch modernem Zeug in Kontakt – und desto weniger sind sie mit Plastikhormonen belastet.

In Deutschland, immerhin, ist die Belastung in der Summe nicht sehr beunruhigend, so das Fazit des Bundesinstituts für Risikobewertung (BfR) im Falle des Plastikhormons DEHP: »Insgesamt ist die Aufnahmemenge bei fast allen Menschen gering und es besteht daher in der Regel kein Gesundheitsrisiko.«

»In der Regel«. Aber manche seien auch höher belastet, so das Institut: »Für einen geringen Teil der Bevölkerung kann jedoch nicht ausgeschlossen werden, dass die gesundheitlich tolerierbaren Aufnahmemengen überschritten werden.« Dies ist bei etwa einem Prozent der Verbraucher der Fall, also 800 000 Menschen.

Und der Anteil könnte noch wachsen. Denn schon jetzt sind Kinder besonders betroffen, räumte das BfR ein, vor allem die Kleinsten: »Kleinkinder können im ungünstigen Fall stärker belastet sein, da sie DEHP nicht nur über die Nahrung, sondern auch über den Hausstaub am Boden und über Gegenstände aufnehmen, die sie in den Mund stecken.«

Bei einer dänischen Untersuchung überschritten von 431 Kindern 23 die Grenzwerte bei diesen Phthalaten. Diese Substanzen waren auch, nach einer Studie an Schweizer Rekruten aus dem Jahr 2011, besonders bei jenen gehäuft im Blut, bei denen schlechtere Spermaqualität nachgewiesen worden war.

Immerhin: Bei dem jungen Paar aus Bremen, das sich so sehnlich Kinder wünschte, haben sich die Mühen doch noch gelohnt, es gab Zwillinge.

Im Hamburger Kinderwunschzentrum gibt es einen Professor, der noch die kleinsten Spermienreste ausfindig machen kann. Es war dann ein bisschen aufwendig, Hormonbehandlung, Embryonentransfer. Dann endlich: Der positive Schwangerschaftstest: »Da hab ich in der Praxis rumgeschrien. Vor Freude. Weil ich es einfach nicht glauben wollte.«

Woran es bei ihnen lag?

Oliver ist Anlagenwart bei Mercedes-Benz. Er produziert mit seinen Kollegen die Sportwagen mit dem Stern, den SL, den SLK, auch die C-Klasse. »Da habe ich auch viel mit Sonderlackierungen zu tun.« Für sie muss extra die Anlage neu eingestellt werden, die Farben müssen von Hand eingemischt werden. »Weil das ein großer Konzern ist, sagen die natürlich, das sei alles optimal. Sie stellen auch Atemmasken zur Verfügung, und ich setz die natürlich auch auf.«

Doch ein Kollege von Oliver hat Blasenkrebs. »Ich denke, dass auch die Lösungsmittel was damit zu tun haben könnten. Aber das kann man nicht beweisen.«

Es sind ja auch winzigste Mengen, die da eine Rolle spielen können – bei der Fruchtbarkeit, aber auch bei den Figurveränderungen, bei denen diese Hormonchemikalien im Verdacht stehen.

»Obesogen« heißt das jetzt im internationalen Fachjargon, übersetzt etwa: übergewichtsauslösend. Obesogene Substanzen können nicht nur den Regler fürs ganz persönliche Normalgewicht verändern, wie der Thermostat an der Heizung sozusagen, der einfach höhergedreht wird. Sie können auch dazu führen, dass ganz normale Körperzellen sich in Fettzellen verwandeln. Der Mensch läuft dann mit mehr Fettzellen durchs Leben, als eigentlich vorgesehen war. Die obesogenen Stoffe können auch dazu führen, dass diese Fettzellen wohlgefüllt werden. Sie verändern das Hungergefühl, treiben einen vorzeitig zum Kühlschrank. Sie wirken in der zentralen Steuerung: im Gehirn. Dort, wo der Hunger entsteht, kann er auch gestört, manipuliert werden. Es sind Manipulationen mit verheerenden Folgen.

Manchmal kann man da sogar zuschauen.

7.
Unstillbarer Appetit
Künstliche Zutaten in industrieller Nahrung können dick machen

*Der Mann, der den Leuten ins Gehirn sehen kann /
Was uns ständig zum Essen treibt / Keiner merkt was –
alles findet im Unterbewusstsein statt / Weshalb der
Zweijährige plötzlich tiefgefrorene Fischstäbchen
verschlang / Ein Pfund Glutamat am Tag ist voll okay,
sagt der Professor / Sogar die Extra-Vitamine in den
Cornflakes sind heimliche Dickmacher*

Manchmal kann er zusehen, wie bei den Leuten sozusagen der Hunger verrutscht und die Einstellungen für das Hungergefühl verschoben werden. Auf seinem Bildschirm sieht er die Zone ganz genau, jene Stelle, an der der Hunger entsteht. Denn er kann von seinem Schreibtisch aus den Leuten direkt ins Gehirn schauen.

Professor Michael Buchfelder ist der Chef aller Hirnchirurgen hier, als Direktor der Neurochirurgischen Klinik an der Universität Erlangen. Und da ist es sehr wichtig, dass er alles im Blick hat. Es sind schließlich Operationen am Kopf, die hier durchgeführt werden, und da kann es erforderlich sein, dass er eingreifen und schnell in den Operationssaal muss.

Sein Chefzimmer ist geschmackvoll und teuer eingerichtet, ein imposanter Schreibtisch, schwarze Ledersessel, Designklassiker. An der gegenüberliegenden Wand ein riesiger

Flachbildschirm: auf dem kann er die laufenden Operationen verfolgen.

Die Universität Erlangen hat einen exzellenten Ruf bei einer bestimmten Art von Operationen, tief drin im Kopf. Meist geht es um Tumore, Geschwüre, die unkontrolliert wuchern. Wenn die dann operiert werden, kann das bei manchen Patienten sogar Auswirkungen auf die Figur haben. Manche werden dicker, andere dünner. Das liegt daran, dass im Hirn sozusagen viele Drähte zusammenlaufen. Es ist schließlich die Steuerungszentrale. Hier kommen die Botschaften und Signale aus dem Körper an, hier werden Befehle formuliert. Hier wird auch über die Figur bestimmt. In Erlangen sind sie Spezialisten für die Hormonzentrale im Gehirn, die Hirnanhangdrüse, auch Hypophyse genannt.

In OP Nummer 2 ist Dr. Jürgen Kreutzer am Werk, ein junger Oberarzt. Alles ist absolut hygienisch, keimfrei. Ein Raum mit Wänden aus Edelstahl.

Kreutzer hat sich schon umgezogen. Er trägt den typischen OP-Anzug in einem hellen Blau, einen Mundschutz, eine schwere Bleiweste – wegen der Röntgenstrahlen. Und grüne Schuhe, eine Art Birkenstock-Sandalen in Plastik.

Dr. Kreutzer zieht die sterilen Handschuhe aus Vinyl über. Vom Patienten ist nicht viel zu sehen. Er liegt unter grünem OP-Tuch, wird beatmet über Schläuche durch den Mund. Die Nase ist freigeblieben. Durch sie führt bei der Operation der Weg zum Gehirn. Der Patient hat einen Tumor, der Wachstumshormone aussendet.

Jetzt wird es dunkel. Hell von Strahlern erleuchtet ist die Nase des Tumorkranken.

Der Chirurg gibt Anweisungen: »Stanze, klein.«

Er nimmt das Instrument, führt es ein, es knirscht ein bisschen. Es sind harte Knochenbarrieren zu beseitigen auf dem Weg, der in der weichen Sphäre des Gehirns sein Ziel hat.

»Stanze groß.«

Auf dem Monitor taucht hinten ein Knochen auf. Kreutzer arbeitet sich langsam und konzentriert voran, legt die Knochensplitter in eine durchsichtige Schale rechts auf der Ablage. Ein Schlauch führt das Blut ab. Es rauscht wie beim Zahnarzt.

»Aha, direkt davor. Das ist der Türkensattel da unten.«

Der Türkensattel (*Sella turcica*), das ist jene Stelle in der sogenannten Mittleren Schädelgrube des Gehirns, in der die Hirnanhangsdrüse sitzt. Sie ist die wichtigste Hormondrüse des Körpers.

Ein Highspeed-Bohrer jault auf. 80 000 Umdrehungen pro Minute, auch das klingt wie beim Zahnarzt. Es geht jetzt an die *Dura*, die harte Hirnhaut.

»Stanze.«

Jetzt ist der Tumor zu sehen. Bildschirmfüllend, weißlich, weich.

Ein »endokrinologisch aktiver« Tumor. Was das bedeutet? »Der Tumor produziert Wachstumshormone«, sagt Kreutzer. »Wenn nicht operiert wird, werden die Hände und Füße immer größer, am Kopf und im Gesicht wachsen dem Patienten Wülste und die Zunge passt nicht einmal mehr richtig in den Mund.« Akromegalie heißt die Krankheit. »Leider wachsen auch die Organe, vor allem das Herz wird größer, und damit sinkt die Lebenserwartung des Patienten.«

Ein Vermummter tritt hinzu. Es ist der Chef, Professor Buchfelder. »Ich hab ihnen zug'schaut«, sagt er mit leichtem bayerischem Akzent: »Ging ganz gut.«

Die letzte Phase kann beginnen: »Jetzt können wir«, sagt der Chef. »Jetzt schneiden wir da rein.«

Ganze 12 Millimeter breit und 12 Millimeter hoch ist das Loch. Da quillt schon der Tumor raus. Jetzt greift der Chef zum Instrument: »Ringkürette.«

Professor Buchfelder nimmt ein edelstählernes Werkzeug, das aussieht wie ein kleiner Ring von fünf Millimetern Durchmesser an einem bleistiftartigen, 20 Zentimeter langen Stiel, und fummelt den Tumor heraus.

Es ist 11.57 Uhr. Der Tumor, der aussieht wie eine zerlegte weißlich-rosarote Krabbe, liegt in einem durchsichtigen Schälchen. Jetzt ist er unschädlich. Jetzt kann er keine Hormone mehr verschicken.

Immer wieder, erzählt Buchfelder, hätten Krankheiten im Gehirn oder auch die dadurch nötigen Operationen überraschende Konsequenzen für die Figur der Patienten: »Die können plötzlich ihr Gewicht nicht mehr kontrollieren.«

Das sogenannte hypothalamische Lipom zum Beispiel, ebenfalls ein Tumor im Gehirn: »Wenn der entfernt wird, kann es vorkommen, dass die Betroffenen auf einmal ganz dünn werden.« Oder eine Krankheit namens Morbus Cushing: Sie führt dazu, dass zu viele Stresshormone produziert werden und in der Folge unversehens der Bauch wächst.

Er hatte mal eine Patientin, erzählt Professor Buchfelder, eine Zahnärztin, die sei nach der Operation immer dicker geworden. Ihr Regulationssystem für Nahrungsaufnahme und Gewicht war plötzlich entgleist: »Die war sehr hübsch, für die war das ziemlich schlimm, dass sie auf einmal so dick geworden ist.«

Der Tumor war bei ihr genau an der Stelle gewachsen, wo der sogenannte Hypothalamus sitzt, der wichtigste Teil des Gehirns, die »Steuerungszentrale der Existenz«, wie Buchfelder sagt. Von hier aus werden die gesamten inneren

Körperfunktionen gesteuert, Herzschlag und Muskelan-
spannung, Sexualität und Fortpflanzung – und die Nahrungsaufnahme: Hier entstehen sozusagen Appetit,
Hunger, Sättigung. Wenn an dieser Stelle der Krebs wei-
terwuchert und auch wenn er entfernt wird, können
manche Patienten ihren Essdrang überhaupt nicht mehr
steuern.

Doch es muss nicht immer das Messer sein, der große
Schnitt, der die Einstellungen für die Nahrungsaufnahme
verändert. Es kann auch das Essen sein, das im Gehirn die
Verschaltungen verändert. Falsche Signale sendet. Denn im
Gehirn laufen die Informationen zusammen. Im Hirn fin-
det die Bestandsaufnahme über die Versorgungslage statt.
Und das Gehirn erteilt auch die Befehle, wann es Zeit zum
Essen ist – und wann wieder Schluss sein sollte.

Es sind die elementarsten Vorgänge. Schließlich ist es
überlebensnotwendig, dass der Mensch rechtzeitig zu essen
anfängt, bevor er verhungert – und wieder aufhört, bevor er
platzt.

Das Gehirn ist für die ganz großen Themen im Leben
zuständig. Und der Hunger ist eines der größten: »Kaum
eine Aufgabe, die vom Gehirn ausgeführt wird, ist von größerer Bedeutung für das Überleben, als uns wohlgenährt zu
erhalten«, sagt Christian Broberger von der Abteilung für
Neurowissenschaften am Karolinska Institut in Stockholm.

Das Gehirn benötigt unzählige Informationen, Bedarfsmeldungen aus allen Körpergegenden. Dann wird berech-
net, was gegessen werden muss; das Gehirn sendet ein
Hungersignal aus, es wächst der Appetit auf einen Schwei-
nebraten oder einen Veggie-Burger. Es ist ein ziemlich
komplizierter Prozess, der vom Gehirn gesteuert wird – sozusagen hinter dem Rücken der Esser. Völlig im Unter-

bewusstsein. Gefährlich kann es werden, wenn das System gestört wird. Das merkt lange niemand. Eben weil ja alles unterbewusst stattfindet.

Wenn zum Beispiel falsche Signale gesendet werden, dann kann das zur Katastrophe führen. Wie bei einem Zug. So ein Signal transportiert nicht nur eine abstrakte Botschaft, sondern hat ganz konkrete Auswirkungen.

Wenn das Signal »Essen!« kommt, ist das sehr sinnvoll, falls die Depots im Körper sich leeren und eine Versorgungskrise droht. Falls aber die Depots prall gefüllt sind, dann ist es ein falsches Signal, das dazu führt, dass der Mensch mehr isst, als er braucht.

Wenn zum Beispiel das Signal »Wachsen!« kommt, dann ist das sehr sinnvoll, solange das Kind noch klein ist oder wenn es später um das Wachstum der Haare oder Fingernägel geht. Wenn das Wachstumssignal aber an der falschen Stelle und zur falschen Zeit kommt, kann auch der Bauch wachsen. Oder der Krebs.

Es ist ein spannungsreiches Geschehen, bei dem alles fein ausbalanciert werden muss. Auch bei jenen Signalen, die die Menschen zum Essen treiben – und anzeigen, wenn es Zeit ist, wieder aufzuhören.

Ein komplexer Vorgang. Der zeigt: Es ist ein ziemlicher Unsinn, wenn bei der Frage nach den überflüssigen Pfunden, bei dem ewigen Kampf ums Abnehmen immer von den Kalorien die Rede ist. Es kommt nicht auf die Kalorien an. Beim Essen geht es um mehr als um den bloßen Brennwert.

Viele Produkte der Nahrungsindustrie führen dazu, dass man in der Folge mehr zunimmt als mit anderen Produkten, die gleich viele Kalorien haben. Zahlreiche Produkte verändern die Nahrungsaufnahme. Sie führen dazu, dass man mehr Hunger hat, obwohl der Körper schon gut versorgt ist. Sie verlegen den »Set Point« für das persönliche Normalgewicht – schieben den Regler einfach nach oben. Sie führen dazu, dass mehr Fett eingelagert wird. Und das alles völlig unbemerkt. Sie verändern sozusagen die »Software«, die Grundeinstellungen. Und die »Hardware«, der Körper, sieht hinterher auch ganz anders aus, als das ursprünglich mal vorgesehen war, von den Genen beispielsweise, die uns die Vorfahren vererbt haben.

Auch Forscher wie der Lübecker Professor Achim Peters *(Das egoistische Gehirn)*, der ja den Stress als Auslöser des Übergewichts ansieht, betrachten eine bestimmte Art von Nahrung als eine besondere Art von Stress, mit schweren Folgen für den Organismus: »Auch durch die Nahrung selbst können Fehlprogrammierungen des Energiestoffwechsels hervorgerufen werden«, so Peters. Denn die Nahrung bestehe nicht nur aus so etwas wie Fett und Kohlenhydraten, sondern »auch aus wichtigen Botschaften für das Gehirn«.

Industrielle Aromen beispielsweise senden falsche Signale aus. Sie tun so, als ob da Erdbeeren wären, in einem »Fruchtjoghurt« zum Beispiel. Es schmeckt ja nach Erdbeeren. Dabei sind es bloß ein paar chemische Substanzen, die Geschmack vorspiegeln, ohne jeden Nährwert. Für den Körper ist das ein großer Unterschied: Er braucht ja die Substanzen, die Nährstoffe, um sich zu regenerieren, um die ganzen 60, 70, 80 Kilo immer wieder zu erneuern, die ein Mensch so wiegt. Wenn der Mensch aber nach den Inhaltsstoffen von Erdbeeren begehrt, weil er die gerade benötigt – und dann kommen bloß ein paar Milliardstel Gramm Aroma, dann isst er und isst und bekommt doch nicht das, was er braucht – hat aber am Ende zu viele Kilos auf die Rippen.

So führen die industriellen Aromen zu Übergewicht – was sogar der zuständige Lobbyverband einst eingeräumt hat (siehe Hans-Ulrich Grimm: *Die Suppe lügt*).

Solche industriellen Aromen sind alltäglich in der Welt der Supermarktnahrung: Das beginnt morgens beim *Kaba* für die Kinder oder dem Jacobs *Schoko Cappuccino*. Oder Müllers *Joghurt mit der Knusperecke Schokomüsli*. Es geht mittags weiter mit Pfannis *Bauernfrühstück*, Maggis *La Pasta Penne Tomate-Mozzarella* oder der 5-*Minuten-Terrine Asia* – alles Aroma. Und so geht es quer durch die Regale: Die *Knack & Back Croissants* zum Aufbacken, der *Ice-Tea* von Unilevers Tochter Lipton. Die simple Vollmilchschokolade von Lindt, das *Bircher Müsli* von Emmi, das Eis sowieso, etwa *Extreme* von Nestlé Frisco. In Österreich die *Echten Salzburger Mozartkugeln* von Mirabell oder die Waffeln von Manner: Überall Geschmacksillusionen aus den Laboren der Lebensmittelkonzerne.

Hirnforscher Peters sieht diese zugesetzten Aromen als schwerwiegende Falschinformationen für die Steuerungszentrale im Gehirn: »Ein Apfel enthält nicht nur Zucker, er ist auch rot, duftet, schmeckt süß und unverwechselbar aromatisch. Diese Informationen ermöglichen es dem Gehirn, ihn nicht nur als genießbare Frucht zu erkennen oder wiederzuerkennen, sondern auch beim Verzehr die Stoffwechselprozesse in Gang zu setzen, die eine optimale Verwertung ermöglichen.«

Denn wenn das Wasser im Munde zusammenläuft, dann ist das ein Zeichen dafür, dass der Körper seine Verarbeitungsmaschinerie in Gang setzt – gesteuert vom Geschmack: »Der Verdauungsapparat stellt sich auf eine Obstmahlzeit anders ein als auf ein Fleischgericht, und er verlässt sich dabei auf die Informationen der Geschmacksnerven.«

Und wenn dann nur chemische Geschmacksillusionen kommen?

»Derartige Falschsignale«, sagt Peters, »kann man mit Trojanern vergleichen, die die Festplatte eines Computers kapern: Sie verändern die Software, ohne dass dies zunächst auffällt. Falschsignale sind Trojaner der Ernährung: Sie programmieren den Körper um, ohne dass uns dies bewusst wird.«

Es ist ein komplexes Programm, das abläuft, so selbstverständlich, dass niemand etwas merkt. Wahrgenommen werden nur der Hunger und das Gefühl der Sattheit. Doch drumherum ist eine ganze Armada von Boten tätig, die die Informationen aus den verschiedenen Körperregionen zusammentragen, bevor dann im Gehirn die Lagebeurteilung stattfindet und die Entscheidung gefällt wird: essen oder nicht essen.

Aus dem Bauch kommt dann zum Beispiel ein vernehmliches Knurren. Dort, im Magen-Darm-Trakt, wird die Anregung formuliert, dass es langsam wieder Zeit wird für ein Wurstbrot oder einen Apfel oder den Gang zur Veggie-Dönerbude: Mit wachsendem Abstand zur letzten Nahrungsaufnahme sendet der Magen ein Hungersignal ans Gehirn, ein Guten-Appetit-Hormon namens Ghrelin, ein sogenanntes Peptidhormon. Ghrelin aktiviert einen anderen Botenstoff namens Neuropeptid Y, der bei der Hungerentstehung mitwirkt. Die Informationen laufen zusammen in jener Zone des Gehirns, die Chirurg Buchfelder die »Steuerungszentrale der Existenz« nennt und die *Süddeutsche Zeitung* die »Tankuhr im Hirn«. Es ist der Hypothalamus, mandelgroß, ganz innendrin im Schädel. Er koordiniert das Geschehen. Und sorgt dafür, dass die Abläufe stimmen. Er registriert, wenn das Hungersignal ausgeschaltet wird und die Ghrelin-Konzentration nach dem Essen wieder sinkt. Dieser Mechanismus kann aber gestört und beeinflusst werden. Dann kommt der ganze komplizierte Prozess der Nahrungsaufnahme und Weiterverarbeitung aus der Spur.

Was passiert, wenn das System gestört ist, zeigte sich in Großbritannien, bei zwei Kindern, die sich dauerhaft so benahmen, als ob sie am Verhungern wären. Dabei waren sie schon ziemlich gut beieinander: Der Junge wog mit seinen zwei Jahren schon 31 Kilo, das Mädchen mit neun Jahren üppige 94 Kilo. In der britischen Cambridge-Universität wurden die beiden untersucht von dem Leiter der Abteilung Klinische Biochemie, Stephen O'Rahilly, und seiner Kollegin Sadaf Farooqi.

Bei ihrer Geburt wogen beide Kinder gleich viel, alles war im normalen Bereich. Aber ab vier Monaten entwickelten sie einen unstillbaren Appetit und konnten überhaupt nicht mehr an sich halten, berichteten die Forscher. Es ging, sagt Frau Farooqi, »weit über Völlerei hinaus«. Die Kinder verschlangen Lebensmittel aus dem Müll, tiefgefrorene Fischstäbchen direkt aus der Kühltruhe und brachen verriegelte Schränke auf, um an Essbares zu kommen.

Frau Farooqi hatte eine Idee: Vielleicht stimmt ja etwas mit den Signalen nicht, die den Hunger steuern. Sie hatte vor allem eine Substanz im Verdacht, die erst ein paar Jahre zuvor entdeckt wurde: Leptin, der körpereigene Vorratsmelder. Er teilt dem Gehirn mit, wie es um die Versorgungslage bestellt ist.

Wenn genug Leptin da ist, ist das Gehirn zufrieden. Kein Handlungsbedarf, kein Gang zum Kühlschrank nötig. Wenn aber der Leptinspiegel sinkt, ist Essen angesagt.

Bei den beiden Kindern lag der Leptinspiegel bei null. Das bedeutet: Höchster Alarmzustand im Gehirn. Keinerlei

Vorräte mehr da. Akutes Verhungern droht. Kein Wunder, dass das Gehirn die beiden in dieser Lage sogar zum Mülleimer geschickt hat, um nur irgendetwas Essbares zu finden. Mit Leptin-Gaben gelang es, die Kinder auf Normalmaß schrumpfen zu lassen. Sie waren immer dicker geworden, weil dem Gehirn ein völlig falsches Bild von der Lage vermittelt wurde.

Wenn im Gehirn nicht die beruhigenden Botschaften des Leptins ankommen, steigt dort die Nervosität: »Auf das Gehirn wirkt das, als würden wir verhungern. Es zieht die Notbremse«, sagt der amerikanische Molekulargenetiker Jeffrey Friedman. Er ist der gefeierte Entdecker des Leptins.

Im Jahr 1994 hat er den Stoff erstmals entschlüsselt, zusammen mit seiner Forschergruppe von der New Yorker Rockefeller-Universität. Leptin ist das berühmteste der neuen Gewichtshormone. Der Name kommt von griechisch »leptos«, was »dünn« bedeutet. Ein schöner Name, der auch schon auf die Aufgabe hindeutet, die die Entdecker der neuen Substanz zugedacht hatten: Sie sollte der Wirkstoff werden in einer neuen Pille gegen den Speck. Eine Blockbuster-Pille, wie sie in der Pharmabranche sagen.

Die Hoffnungen waren zunächst nicht ganz unbegründet. Denn die ersten Untersuchungen ergaben: Leptin ist ein Signalstoff, der das Gehirn über Energiereserven im Fettgewebe informiert. Es gelangt ins Blut, und weil es in der Lage ist, die Blut-Hirn-Schranke zu überwinden, gelangt es auch in den Hypothalamus. Dort bremst es erst mal den Botenstoff Neuropeptid Y, der die Nahrungsaufnahme anregt. Dazu gibt es ja keinen Grund, wenn die Versorgung gesichert ist.

Wenn der Leptinspiegel aber manipuliert wird, gibt das

Gehirn den Befehl zum Essen, obwohl es gar keinen Bedarf gibt. Ergebnis: Der Mensch wird zu dick.

Die Nahrungsindustrie mischt nun genau solche Zusätze ins Essen, die den Leptinausstoß bremsen. Und dafür sorgen, dass Hunger aufkommt, obwohl die Depots im Körper eigentlich gut gefüllt sind.

Zum Beispiel Glutamat, der umstrittene Geschmacksverstärker. Auf den ersten Blick ein harmloses weißes Pulver. Es hat aber auch im Körper eine überaus wichtige Aufgabe: Es ist als Botenstoff unterwegs, auch im Gehirn, und dort ausgerechnet in der Steuerungszentrale, dem Hypothalamus. Dort sind Rezeptoren angebracht für diesen Botenstoff. Und diese Glutamatrezeptoren, sagt Christian Broberger vom Karolinska Institut, »regen zum Essen an«. Doch Glutamat hat erstaunlicherweise im Vergleich zu Leptin, Ghrelin & Co. »weniger Aufmerksamkeit erfahren«, so sein Institutskollege Meister in einem Aufsatz im Fachblatt *Physiology & Behavior*.

Dabei ist Glutamat eigentlich ein kaum zu übersehender Stoff: Die Supermärkte sind voll davon. Tütensuppen, Würste, Chips – die Welt der Industrienahrung ist eine geschmacksverstärkte Zone. Das weiße Pulver ist in vielen salzigen und würzigen Sachen im Supermarkt enthalten: in der *Champignoncreme Suppe* und in der *Hühner Kraftbouillon* von Knorr, im *Paprikagulasch mit Erbsen & Möhren und Kartoffelpüree* von Erasco, auch in der *Rinds-Bouillon* von Maggi und der 5-*Minuten-Terrine Broccoli Nudeltopf*. Es ist in vielen Schinken drin und in der Wurst, auch beim Metzger an der Ecke. Und in Knabbersachen wie den *Chipsletten* von Lorenz und in manchen Chips von Chio, für die einmal der sinnige Slogan im Fernsehen warb: »Würze auf eigene Gefahr«.

Glutamat ist eigentlich etwas ganz Natürliches, in vielen echten Lebensmitteln auch enthalten, etwa in Parmesan, Tomaten, ja sogar in der Muttermilch. Doch die Glutamatdosis nimmt weltweit zu. Denn in der Nahrungsindustrie ist Glutamat einer der wichtigsten Zusätze. Die eingesetzte Menge hat sich seit den siebziger Jahren vervielfacht, von 262 000 Tonnen auf 2,5 Millionen Tonnen weltweit.

Schon länger hatten Forscher auf die appetitstimulierende Wirkung des sogenannten Geschmacksverstärkers hingewiesen. Französische Wissenschaftler etwa fanden heraus, dass eine Fleischpastete in größeren Mengen verzehrt wird, wenn sie Glutamat enthält. Die Versuchspersonen essen schneller, kauen weniger, machen kürzere Pausen zwischen den Bissen.

Spanische Wissenschaftler hatten sich im Jahr 2005 mit der Rolle von Glutamat bei der Nahrungsaufnahme beschäftigt – und dem Stoff eine derart wichtige Rolle bei der Steuerung der hormonellen Aktivitäten zur Nahrungsaufnahme zugedacht, dass sie sogar eine völlig »neue Theorie für die Übergewichtsepidemie« für nötig halten. Sie hatten festgestellt, dass die Substanz diverse Verletzungen in wichtigen Hirnregionen hervorrufen kann: So war bei den Versuchstieren eine der Zonen für die Steuerung der Appetitfunktionen, der sogenannte *arcuatus Nucleus* völlig zerstört. Und Glutamat hatte auch Auswirkungen auf die Tätigkeit der prominenten Appetithormone: Der Leptinwert zum Beispiel war deutlich gesunken. Die Folge: Das Gehirn erhält falsche Informationen über die Versorgungslage im Körper. Es fordert Nachschub an, auch wenn die Depots proppenvoll sind.

Kein Wunder, dass dies eine »signifikante Erhöhung der Nahrungsaufnahme« nach sich zieht. Sogar Chinesen, die bislang als glutamatresistent galten, werden damit dicker,

wie eine Ende 2008 veröffentlichte Untersuchung amerikanischer und chinesischer Wissenschaftler an 752 chinesischen Dorfbewohnern ergab, die sogenannte Intermap-
Studie: Die Glutamatesser unter den Dorfbewohnern waren
deutlich korpulenter als die anderen.

Auch der Kieler Professor Michael Hermanussen hat
über den Geschmacksverstärker geforscht und festgestellt:
»Der Zusatz von Glutamat kann zu Gefräßigkeit führen.«
Bei seiner Untersuchung, die in der Wissenschaftszeitschrift
European Journal of Clinical Nutrition erschienen ist, zeigten die Versuchstiere ein deutlich verändertes Fressverhal-
ten: Unter Glutamateinfluss fraßen sie fast doppelt so viel
wie ohne Glutamat.

Dass der Geschmacksverstärker die Körperform verändern kann, fand der amerikanische Neurowissenschaftler
John Olney heraus, Professor für Neuropsychopharmakolo-
gie an der Washington University in St. Louis im US-Bundesstaat Missouri. Er fütterte Nager zu Versuchszwecken
mit Glutamat – und stellte zu seiner großen Überraschung
fest, dass sie durch die Glutamatdiät in »grotesker Weise«
übergewichtig wurden. Olney hatte schon 1969 entdeckt,
dass Glutamat bei Mäusen zu Hirnschäden führen kann.
Seine Erkenntnisse führten dazu, dass in den USA Glutamat
in Babynahrung verboten wurde.

Manche Versuchstiere wurden unter Glutamateinfluss »in
plumper Weise übergewichtig« und hatten sogar »Schwie-
rigkeiten mit der Vermehrung«, so der amerikanische Glut-
amatkritiker Russel L. Blaylock. John Olney zog aus den
Glutamateffekten, die er in seinen Studien beobachtete, seine Schlüsse: »Die beobachteten Zusammenhänge zwischen
der Glutamatbehandlung und den manifesten Symptomen
wie verkrüppeltem Skelett, Übergewicht und Sterilität bei

den Weibchen« legten eine »komplexe hormonelle Störung nahe«.

Es sind die typischen Folgen der Hormonstörer: für die Figur – aber auch für die Fruchtbarkeit.

Offiziell gilt Glutamat als harmlos, sogar in größeren Mengen. Die Unbedenklichkeitserklärungen etwa der Deutschen Gesellschaft für Ernährung (DGE), der maßgeblichen Instanz in der Bundesrepublik Deutschland in Sachen Essen und Trinken, stützen sich auf ein Papier des Hohenheimer Professors Hans Konrad Biesalski zum »Hohenheimer Konsensusgespräch« über Glutamat. Sponsor dafür war der Europäische Verband der Glutamatindustrie (siehe Hans-Ulrich Grimm: *Die Ernährungslüge*).

Ein späteres Update, erschienen in der Fachzeitschrift *European Journal of Clinical Nutrition*, erklärte sogar eine Tagesdosis von 6000 Milligramm pro Kilo Körpergewicht für unbedenklich, was bei einem Menschen mit 75 Kilo einer täglichen Ration von 450 Gramm Glutamat entspricht – eine aberwitzige Dosis und hochgefährlich, sagen Kritiker wie Hermanussen. Er aber war zum »Konsensusgespräch« nicht eingeladen.

Zunächst hatte die Professorenrunde gar eine Dosis von 16 000 Milligramm Glutamat pro Kilogramm Körpergewicht (oder 1,2 Kilo Glutamat pro Tag für den 75-Kilo-Menschen) für unbedenklich erklärt – aus Versehen. Da habe sich leider »ein Fehler eingeschlichen«, den alle Mitautoren »abgesegnet« und auch »die unabhängigen Begutachter« des renommierten Fachjournals »nicht bemerkt« hätten, entschuldigte sich der Sprecher der Runde, der Bonner Professor Peter Stehle. Stehle ist auch nicht irgendwer: Er war damals Präsident der Deutschen Gesellschaft für Ernährung (DGE), der zuständigen Fachgesellschaft, die auch die Bundesregierung in Fragen der Ernährung und natürlich auch des Übergewichts berät.

Trotz aller Unbedenklichkeitsbekundungen der mitunter offenbar etwas desorientierten Fachleute ist Glutamat aber etwas in Verruf geraten und wird zunehmend ersetzt durch eine Substanz, die noch unbedenklicher sein soll: Hefeextrakt.

Hefeextrakt ist auf seine gesundheitliche Wirkung nie untersucht worden – er gilt als »Lebensmittel« (siehe Hans-Ulrich Grimm: *Die Suppe lügt)*. Hefeextrakt enthält ebenfalls Glutamat, von Natur aus – und wirkt offenbar ebenfalls als Dickmacher, jedenfalls bei Schweinen: So ergab eine brasilianische Studie aus dem Jahr 2012, dass kleine Ferkelchen mehr fraßen, wenn Hefeextrakt im Futter war (647 Gramm am Tag gegenüber 594), und auch mehr an Gewicht zulegten (519 Gramm gegenüber 486). Auf der Gran-Paraiso-Schweinefarm war das, in Patos de Minas im brasilianischen Bundesstaat Minas Gerais, 800 Kilometer nördlich von Rio de Janeiro. Die Forscher erklärten die Steigerung durch veränderte Bedingungen im Verdauungstrakt und mithin geänderte Nährstoffaufnahme durch physiologisch wirksame Geschmacksstoffe im Hefeextrakt (die sogenannten Nukleotide).

Auch der wichtigste aller industriell produzierten Geschmacksstoffe manipuliert die Mechanismen der Nahrungsaufnahme: der Zucker. Er treibt den Blutzuckerspiegel in die Höhe und damit das »Masthormon« Insulin. Das wiederum blockiert den Ausstoß von Leptin, dem »Schlankheitshormon«. Dadurch tritt kein Sättigungsgefühl ein – und der Esser isst einfach weiter.

Zucker hat mithin erhebliche hormonelle Fernwirkungen – jenseits der Kalorien, von denen das weiße Pulver tatsächlich weniger hat (nur vier Kalorien pro Gramm) als Fett (neun Kalorien pro Gramm).

Robert Lustig, der US-Zuckerkritiker, nennt Zucker daher ein »Gift an sich«. Denn beim Hunger geht es um die Botschaften der Nahrung, nicht um ihren Brennwert.

Ähnlich ist es beim Fruchtzucker Fruktose, der nach neuen Erkenntnissen bekanntlich ebenfalls dick macht, indem er die hormonellen Steuerungsabläufe im Körper stört. Fruktose ist nicht nur im normalen Haushaltszucker enthalten, genau zur Hälfte, sie ist auch enthalten, wenn auf dem Etikett steht: »Glukosesirup«. Oder »Invertzucker«, auch »Invertzuckersirup«, »Oligosaccharide« sowie »Oligofruktose«. Und in jenem industriellen Süßungsmittel, das als »Glukose-Fruktose-Sirup« bezeichnet wird oder als »Fruktose-Glukose-Sirup«, je nachdem, ob mehr Glukose oder Fruktose drin ist. Das ist beispielsweise in Kölln *Müsli Knusper Klassik* enthalten. Oder im Kühne *Rotkohl Das Original*. In Kellogg's *Müslix Classic*. Und in den berühmten Haribo *Goldbären*.

Dieser Industriesirup ist in den USA besonders in Verruf geraten. Dort ist er unter dem Kürzel HFCS (High Fructose Corn Sirup, zu Deutsch »stark fruktosehaltiger Maissirup«) massenwirksam, da in Softdrinks enthalten (siehe Hans-Ulrich Grimm: *Garantiert gesundheitsgefährdend*).

Dass Fruktose als Dickmacher wirkt, und zwar unabhängig von den Kalorien, hatten schon Wissenschaftler vom Deutschen Institut für Ernährungsforschung in Potsdam-Rehbrücke herausgefunden: Bei ihren Versuchsmäusen hatten die Fruktosetrinker doppelt so viel zugenommen wie die anderen – was aber »nicht auf eine gesteigerte Kalorienaufnahme zurückzuführen« war, wie die Forscher feststellten.

Woran lag es dann?

An den Effekten der Fruktose im Körper. Sie wirkt auf verschiedene Hormone – und drosselt unter anderem den Ausstoß des Sättigungshormons Leptin. Das ergab eine Gemeinschaftsarbeit verschiedener amerikanischer Forschungseinrichtungen, die im Fachblatt *Journal of Clinical Endocrinology and Metabolism* veröffentlicht wurde. Studienleiterin Karen Teff von der Universität von Pennsylvania in Philadelphia beobachtete mit ihrem Team die Wirkung eines mit Fruktose gesüßten Getränks, zur Mahlzeit getrunken, auf 17 übergewichtige Frauen und Männer. Sie bekamen, zu einer jeweils exakt gleichen Mahlzeit, einmal einen Fruktosedrink, ein anderes Mal ein mit Glukose, also Traubenzucker, gesüßtes Getränk. Wenn die Testpersonen zur Mahlzeit Fruchtzucker tranken, schüttete ihr Körper deutlich weniger vom Sättigungshormon Leptin aus als nach dem Traubenzuckerdrink.

Außerdem führt Fruktose zu anhaltendem Hunger, indem es den Level des Botenstoffs Ghrelin künstlich hoch hält. Das Guten-Appetit-Hormon sollte ja während des Essens langsam sinken und nach der Mahlzeit den Essbefehl ganz ausklingen lassen. Doch unter Fruktose bleibt Ghrelin weiter aktiv. Das beobachtete Teff in einer Untersuchung an jungen Frauen. Gerade die figurbewussten unter ihnen entwickelten an Tagen mit einer Extraportion Fruktose folgerichtig mehr Hunger.

Dass der Körper seine hormonelle Appetitbremse ausschaltet, ist beim Fruchtzucker durchaus sinnvoll: Früchte gab es früher nur im Sommer. Wenn dann also Früchte an den Bäumen hingen, war es sinnvoll, zuzugreifen – ohne Bremse, ohne Stoppsignal, die Früchte-Freude währte ja ohnehin nur kurz (siehe Hans-Ulrich Grimm: *Garantiert gesundheitsgefährdend*). Und den überschüssigen Zucker, den kann der Körper einlagern für schlechtere Zeiten. Er kann ihn einfach in Fett verwandeln und später, bei Bedarf, wieder zurückverwandeln in Zucker. Heute wird ihm diese elegante Form der Vorratswirtschaft zum Verhängnis: Wenn viel Fruktose in der Nahrung ist, führt das zu dem gefürchteten Fett im Bauchraum (viszerales Fett) und zusätzlich zur sogenannten Leptin-Resistenz im Hypothalamus: Das Gehirn wird sozusagen taub für die Sättigungssignale – und lässt immer weiter futtern, obwohl die Vorratskammern prall gefüllt sind. Das ergab eine Studie, die im Jahr 2014 im Fachorgan *Journal of Nutritional Biochemistry* veröffentlicht wurde.

Wer nun aber hofft, mit Süßstoffen seine Figur zu schonen, ist, hormonell betrachtet, leider ebenfalls auf dem Holzweg.

Bei den Süßstoffen, die ja eigentlich kalorienfreien Ersatz liefern sollten, führt der hormonelle Effekt exakt zum Gegenteil dessen, was gewünscht ist. Denn es geht auch hier nicht um die Kalorien, sondern um die Botschaften – irreführende Botschaften: »Süßstoffe sind einer der am häufigsten vorkommenden falschen Informationsträger in Lebensmitteln«, sagt der Lübecker Hormonforscher Achim Peters. Süß, das steht für Zucker, für den Energieträger Glukose. Der kommt aber nicht: Es ist ja Süßstoff, und der schmeckt bloß süß, und das verwirrt, so Peters, das Gehirn.

»Wer zum Beispiel eine Light-Limonade trinkt, kündigt seinem Gehirn über den süßen Geschmack einen Glukoseschub an, der allerdings nicht im Blut ankommt. Das Gehirn reagiert verwirrt. Es kann das süße Falschsignal nicht deuten. Woher soll es auch wissen, dass uralte Erkenntnisse über den Geschmack energiehaltiger Lebensmittel von

findigen Nahrungsmittelchemikern (Food-Designern) auf
den Kopf gestellt wurden?«

Statt Energiekalorien kommen: null Kalorien. Und so
können dann sogar null Komma null Kalorien dick machen.
Weil es nicht um den Brennwert geht, den die kalorienlose
Süße ja nicht hat, sondern um die Botschaft, die sie verbreitet, genauer: die Lüge, die sie ans Gehirn schickt.

Wer einmal lügt, dem glaubt man nicht. Die Folge, so
Peters: »Nach wiederholten Täuschungen ruft also das Ge-
hirn – trotz süß schmeckenden Light-Getränkes – einen
Notstand aus.« Und der Befehl lautet: »Wir brauchen mehr
Nahrung.«

Viele andere Chemikalien in der industriellen Nahrung,
die Zusatzstoffe mit den E-Nummern, tragen ihrerseits zur
Signalkonfusion im Körper bei – und lösen weitere Hunger-
befehle aus.

Zusatzstoffe wie Natriumsulfit (E 221), Natriumbenzoat
(E 211) und Kurkumin (E 100) verhindern den Leptin-
ausstoß. Das ergab 2012 eine Studie von Medizinern der
Universität Innsbruck. Folge: wieder unnötiger Hunger.
Und: Übergewicht. Die »abgesenkten Leptinlevel während
des Konsums von Lebensmittel-Zusatzstoffen könnten den
Spiegel des zirkulierenden Leptins im Zentralen Nervensys-
tem absenken und so zu einer übergewichtserzeugenden
Umgebung beitragen«, folgerten die österreichischen For-
scher.

Zucker, Süßstoffe, Zusatzstoffe: Es sind offenbar die na-
turfernen Beigaben, die den Körper aus dem Konzept bringen. Während die Kommunikation mit den Inhaltsstoffen
der echten Nahrung, evolutionär eingeübt seit Jahrtausenden, problemlos klappt, hakt es bei den industriell produzierten Ingredienzien.

Hinzu kommen neue Nahrungsbestandteile, die aus der Verpackung stammen, aus der Umwelt, aus den Agrargiften. Sie wirken auf den Körper wie Hormone. Auch sie können das Sättigungs- und das Sexualsystem erheblich stören. Mit Folgen für die Figur, aber auch fürs Kinderkriegen.

Vielleicht gehören diese allgegenwärtigen Chemikalien zu jenen geheimen Mächten, die die Menschen gegen ihren Willen zum Essen treiben, an die Pommesbude, zur Chipstüte oder nachts an den Kühlschrank. Vielleicht ist es diese Umprogrammierung der körpereigenen Regelkreise, die zum »Moppel-Ich« führt, dem verhassten zweiten Ich der Autorin Susanne Fröhlich, das sie immerzu zum Essen treibt.

Das war der Verdacht, den Frederick vom Saal, Hormonforscher und Neurobiologe von der University of Missouri, 2007 zum ersten Mal gegenüber einer breiteren Öffentlichkeit äußerte, und zwar bei der Jahresversammlung der amerikanischen Forschervereinigung American Association for the Advancement of Science (AAAS). Für die versammelten Wissenschaftler war es offenbar eine völlig neue Sicht der Dinge, die ihnen der Hormonforscher da vermittelte, berichtete hinterher die *Süddeutsche Zeitung:* »Was Frederick vom Saal seinen Zuhörern zu sagen hatte, war so beeindruckend, dass einen kurzen Moment lang Ruhe herrschte, bevor sie ihn nach seinem Vortrag mit Fragen überhäuften.«

Denn vom Saal stellte die Schuldfrage neu. Bisher sind, so sehen es Ernährungsberater, Krankenkassen, Ärzte, die Dicken selbst schuld, dass sie zu viele Kilos mit sich herumschleppen. Weil sie sich falsch ernähren. Damit räumte vom Saal auf, so der Berichterstatter der Zeitung: »Die wachsende Zahl übergewichtiger Menschen in den Industrienationen hat nicht allein mit persönlichem Fehlverhalten

der Betroffenen zu tun, sondern ist vielmehr eine zivilisatorische Vergiftungserscheinung, ausgelöst durch Chemikalien.«

Übergewicht als Folge einer Vergiftung: Das ist in der
Tat eine ganz neue Sicht der Dinge. Und vom Saal ist mit
seinen Thesen nicht allein. Selbst amerikanische Regierungsstellen teilen seine Befürchtung.

Der Biochemiker und Toxikologe Jerrold J. Heindel
vom National Institute of Environmental Health Sciences
(NIEHS) im US-Bundesstaat North Carolina glaubt, die
Plastikhormone hätten einen »deutlichen Einfluss auf die
menschliche Gesundheit« und seien aussichtsreiche »Kandidaten« als Mitschuldige an der weltweiten Epidemie des
Übergewichts.

Die sogenannten Phthalate beispielsweise, die zu den
Weichmachern zählen und aus Verpackungsfolien, Kronkorken, Deckeln, Gläsern in die Nahrung gelangen.

Sie können als heimliche Dickmacher wirken, wie Forscher vom New Yorker Mount Sinai Medical Center 2012
herausfanden. Sie können auch, so eine Studie von 2007
der University of Rochester im US-Bundesstaat New York,
bei Diabetes eine Rolle spielen. Bei den untersuchten Männern fanden die Forscher einen »statistisch signifikanten
Zusammenhang« zwischen Phthalat-Belastung und »Übergewicht im Bauchbereich sowie Insulinresistenz«. Sie
befürchten daher, »dass es einen Zusammenhang gibt zwischen der Belastung mit diesen Phthalaten und der zunehmenden Ausbreitung des Übergewichts«, aber auch mit der
Zuckerkrankheit und den damit zusammenhängenden anderen »klinischen Störungen«.

Es ist also nicht nur der Zucker, der die Steuerung im
Körper stört, es sind auch all die Chemikalien, die wie Hor-

mone wirken können. Und das, was gemeinhin als Folge des Übergewichts gilt, wird in Wahrheit von diesen Hormonstörern verursacht.

Auch die Ärztin Paula F. Baillie-Hamilton von der Stirling-Universität in Schottland hatte in einem wissenschaftlichen Aufsatz die »chemischen Gifte« als mögliche Ursache für die »globale Epidemie der Fettleibigkeit« genannt: »Zahlreiche weitverbreitete synthetische und andere Industriechemikalien führen zu Gewichtszunahme.«

»Diese Chemikalien«, schreibt Baillie-Hamilton, »beeinträchtigen die wichtigen Gewichtskontrollhormone.« Betroffen ist die gesamte Botenstoff-Kompanie, die die Nahrungsverarbeitung steuert: das Zuckerhormon Insulin, das berühmte Leptin, das dem Gehirn über die Versorgungslage mit Nährstoffen berichtet. Auch Botenstoffe wie Dopamin, bedeutsam fürs Verhalten und beispielsweise (Ess-)Sucht. Und auch die Geschlechtshormone, insbesondere das weibliche Östrogen. Der gesamte hormonelle Regelkreis wird durch die Plastikhormone gründlich gestört. Wenn eines dieser künstlichen Hormone wirkt wie ein weibliches Geschlechtshormon, dann kann das zum Beispiel die Figur verändern. Denn es gibt ja einen Zusammenhang zwischen Geschlecht und Körperform: Männer haben mehr Muskeln, Frauen mehr Rundungen.

Das wissen offenbar sogar die Fettzellen, und deswegen zeigen sie sich empfänglich für die Signale der weiblichen Geschlechtshormone. »Die Fettzellen und ihre Vorläufer haben Rezeptoren für Östrogene«, schreibt der US-Regierungsforscher Heindel. Die Hormonstörer aus dem Supermarkt, die häufig wie weibliche Geschlechtshormone wirken, könnten dort andocken.

Bisphenol A (BPA) zählt zu jenen Allerweltschemikalien,

die millionentonnenfach in der Welt sind und in vielen Su-
permarktprodukten regelmäßig nachgewiesen werden. Das
österreichische Umweltbundesamt fand die Substanz beispielsweise in Red Bull und anderen Getränkedosen. BPA
führt zu Veränderungen in denjenigen Hirnzentren, die mit
Sucht und Impulskontrolle zu tun haben. Das könnte,
meint Heindel, die veränderten Verhaltensweisen bei der
Nahrungsaufnahme erklären. BPA verschlechtert auch die
Insulinwirkung und führt zur sogenannten Insulinresistenz.
Die Körperzellen werden dabei zunehmend taub für das
Hormon – was zu weiterer Insulinausschüttung führt und
schließlich, weil immer mehr vom »Masthormon« im Körper zirkuliert, zu weiterer Gewichtszunahme. Das ergab
eine Studie aus Neapel im Jahr 2013, publiziert im Online-
Fachorgan *PlosOne*.

Das Plastikhormon attackiert sogar die Insulinproduktion ganz direkt, indem es die dafür zuständigen Zellen in
der Bauchspeicheldrüse schädigt, wie eine chinesische Studie ergab, die 2013 in der Zeitschrift *Cell Death and Disease*
erschien.

Schließlich sorgt BPA noch dafür, dass weitere Fett-
speicher geschaffen werden. Sie verwandeln unschuldige
Körperzellen in Fettzellen: Bisphenol A in Verbindung mit
Insulin führt zu einer Umwandlung von Zellen, die etwa
zur Produktion des Anti-Falten-Stoffs Kollagen vorgesehen
sind (die sogenannten 3T3-L1-Fibroblasten) in Fettzellen
(im Fachjargon: Adipozyten). Das zeigten japanische Wissenschaftler schon im Jahr 2002.

Zusammen wirken die Plastikhormone als unschlagbares
Dickmacher-Team: Je mehr Bisphenol A und Phthalate im
Urin nachweisbar waren, desto mehr legten US-Frauen an
Gewicht zu, ergab eine Studie der renommierten Harvard

School of Public Health und anderer US-Wissenschaftsein-
richtungen im Jahr 2014. Auch Tributylzinn, kurz TBT,
gehört zu jenen Plastikhormonen, die jetzt auch als Dickmacher unter Verdacht sind; sie gelten als »obesogen«, wie
es US-Forscher um Bruce Blumberg von der University of
California in einer 2006 veröffentlichten Studie formuliert
haben. TBT ist ebenfalls allgegenwärtig: In Kunststoffver-
packungen etwa. Auch »Tributylzinn erhöht die Zahl der
Fettzellen«, warnt Blumberg. Das wurde jedenfalls in Tier-
versuchen nachgewiesen. Wenn Tiere die Hormonchemikalie aufnehmen, werden sie gewissermaßen umprogrammiert. Denn: »Diese Zellen produzieren mehr von den
Hormonen, die sagen: Füttere mich!«

Tatsächlich konnten auch chinesische Wissenschaftler
Blumbergs These bestätigen: Sie fanden in einer 2011 veröffentlichten Studie heraus, dass TBT als Dickmacher wirkt –
zumindest bei Mäusen.

Es sind nicht nur die Hormongifte, die als bisher uner-
kannte, als heimliche Dickmacher wirken. Sogar vermeintlich gesunde Zusätze können, leise und unbemerkt, die
Körperfunktionen umsteuern und den Regler fürs Gewicht
verschieben: die Vitaminzusätze. Sie sind allgegenwärtig in
der industriellen Nahrung, in der Wurst und in der Margarine, in Limonaden und Bonbons.

Die echten Vitamine, aus Äpfeln, Karotten, Zucchini, sie
sind ja auch gesund. Und prinzipiell ist es auch ganz sinnvoll, dass die gesunden Inhaltsstoffe der Nahrung daran
mitwirken, dass der Körper für Notzeiten Reserven spei-
chern kann. Zum Beispiel in Fettdepots.

Heute, da hierzulande keine Notzeiten herrschen, führt
das aber zu einer eher unerwünschten Verfettung der
Menschen. Denn auch die Vitamine werden nicht nur als

normale Inhaltsstoffe verzehrt, sondern als Zusätze in erhöhter Extradosis.

Vitamin B zum Beispiel fördert die Zunahme von
Körperfett im Menschen, schon in Mengen, in denen es
eigentlich als unbedenklich gilt. Das betrifft Vitamin B_1
(Thiamin), B_2 (Riboflavin), B_3 (Niacin) und B_6 (Pyridoxin).

Herausgefunden haben dies Forscher in Asien, in einer
2014 veröffentlichten Studie. Gemeinsam hatten die Wissenschaftler von der medizinischen Universität in der chinesischen Millionenstadt Dalian, eine Flugstunde östlich von
Peking, und vom Okazaki-Institut für integrative Biowis-
senschaften in Japan gut 140 Studien zum Thema ausgewertet.

Sie zeigten zum einen den parallelen Anstieg von Vitaminisierung und Übergewichtsraten: Während in den dreißiger Jahren der Mensch die lebenswichtigen Nährstoffe
komplett aus echtem Essen aufnahm, stieg die weltweite
Vitaminisierung seit den siebziger Jahren rapide an. Länder,
in denen Vitaminzusätze für sogenannte Cerealien wie
Cornflakes oder auch Mehl verboten sind, seien deutlich
weniger von Fettleibigkeit betroffen, berichten die Autoren.

Sie weisen zudem nach, auf welchen Wegen die künstliche Extraportion Vitamine die Gewichtsregulation beeinflussen kann. So fördern künstliche Vitamine etwa die
Enzyme der Fettsynthese oder führen, wie die Überdosis
Zucker und die Plastikhormone, zu Insulinresistenz, einer
Vorstufe der Zuckerkrankheit Diabetes. Auf diese Weise
sorgen die vermeintlich gesunden Zusätze dafür, dass der
Zucker im Blut nicht mehr angemessen in die Zellen transportiert werden kann, stattdessen im Blut verbleibt und vermehrt in Fett umgewandelt wird.

Vitamine greifen aber auch in das Gleichgewicht der Botenstoffe im Hirn ein. So können Vitamin B_6 und Vitamin C beispielsweise die Ausschüttung der Hormone für Glück und Zufriedenheit, wie Serotonin und Dopamin, verringern. Und so das Gewicht über die Systeme von Belohnung und Sättigung im Gehirn beeinflussen. Als weiteren Wirkmechanismus beschreiben die Wissenschaftler den Effekt von Vitaminen auf die Gene; diese sogenannten epigenetischen Veränderungen können wiederum langfristig Übergewicht fördern.

Unglücklicherweise sind besonders Kinder von diesen Effekten betroffen. Vitamine gelten ja als gesund – dass sie heimliche Dickmacher sind, weiß bislang kein Mensch. Und so füttern viele Eltern ihre Kinder mit diesen Mast-Vitaminen, beispielsweise in den Cornflakes.

Die Kinder sind aber nicht nur beim Frühstück von heimlichen Dickmachern umgeben. Die »giftige Umgebung« trifft sie in der ganzen Kindheit. Und es ist nicht nur die allgegenwärtige Süß-Last. Mitunter trifft es die Kinder schon im Mutterleib – da werden die Weichen gestellt, die Grundeinstellungen festgelegt. Und viele werden, noch bevor sie auf der Welt sind, auf Übergewicht programmiert.

8.
Perfide Tricks
Wie Kinder auf Übergewicht programmiert werden – schon im Mutterleib

Endlich Ferien: Weg von der giftigen Umgebung, die die Fettzellen füttert / Warum gibt es keine dicken Küken, keine fetten Fohlen – nur moppelige Menschenkinder? / Fettleber bei Jugendlichen, das hat es früher auch nicht gegeben / Ein Professor bläst zum Kampf gegen die Nahrungsindustrie / Softwarestörung: Wie Plastikhormone den kleinen Körper verformen

Er hat eine Aufgabe, die es eigentlich gar nicht geben dürfte. Die Kinder kommen zu ihm, wenn sie in der Schule gehänselt werden und wenn ihr Körper schon ernsthafte Probleme hat. Sie sind nicht nur dick. Das ginge ja noch. Doch sie zeigen schon erste Anzeichen, dass sie krank werden, später oder auch schon bald.

Er muss ihnen dann wieder ein Gefühl für den Hunger vermitteln. Denn der fehlt den dicken Kindern oft, die zu ihm kommen, in eine Gegend, die sehr nach Ferien aussieht. Hier dürfen die Kinder Urlaub machen von der »giftigen Umgebung«, die ihre Fettzellen füttert und sie krank macht.

Murnau am Staffelsee: sattgrüne Wiesen, barocke Kirchen mit Zwiebeltürmen, Kühe mit prallen Eutern und im Hintergrund die stolzen Bergmassive. In dieser schönen bayerischen Bilderbuchlandschaft liegt das Hospital, in dem sie versuchen, den Kindern ein Gefühl für ihren Bauch zu geben.

Die toxische Umgebung ist natürlich nicht weit. Murnau ist auch eine typische deutsche Kleinstadt. Ein McDonald's am Ortseingang, die üblichen Lebensmittelhändler, ALDI, REWE, Tengelmann. Ein Getränkemarkt.

Die Klinik Hochried liegt ein bisschen oberhalb des Staffelsees, in einem hügeligen Park mit Wiesen, Bäumen, einem Spielplatz. Moderne mehrstöckige Bauten, ein altes, prachtvolles Landhaus als Verwaltungssitz.

In die Fachklinik für Kinder und Jugendliche kommen jedes Jahr Hunderte von übergewichtigen Kindern und Jugendlichen aus der ganzen Republik. Sie bleiben sechs Wochen zur Kur, manche aus der Umgebung werden auch ambulant behandelt.

Der Psychologe Dr. Stefan Seiler ist ein sanftmütiger Mensch, blond, er hat einen Computer im Zimmer und Holzklötzchen und eine Zimmerpflanze vom Typ *Ficus benjamini*. Die Überraschung: Er will den kleinen Dicken nicht den Hunger austreiben. Im Gegenteil: »Wir arbeiten daran, dass sie die Körpersignale wieder wahrnehmen, dass die das Hungergefühl spüren, dem Sättigungsgefühl eine Chance geben.«

Sie arbeiten im Team, ein Psychologe, ein Arzt, eine Ernährungsspezialistin und ein Sportlehrer. Sie treiben einen ziemlichen Aufwand, damit die Kinder wieder das kennenlernen, was das Normalste auf der Welt ist: Hunger.

Es klingt überraschend und sogar paradox, wenn ausgerechnet die dicken Kinder keinen Hunger haben. Und trotzdem essen. Eigentlich sorgt der Hunger dafür, dass der Mensch etwas isst und der Körper mit dem Lebensnotwendigen versorgt wird. Dafür gibt es ja das ganze System der Botenstoffe und Hormone.

Wenn die dicken Kinder essen, ohne Hunger zu haben,

dann muss irgendetwas schiefgelaufen sein. Dann stimmt etwas nicht bei der Versorgung des Körpers mit den Nährstoffen.

Das kann Folgen haben fürs Leben: »Es gibt wachsende wissenschaftliche Anzeichen dafür, dass die frühe Ernährung weitreichende Programmierungseffekte für das spätere Leben hat«, sagt Professor Berthold Koletzko vom Dr. von Haunerschen Kinderspital an der Münchner Universität. Es gibt auch zunehmende Anzeichen dafür, dass die Nahrung, die die Kinder zu Beginn ihres Lebens bekommen, zu einer Fehlprogrammierung im System der Botenstoffe führt. Und manchmal beginnt das schon vor der Geburt oder kurz danach.

Gerade die allerersten Wochen und Monate im Leben eines Menschenkindes sind nach neuesten Forschungen entscheidend für vieles und prägend für später, für das ganze Leben: Noch im Mutterleib werden die Schalter für das Gewicht justiert.

Wenn die Mutter viel Zucker im Blut hat, kommt das Kind schon mit einer Gier nach Süßem auf die Welt (siehe Hans-Ulrich Grimm: *Garantiert gesundheitsgefährdend*).

Aber es ist nicht nur der Zucker. Es sind auch die anderen hormonaktiven Bestandteile der modernen Nahrung. Sie können dazu führen, dass das Kind auf höheres Gewicht programmiert wird. Die Hormonchemikalien können den Effekt haben, dass jene Gene besonders wirksam werden, die für Fettzellen sorgen. Oder dass mehr Fettzellen eingelagert werden. Sie können auch die Geschlechtsfunktionen verändern, die Gewichte verschieben – ebenfalls mit Folgen für die Figur.

Das Verarbeitungssystem im kindlichen Körper, das seit Menschengedenken den Umgang mit Karotten, Blumenkohl, Äpfeln gewohnt war und darauf am Anfang mit Mutters Milch vorbereitet wurde, reagiert irritiert, wenn da nun Nahrungsbestandteile kommen, die mit Natur nicht viel gemein haben. Die Plastikhormone zum Beispiel.

Es ist, genau genommen, ein Großangriff auf das System. Er beginnt im Mutterleib. Mit der Milch aus dem Fläschchen und dem Brei aus dem Gläschen geht es weiter.

Dann noch die Vitamine, mit denen die Kinder, gut gemeint, bombardiert werden, oft schon beim Frühstück. Sie können, wie sich jüngst herausgestellt hat, als Dickmacher wirken – weil auch sie auf verschlungenen Wegen Mechanismen zur Nahrungsverarbeitung stören.

Später dann die Süßigkeiten, Softdrinks, Fastfood. Sogar das Eis. Ausgerechnet die Begleiter der Teenagerzeit können, hormonell gesehen, durchschlagende Wirkung zeigen, für ungeliebte Speckpolster sorgen und bei den Jungs sogar die gerade erwachende Männlichkeit beeinträchtigen.

Und weil die Hormone nicht nur das Sexualleben und die Figur beeinflussen, sondern praktisch alle Körperfunktionen, können die Hormonstörer der Kindheit auch zahlreiche Krankheiten fördern. Viele Kinder werden dick, viele auch krank. Und bei manchen führen die vielen Hormone auch zu früher Reife – oder gar zu frühem Mutterglück im Alter von zwölf Jahren.

Wie bei jenem Mädchen in Schottland: »Ich dachte nicht, dass ich schwanger werden kann, weil es für mich das erste Mal war«, sagte sie. Niemand rechnet damit. Sie hatten nach einer »durchzechten Nacht miteinander geschlafen«, meldete die Deutsche Presseagentur. Der Vater war 15.

Nach einer durchzechten Nacht. Mit zwölf Jahren. Nächstens werden noch Erstklässler für derartige Meldungen sorgen.

Frühreife Kinder: »Es ist nur noch eine Frage der Zeit, bis die erste Punkband aus Grundschülern für Furore sorgt«, prophezeite die *Frankfurter Allgemeine Zeitung* in einem Artikel über »Das Ende der Kindheit«.

Der Landauer Sexualwissenschaftler Norbert Kluge, ein Vertreter der Theorie von der kürzer gewordenen Kindheit, prognostiziert schon einen Pubertätsbeginn mit zehn Jahren. Das Durchschnittsalter der Mädchen bei der ersten Periode lag 1860 noch bei 16,6 Jahren, 1920 bei 14,6 und 1980 bei 12,5 Jahren. Kluge sieht eine der Ursachen für die immer früher einsetzende Pubertät im »zunehmenden Fastfood-Konsum der Jugend«.

Das klingt zunächst ziemlich abwegig. Vielleicht sind es ja auch nur vereinzelte Extremfälle. Die hatte es auch früher schon gegeben. Die jüngste Mutter aller Zeiten war fünf Jahre alt, Lina Medina aus dem Andendorf Ticrapo in Peru. Ihre Eltern hatten zunächst gedacht, die Tochter hätte einen riesigen Tumor im Bauch. Dann aber brachte sie, es war am 14. Mai 1939, in einem Hospital in Lima einen drei Kilo schweren Knaben zur Welt. Sie hatte mit drei Jahren ihre erste Periode bekommen. Lina Medina hatte allerdings auch eine außergewöhnliche Hormonstörung in der Hirnanhangsdrüse, der sogenannten Hypophyse.

Heute scheinen solche Hormonstörungen öfter vorzukommen. Am 27. Januar 2013 beispielsweise hat in der mexikanischen Stadt Zapopa ein neunjähriges Mädchen ein Baby zur Welt gebracht. Es war 2,7 Kilo schwer und 50 Zentimeter groß.

Interessanterweise beginnt bei Dicken die Pubertät besonders früh, wie eine Langzeitstudie der Mott-Kinderklinik an der Universität von Michigan ergab, die im März 2007 veröffentlicht wurde. Bei ihnen, so fanden die Forscher bei der Untersuchung von 354 Mädchen heraus, setzt die Pubertät schon mit neun Jahren ein. Die Dicken haben ja reichlich Speck auf den Rippen und produzieren mithin viel von dem Hormon Leptin, jenem Boten, der dem Gehirn die Meldung überbringt, dass die Vorratslager üppig gefüllt sind. Dieses Hormon zählt indessen zu jenen, die mit vielen Talenten gesegnet sind – und so mischt Leptin auch bei der Regulierung des weiblichen Zyklus mit.

Bei vielen Mädchen zeigen sich die Zeichen früher Reife auch äußerlich. Wissenschaftler aus São Paulo beschrieben im April 2007 ein knapp fünfjähriges Mädchen mit verfrühter »Thelarche« – so nennen Mediziner die Brustbildung. Ähnliches wurde auch aus der Schweiz berichtet. Es ist nie öffentlich gemacht worden, weil es den Eltern peinlich war. Ihr Mädchen war kaum zwei Jahre alt. »Ich sehe etwa fünf bis zehn Kinder im Jahr, die bereits mit drei Jahren in die Pubertät kommen«, sagt Dirk Schnabel, Kinderarzt und Hormonspezialist an der Berliner Charité.

In einer US-amerikanischen Studie aus dem Jahr 1997 mit 17 000 Mädchen wies ein Prozent aller Dreijährigen erste Anzeichen von Brüsten und Schamhaaren auf. Manche Experten führen dies auf die Fläschchen-Nahrung aus Soja zurück. Bei dem eben erwähnten Mädchen aus der Schweiz jedenfalls normalisierte sich alles, nachdem die Eltern damit aufhörten. Soja wirkt bekanntlich wie ein weibliches Sexualhormon.

Viele Nahrungsmittel, auch Süßigkeiten, die die Kinder zu sich nehmen, können hormonelle Nebeneffekte haben, von denen bisher gar nichts bekannt war. Schokolinsen zum Beispiel. Sie können wie ein weibliches Geschlechtshormon wirken. Jedenfalls dann, wenn sie Aluminium enthalten, das »Metallöstrogen«. Bei Untersuchungen im Auftrag des

Informationsdienstes »Dr. Watson Der Food Detektiv« und von Behörden zeigten sich zum Teil erhebliche Belastungen (siehe Hans-Ulrich Grimm: *Chemie im Essen*).

Aluminium ist seit langem umstritten, vor allem wegen seiner möglichen Rolle bei der Entstehung der Alzheimer-Krankheit, bei Hyperaktivität und Lernstörungen bei Kindern. Erst spät wurde die hormonelle Wirkung entdeckt und dass das Leichtmetall die Fortpflanzung stören sowie das sich entwickelnde Nervensystem beeinträchtigen kann.

Aluminium ist ein normaler Bestandteil der Erdkruste und in vielen Nahrungsmitteln wie Kakao, aber auch in Kartoffeln oder Paprika enthalten. Es wird allerdings auch eigens zugesetzt. Mehrere Lebensmittelzusatzstoffe enthalten Aluminium. Auch Farbstoffe können Aluminium enthalten, damit sie leuchtend bunt werden. Es gibt sogar einen Fachbegriff dafür: »Aluminiumfarblacke«. Die können dann zum Beispiel Süßigkeiten färben.

Selbst Babynahrung kann Aluminium enthalten, oder das Milchpulver fürs Fläschchen. Allerdings gebe es bislang »keine wissenschaftlichen Belege dafür«, dass die festgestellten Mengen den Babys schaden, stellte das Bundesinstitut für Risikobewertung 2012 in einer Stellungnahme fest.

Es ist nicht leicht, die Risiken seriös zu bestimmen. Denn es geht dabei um sehr geringe Mengen. Andererseits kann das kindliche Hormonsystem auch leicht beeinflusst werden. Ein neugeborener Junge kommt beispielsweise mit 2800 Billionstel Gramm vom weiblichen Geschlechtshormon Östradiol pro Milliliter Blut auf die Welt, ein Mädchen dagegen mit 18 000. Vom Testosteron hat ein neugeborener Junge 7,4 Millionstel Gramm pro Liter im Blut, ein Mädchen 0,23. Da kann auch eine noch so winzige Menge Plastikhormon nachhaltig für Irritationen sorgen.

Nach einer 2007 veröffentlichten Studie des Umwelt-
bundesamtes (Kinder-Umwelt-Survey, kurz KuS) wurden
bei allen untersuchten Kindern die sogenannten Phthalate
im Blut nachgewiesen, teilweise in bedenklichen Mengen.

Auch wenn die Belastungen im Einzelnen gering sein
mögen – sie summieren sich. Lauter heimliche Dickmacher,
an die bislang niemand gedacht hat.

Natürlich: Dick sein bedeutet nicht gleich, krank zu sein.
Aber wenn die Kleinen dick werden, weil ihr Hormonhaushalt gestört wird, dann wächst nicht nur der Bauch, sondern auch die Krankheitsgefahr.

Eine Studie der Universitäten Jena und Hohenheim
ergab, dass drei Viertel aller »übergewichtigen« Kinder
zwischen fünf und acht Jahren einschlägige Krankheits-
symptome zeigte: etwa Auffälligkeiten bei Blutzucker und
Blutfett.

Einige wiesen auch schon Anzeichen von Diabetes auf.
Obwohl sie eigentlich gar nicht als krank galten. Fazit der
Forscherin Ina Bergheim von der Uni Jena: »Das gesunde
dicke Kind gibt es unseren Erkenntnissen zufolge also praktisch nicht.«

Der Ulmer Professor Martin Wabitsch arbeitet seit Jahren mit der Klinik in Murnau zusammen, er gehört zu den
führenden Forschern, die sich mit den Entgleisungen des
kindlichen Steuerungssystems befassen. 500 fettsüchtige
Kinder hat er wissenschaftlich untersucht und »besorgniser-
regende Veränderungen gefunden«, sagte er in einem Interview mit der Wochenzeitung *Die Zeit*.

Fast ein Drittel der untersuchten Kinder, so Wabitsch,
hatte Schäden an Knien, Hüftgelenken oder Füßen. Das ist
kein Wunder, wenn die Kleinen so dick sind. So etwas geht
auf Knochen und Gelenke.

Was den Professor ratlos machte, war der Zustand der Leber bei vielen Kindern: »Fast ein Drittel litt unter einer Fettleber, bei der die Leberzellen große Mengen Fett einlagern, so dass die Leber chronisch entzündet ist. Wir wissen noch nicht, was das langfristig bedeutet, weil das Phänomen neu ist. Fettlebern gab es bei Kindern bislang nicht.«

Wichtig für Wabitsch, um die Kinder nicht unnötig unter Stress zu setzen: »Die Kinder trifft keine Schuld.« Der Professor schlägt vor, mehr auf die wahren Verursacher zu schauen, etwa die sogenannten Kindernahrungsmittel.

»Kinder«, sagte Wabitsch in jenem Interview mit der *Zeit,* »können heute an jeder Ecke für wenig Geld ungesunde Nahrung kaufen; sie nehmen einen Großteil ihrer Energie nicht mehr zu den Hauptmahlzeiten zu sich, sondern in Form von Snacks, zuckerreichen Limonaden und sogenannten Kinderlebensmitteln wie Joghurts und anderen Süßspeisen.«

Wunderte sich *Die Zeit:* »Wenn Snacks oder Limonaden so ungesund sind, warum darf die Industrie im TV-Kinderprogramm Werbespots im Minutenabstand schalten?«

Darauf der Professor: »Kinder und Jugendliche sind der Werbung und den Verkaufsstrategien der Nahrungsmittelindustrie weitgehend ausgeliefert, eine Kontrolle existiert nur auf dem Papier. Snacks, Riegel und Cracker werden zu Modeprodukten, wenn sie der eine hat, muss sie der andere auch kaufen, weil sie eben cool sind. Und die Eltern meinen noch, sie tun ihrem Nachwuchs mit Kinderlebensmitteln etwas Gutes.«

Professor Wieland Kiess, Direktor der Klinik für Kinder- und Jugendmedizin an der Uni Leipzig, forderte schon, die Lebensmittelindustrie stärker in die Pflicht zu nehmen, wenn es um die Prävention von Übergewicht und ernährungsassoziierten Erkrankungen geht: »Handel und Lebensmittelhersteller dürfen sich nicht länger mit dem Argument herausreden, allein die Eltern seien verantwortlich und müssten eben einfach lernen, ›nein‹ zu sagen. Die Lebensmittelbranche trägt mit ihrem Produktangebot und ihrem massiven Marketing an Kinder eine gehörige Mitverantwortung für das grassierende Übergewicht bei jungen Menschen, denn sie drängt Kindern ständig, an jeder Ecke und mit perfiden Tricks ungesunde Lebensmittel auf. Für viele Eltern ist es unmöglich, allein dagegen anzukommen.«

Professor Kiess ist einer der führenden Forscher in Sachen Übergewicht, und er war einer der Ersten, der auf die Bedeutung der hormonellen Fehlsteuerung beim Dickwerden hingewiesen hat (»Vergessen Sie die Kalorien!«). Und tatsächlich gerät die natürliche Regulierung des Gewichts völlig aus dem Ruder. Und die Kinder werden dicker – ein Phänomen, das es in der Natur nirgends gibt beim Nachwuchs. Es gibt keine dicken Küken, keine fetten Fohlen, keine moppeligen Junior-Tiger.

Anders bei den Menschenkindern. Bei ihnen läuft das Hormonsystem ständig auf Hochtouren. Durch die allgegenwärtigen Zuckerbomben wie Gummibärchen, Cola, Fanta und Limo aller Art, Bonbons und andere Süßigkeiten wird bei den Kids der Insulinpegel zuverlässig in die Höhe gejagt – und es ist kein Wunder, wenn sogar unter den Zuckerkranken immer mehr Jüngere sind.

Teenager in den USA decken ihren Kalorienbedarf schon weitgehend mit Softdrinks – und werden damit fetter und fetter.

Das ist hierzulande nicht anders: »Der Konsum von zuckergesüßten Getränken könnte das Risiko für Übergewicht erhöhen«, so Markus Johannes Ege und Rüdiger von Kries vom Institut für Sozialpädiatrie in München.

Forscher um Liza Makowski von der Universität von North Carolina haben an Ratten gezeigt, wie man mit der »Cafeteria-Diät« dick wird. US-Kinder nehmen bis zu 25 Prozent ihrer Kalorien durch diese Diät auf. Was das ist? Kekse, Chips, Pommes, Pizza, Wurst mit Brötchen – also das, was es in der Cafeteria gibt, zum Beispiel in der Schule, an der Uni oder auch im Kinderkrankenhaus.

Die »Cafeteria-Diät« sei ein »robustes Modell« dafür, was passieren kann, wenn man zu viel frittierte Stärke, raffinierte Kohlenhydrate, Zucker, Salz und das falsche Fett aufnimmt: Übergewicht, zu viel Zucker im Blut, erhöhte Blutfette – die schönsten Vorzeichen für beginnende Krankheiten.

So eine Fastfood-Diät kann sich noch Jahre später rächen. Vier Wochen Fastfood, und die Versuchspersonen waren noch zweieinhalb Jahre später fetter, ergab eine Studie der Universität im schwedischen Linköping im Jahr 2010.

Das Leben ist natürlich auch für die Kinder heute anstrengender als früher – und auch das zeigt sich auf der Waage, glaubt der Lübecker Professor Achim Peters. Er spricht von »toxischem Stress«. Und meint: »Die steigende Zahl von Kindern, die früh dick werden, ist im Wesentlichen ein Ausdruck von wachsendem toxischem Stress im häuslichen oder gesellschaftlichen Umfeld.« Also: Schulprobleme. Vernachlässigung. Oder sogar Misshandlung, auch sexuell.

Herkömmliche Abspeckprogramme sieht Peters eher kritisch: »Vor diesem Hintergrund sind alle Forderungen, dicke Kinder mit Diäten schlank zu machen, nicht nur widersinnig, sondern sogar bedrohlich. Kalorienentzug macht ein dickes Kind eben nicht gesund und schlank, sondern schlank, aber doppelt gestresst.«

Es geht ja nicht nur um die Diäten, die man den Kindern zumutet, sondern auch um das Essen, das es hinterher wieder gibt – und das den kleinen Körper ebenfalls unter Stress setzen kann. Denn vor allem die Nahrungsmittel für die Kleinsten enthalten oft jene Zutaten, die eigentlich eine Zumutung sind für den Organismus. Es sind Chemikalien, die im kindlichen Körper nichts zu suchen haben. Sie setzen ihn ebenfalls unter Stress: Ernährungsstress (»nutritional stress«) nennt das Jerrold J. Heindel, Topbeamter am National Institute of Environmental Health Sciences im US-Bundesstaat North Carolina.

»Ein schlechter Start wirkt sich ein Leben lang aus«, sagt Heindel. Die frühe Kindheit ist ja eine Zeit, die prägend ist fürs Leben. Eine Zeit, in der der Körper die wesentlichen Erfahrungen macht, die er braucht für die Versorgung mit den lebenswichtigen Nährstoffen. Eigentlich müsste der kindliche Körper in dieser Zeit zum Beispiel lernen, welcher Geschmack für welchen Nährstoff steht.

Die Geschmacksprägung im Kindesalter gehört sicher zu den wichtigsten Erfahrungen. Der Mensch muss ja seinen gesamten Körper mit all jenen zwei Millionen verschiedenen Substanzen, aus denen er besteht, ständig erneuern. Und er muss aus der Nahrung die Stoffe beziehen, die er braucht. Der Körper sollte also lernen, in welchen Nahrungsmitteln welche Inhaltsstoffe drin sind, dass er aus Erdbeeren Kalium, Mangan oder Vitamin C beziehen kann, aus Tomaten, Kupfer, Zink und Arginin.

Der Geschmack eines Lebensmittels gibt Auskunft über den Gehalt an Nährstoffen. Dann kann der Körper Appetit auf jene Sachen entwickeln, die die Stoffe enthalten, die er gerade braucht. Daher sollte das Kind ganz langsam erfahren, was in Erdbeeren drin ist und in den anderen Früchten.

Verhängnisvoll ist, wenn die Kleinen gar keine echten Lebensmittel bekommen, bloß ein bisschen »Aroma« aus dem Chemiebaukasten der Food-Konzerne. Zum Beispiel aus dem Hause Hipp, der Kindernahrungs-Company. Etwa einen sogenannten *Kinder-Früchte-Tee* der Hipp-Tochter Bebivita. Der hat mit echten Früchten eigentlich nichts zu tun. Er ist ein streng chemisch riechendes rosa Granulat in einem runden Pappbehältnis. Das Etikett zeigt Obst: Orangen und Kirschen. Doch für den Geschmack reicht das Pulver daraus offenbar nicht: Wieder muss industrielles »Aroma« dafür sorgen. Verkauft wird das Gebräu für Kinder ab zwölf Monaten.

Derlei Aromen sind in der Welt der Kinder weit verbreitet: Nicht nur im »Früchtetee«, auch in den *Fruchtzwergen* von Danone. In der *Mahlzeit zum Trinken* Typ Keks oder auch in *Jogolino Erdbeere* von Alete, ab dem achten Monat. In der Capri-Sonne, in der Fanta. Im Magnum-Eis, im Kartoffelpüree, im Bonbon.

Wenn Kinder mit solchen Geschmacksillusionen aufwachsen, dann kann ihr Körper sich nicht mehr auf die Verarbeitung echter Früchte einstellen, denn er kennt sie nicht. Die langfristigen Folgen sind völlig unkalkulierbar.

Und »Aroma« ist nicht die einzige Fremdsubstanz, mit der ein kindlicher Körper in Kontakt kommt – und die ihn prägt fürs weitere Leben. Von vielen ist gar nichts zu merken. Sie sind nicht zu schmecken, nicht zu erkennen, nicht zu sehen und zu fühlen – und sie wirken dennoch, sozusagen im Verborgenen.

Etwa jene hormonartigen Weichmachersubstanzen, die

sogenannten Phthalate, mit Kürzeln wie DEHP und DPHP, die dick machen und die Geschlechtsfunktionen verändern können, und die »zu den am häufigsten verwendeten Weichmachern« gehören, so das Bundesinstitut für Risikobewertung (BfR) in seiner Stellungnahme aus dem Jahr 2013. Sie könnten vor allem aus industriell hergestellten und verpackten Nahrungsmitteln aufgenommen werden.

Zwar sind diese Weichmacher in der Europäischen Union bei Verpackungen für fetthaltige Nahrungsmittel verboten, und auch bei »Verbraucherprodukten« müssen sie zugelassen werden. Aber: Es lasse sich »nicht ausschließen«, dass »Spuren davon« weiterhin »in Lebensmitteln vorkommen«. Durch Importe beispielsweise.

Und sogar aus Nicht-Lebensmitteln können die Plastikhormone in den kindlichen Körper gelangen, warnt das Institut: Man müsste allerdings recht lange mit den entsprechenden Plastikgegenständen in engem Kontakt sein. Beim DPHP-haltigen Toiletten-Kindersitzbezug etwa beträgt der sogenannte Wanderungswert 5,6 Mikrogramm pro Quadratzentimeter in der Stunde – da ist das Kind vorher hoffentlich wieder runter. Auch mit der leeren Duschgelverpackung in Froschform wird das Kind nicht übermäßig lang Körperkontakt halten (Wanderungswert 6,1 Mikrogramm). Eher schon mit der Badeente. Die war am höchsten belastet, mit einem DPHP-Gehalt von stolzen 48 Prozent – und davon könnte auch am meisten in den kindlichen Körper wandern: 25,4 Mikrogramm.

Weichmacher finden sich auch außerhalb der Wohnung: 2011 fand der Deutsche Bund für Umwelt- und Naturschutz solche Phthalate in Kindertagesstätten, und zwar im Staub dort. Amtliche Messungen im Jahr darauf bestätigten die Ergebnisse.

Das BfR befand es für ratsam, die »Belastung von Kindern durch DPHP aus Spielzeug zu verringern«, wegen möglicher Schäden an Schilddrüse und Hypophyse – den Hormondrüsen – und weiterer Folgen, unter anderem fürs Gewicht.

Der mittlerweile prominenteste Stoff aber ist jener namens Bisphenol A (BPA). Auch er kann gleichermaßen auf die Geschlechtsorgane wirken wie dick machen. Die Zeitschrift *Öko-Test* und das Fernsehmagazin *Kontraste* fanden ihn in Babytassen und -fläschchen. Mittlerweile werden viele dieser Produkte ausdrücklich als »BPA-frei« gekennzeichnet.

Amerikanische Untersuchungen zeigten 2007, dass der Stoff in Dosen mit Säuglingsnahrung enthalten ist, etwa *Good Start* von Nestlé. Die Behörden meinten allerdings, es sei unklar, ob damit auch eine Bedrohung für die Kinder verbunden sei.

Das ist immer sehr die Frage. Eine akute Gefährdung ist sicher nicht zu befürchten – aber genau das ist vielleicht auch das Problem. Es ist nichts zu spüren, keine direkten Folgen sind wahrzunehmen. Und dennoch ist es kein guter Start.

Besonders tückisch ist es, wenn die Kinder solchen Stoffen schon im Mutterleib ausgesetzt sind. Denn sie können offenbar, trotz winzigster Mengen, erhebliche und schwerwiegende Auswirkungen haben. So können Jungs, wenn sie als Embryo etwa mit Phthalaten in Kontakt kommen, später aggressiver werden, weniger aufmerksam und schwerer erziehbar – und das noch im Alter von sechs bis zehn Jahren, wie eine Untersuchung unter Leitung des New Yorker Mount Sinai Hospitals ergab.

Sie können auch dicker werden. Das berichteten Wissenschaftler aus Peking in einer 2013 veröffentlichten Studie. Jedenfalls war das bei ihren Testmäusen so.

Und sie können krank werden.

In den Vereinigten Staaten von Amerika ist das Thema schon Chefsache. Dort wurde eine »Task Force« zu kindlichem Übergewicht zusammengestellt. Diese fasste in einem »Bericht an den Präsidenten« im Mai 2010 die Erkenntnisse zur hormonellen Lage der Kleinsten der Nation zusammen. Fazit: Es sei »möglich, dass früher Kontakt mit hormonell wirksamen Chemikalien im Mutterleib bei der Entwicklung von Übergewicht und kindlichem Diabetes eine Rolle spielen kann«.

Die US-Forscher konnten auch detailliert nachweisen, wie die Plastikwelt auf den kindlichen Körper übergreift. Bei einem Workshop des Nationalen Toxikologieprogramms vom 11. bis 13. Januar 2011 berichteten die Experten über den Forschungsstand. Da ging es zum Beispiel darum, wie die Plastikhormone es anstellen, dass die Kinder dicker werden. Das geht so: Die Plastikhormone greifen zum Beispiel an Rezeptoren vom Typ PPAR an (»peroxisome proliferator-activated receptor«). Der reguliert die Produktion von Fettzellen (Adipozyten). Wenn die Hormon-Agenten sich einschalten, sorgen sie für die Produktion neuer Fettzellen. Und wenn die neuen Fettdepots erst angelegt sind, dann sorgt etwa der Hormonstörer Tributylzinn (TBT) wiederum dafür, dass sie auch gefüllt werden, indem sie ihrerseits neue Hormone produzieren, die rufen: »Füttere mich!« So beschreibt das der Zellbiologe Bruce Blumberg von der Universität von Kalifornien. Die Weichmacher, die Phthalate, oder auch das Tributylzinn (TBT) verändern mithin sogar die Körperform. So war das jedenfalls in zahlreichen Versuchen mit Mäusen.

Anfangs ist der Körper, trotz gewisser Vorgaben der elterlichen Gene, offenbar weithin formbar: Viele sogenannte Stammzellen können sich in unterschiedliche Richtungen entwickeln, sie können zum Beispiel zu Knochen werden. Oder zu Muskeln. Aber unter dem Einfluss der Hormonstörer werden sie lieber zu Fettzellen: Die Aktivität dieser hormonaktiven Stoffe »verändert das Schicksal dieser ursprünglich vielseitig begabten Stammzellen«, der sogenannten stromalen oder auch mesenchymalen Stammzellen.

So verändert sich der kindliche Körper, langsam, unmerklich.

Zudem kann das Essverhalten verändert werden – direkt im sogenannten Belohnungssystem des Gehirns. Bisphenol A, der Kunststoff aus den Getränkedosen, kann dort die Funktionskreise des Hormons Dopamin beeinflussen, was psychische Veränderungen zur Folge hat, Suchtverhalten begünstigt – und so die Entwicklung von Übergewicht fördern kann. Auch das schon vor der Geburt.

»Übergewicht beginnt im Mutterleib«, sagt Professor Andreas Plagemann von der Berliner Charité. Durch den Einfluss der sogenannten »Obesogene«, den chemischen »Übergewichtsförderern«.

Der »Kontakt mit Obesogenen«, im Mutterleib und in der frühen Kindheit, stellen die Experten Heindel und Schug fest, kann »die Programmierung des Stoffwechsels stören und zu erhöhtem Risiko für Übergewicht im späteren Leben« führen. So könne schon ein einziger vorgeburtlicher Kontakt mit dem Hormonstörer TBT in Höhe der üblichen Dosis dazu führen, dass der Fettansatz begünstigt wird. Jedenfalls bei Mäusen.

Bei Bisphenol A (BPA) haben zahlreiche Studien detailliert nachgewiesen, wie durch die Hormonchemikalie die

Kleinen im Mutterleib umprogrammiert werden. BPA führte demnach nicht nur zu beschleunigter Produktion von Fettzellen. Es ließ auch jene Gene besonders aktiv werden, die den Fettansatz auslösen. Wie etwa Gene namens C/EBP-Alpha. Oder PPAR-Gamma. Ohne diese Stimulation würden diese Erbanlagen einfach vor sich hin schlummern, ohne ein Gramm Mehrgewicht zu produzieren.

BPA führte bei Ratten auch zu erhöhter Produktion von Insulin in der Bauchspeicheldrüse – noch mehr »Masthormonen« also.

Die Programmierung durch Plastikhormone funktioniert offenbar prächtig: BPA-Mäuse waren auch nach der Geburt schwerer. Und selbst wenn man einen solchen auf Übergewicht programmierten Embryo bei einer ganz normalen Mäusemutter einpflanzte, wuchs er später nach der Geburt schneller.

Die Umprogrammierung funktioniert offenbar nicht nur bei Mäusen. Bei Menschenkindern ist das ganz ähnlich. Die hormonaktiven Weichmacher, so eine Studie aus dem Jahr 2014, erschienen in der Zeitschrift *Journal of Endocrinology,* können auch die Produktion von Stresshormonen beeinflussen und so für mehr Stressempfindlichkeit im späteren Leben sorgen. Auch die Geschlechtsentwicklung kann beeinflusst werden. So neigen, wie die Medizinprofessorin Shanna Swan zeigte, die Phthalat-Buben eher zu mädchenmäßigem Spielverhalten. Puppe statt Panzer.

Auch die Phthalate können auf Dickwerden programmieren, und zwar Jungs wie Mädchen. Das ergab eine chinesische Studie aus dem Jahr 2013 – wiederum bei Mäusekindern. Bei Menschen scheint das ganz ähnlich zu sein: Je mehr Phthalate sie im Leib haben, desto dicker sind sie.

Nicht nur vor der Geburt, sondern auch in der frühen

Kindheit hängt viel von den Hormonbotschaften ab, die das Kind mit der Nahrung bekommt. Die Muttermilch beispielsweise enthält unter anderem eine angemessene Dosis des Sättigungshormons Leptin – was ja sehr sinnvoll ist, damit das Kind rechtzeitig wieder aufhört zu nuckeln. Muttermilch enthält auch Insulin sowie verschiedene Wachstumshormone wie etwa IGF-1 (»insuline-like growth factor«), die die Ausbildung des Verdauungstraktes beeinflussen – und damit die Nahrungsverwertung. Und ein Hormon namens Adiponectin, das vor der Zuckerkrankheit Diabetes schützen kann. Und zwar offenbar immer in der angemessenen Dosis für den jeweiligen Entwicklungszeitpunkt: Bei der echten Muttermilch schwanken die Hormongehalte extrem, wie eine 2006 veröffentlichte Untersuchung an 766 Müttern herausfand, die an der Ulmer Universitätsklinik entbunden hatten. Warum das so ist und welchen Regeln es folgt, weiß indessen niemand. Aber offenbar scheint es das Kind unter anderem schlank zu halten.

Fläschchenmilch enthält diese Hormonbotschaften nicht. Hersteller wie Nestlé experimentieren deshalb mit solchen Zusätzen – was ein waghalsiges Unterfangen ist angesichts der Nebenwirkungen: Krebs, unter anderem, kann von all diesen Substanzen, in Überdosis verabreicht, gefördert werden.

Schon in der jetzigen, handelsüblichen Form ist das Pulver fürs Fläschchen problematisch wegen der möglichen Langzeitfolgen. Für die Figur beispielsweise. Das zeigten zahlreiche Studien.

Manche Produkte enthalten sogar Zucker. Die in den USA, Kanada, aber auch Ländern wie Singapur und Malaysia verbreitete Fläschchenmilch *Isomil* von Abbott zum Beispiel kommt auf stolze 10,3 Prozent, fast so viel wie

Coca-Cola (10,5 Prozent). »Das ist ein Baby-Milchshake!«, sagt Professor Robert Lustig, der amerikanische Zuckerkritiker.

Fläschchenkinder haben ein mehr als doppelt so hohes Risiko für Übergewicht wie gestillte Kinder, ergab 2013 eine Studie der Soziologen Ben Gibbs und Renata Forste aus dem US-Bundesstaat Utah. Eine isländische Studie aus dem Jahr 2014 zeigte, dass Fläschchenkinder noch im Alter von sechs Jahren dicker sind als die gestillten.

Dass Fläschchenmilch dick macht, könnte auch mit vermeintlich gesunden Zusätzen zusammenhängen, meinen jene chinesischen und japanischen Wissenschaftler, die diesen Effekt 2014 entdeckt haben: Sie vermuten, dass »die Gewichtszunahme durch Fläschchenmilch an den Vitaminen liegt, die darin enthalten sind«. Und verweisen auf Vitamine, die etwa in Hähnchenställen als Masthilfsmittel verabreicht werden.

Besonders bedenklich finden die Forscher den gesetzlichen Vitaminisierungszwang bei der Babymilch. In manchen Ländern übersteigen die Werte der Ersatzmilch-Marken die der echten Muttermilch bis zum 20-Fachen.

Die Kinderregale im Drogeriemarkt – alles voll durchvitaminisiert. Die BEBA *Kleinkindmilch* von Nestlé. Die Hipp *Bio Folgemilch*. Milupas *Aptamil*. Auch die Kindermilchmarke Milupino enthält die Mastvitamine, ebenso, ohne jeden gesetzlichen Zwang, die Kinderkekse von Alete.

Besondere hormonelle Wirksamkeit entfaltet die Fläschchenmilch auf Sojabasis. Solche Produkte sind seit längerem sehr umstritten. In manchen Ländern haben sich schon die zuständigen Stellen warnend geäußert. So etwa das deutsche Bundesinstitut für Risikobewertung (BfR). Soja-Fläschchennahrung sollte nur in begründeten Ausnahmefällen und »unter ärztlicher Aufsicht« gegeben werden, riet das Institut im Jahr 2007. Schon im Jahr 2003 hatte die britische Lebensmittelsicherheitsbehörde Food Standards Agency (FSA) vor Soja-Säuglingsnahrung gewarnt, wegen der darin enthaltenen hormonartigen Pflanzenstoffe, den sogenannten Phytoöstrogenen. Im Zentrum standen damals die Folgen für die Geschlechtsfunktionen: erhöhte Menstruationsbeschwerden nach der Pubertät und sogar Abnormitäten bei männlichen Genitalien. Die Soja-Säuglingsnahrung steht auch im Verdacht, die männliche Fruchtbarkeit zu beeinträchtigen und das Immunsystem zu schwächen.

Mehrere Untersuchungen gaben damals allerdings auch Entwarnung. Eine italienische Studie aus dem Jahr 2003 kam zu dem Schluss, dass die frühe Sojadosis nicht schade. Auch die Hersteller sind der Auffassung, es gebe keine Risiken. Eine US-Regierungskonferenz vom März 2006 stützte ihre Position: Die Fachleute meinten, dass die befürchteten Gefahren nicht zweifelsfrei nachgewiesen seien.

Mittlerweile allerdings haben die neueren Erkenntnisse über die Folgen weiblicher Geschlechtshormone für die Figur auch dazu geführt, dass Soja-Fläschchenmilch unter besonderem Dickmacher-Verdacht steht. Soja-Fläschchenmilch, sagt Robert Lustig, ist ein »wohlbekannter Förderer der Gewichtszunahme«. Dass der Kontakt mit den einschlägigen Soja-Hormonen aus dem Fläschchen die Entstehung von Übergewicht begünstigt, jedenfalls bei Rattenmädchen, ergab eine 2014 veröffentlichte Studie der US-Ernährungswissenschaftlerin Rita S. Strakovsky und ihrer Kollegen von der Universität Illinois. Die betroffenen jungen Ratten hatten durch die weiblichen Geschlechtshormone auch mehr Fettpolster gebildet.

Der Muttermilchersatz aus dem Fläschchen: Für Frauen, die nicht stillen können, ist er ein Segen: hygienisch, bequem, wissenschaftlich genau untersucht, mit exakt berechneten Nährstoffgehalten. Doch die Botschaften, die mit der Pulvermilch übermittelt werden, sind eben doch nicht die gleichen wie die in der Milch von der eigenen Mutter.

Auch die Babygläschen mit Gemüse, Obst, Fleischmahlzeiten sind für viele Eltern ein Segen. Bequem, praktisch und so sicher! Garantiert schadstofffrei, damit wird ja immer geworben.

Manchmal wurden dort allerdings auch schon hormonelle Störer identifiziert. So spürte die Stiftung Warentest im Jahr 2005 hormonell wirksame Chemikalien in Babygläschen auf, etwa in Hipp *Mais mit Kartoffelpüree und Biopute*. Bebivita *Gemüse mit Hühnchen und Reis* war »deutlich belastet«. Geringe Mengen fanden sich auch in anderen Gläschen, von Alnatura zum Beispiel. Sie stammten aus den Deckeln der Gläschen, aus der Plastikbeschichtung dort.

Schon ein Jahr zuvor waren Forscher der Universität Würzburg auf solche Hormonchemikalien in Babynahrung und Fruchtsäften gestoßen. Es handelte sich um eine Chemikalie namens 2-EHA.

Eigentlich hätte sie gar nicht gefunden werden dürfen. Denn: Sie »ist bisher nicht zugelassen«, laut Stiftung Warentest.

Harmlos ist sie nicht: Die höchste in Babygläschen und Säften gefundene Menge von 3,2 Milligramm 2-EHA pro Kilogramm könnte »gesundheitlich bedenklich sein«, meinte das Bundesinstitut für Risikobewertung. Das Institut hatte sich des Themas angenommen, weil es natürlich hochsensibel ist.

Dabei ist vieles wissenschaftlich noch umstritten. Oft ist nicht einmal klar, wie viel überhaupt aus Deckel oder Verpackung in den Babybrei übergegangen ist: Auf jeden Fall, meinte das Institut, sollte die Belastung verringert werden. Bei einigen der Phthalate jedenfalls sei »eine gesundheitsschädliche Wirkung«, so die amtliche Einschätzung, besonders im Hinblick auf nachfolgende Generationen nicht auszuschließen, wobei »als sensitive Verbrauchergruppe Schwangere und Kleinkinder anzusehen sind«.

Auch die Hersteller sorgen sich selbstverständlich um die Sicherheit und vor allem das Image ihrer Produkte. Wenn nur der leiseste Zweifel auftaucht, versuchen sie zu reagieren. Das gilt im Falle der Babygläschen, aber auch bei vielen anderen Plastiksachen. Auch die Europäische Union hat einige der Weichmacher für Kinderprodukte verboten.

Das klingt beruhigend.

Andererseits: Die Hersteller stellen natürlich nicht die Produktion ein. Sie wechseln nur die Rohstoffe für ihre Produkte. Für die Deckel in den Babygläschen. Für die Innenbeschichtung in den Softdrink-Dosen. Für die Plastikfolien, in die die Lebensmittel im Supermarkt eingeschweißt werden. Sie ersetzen die Stoffe, die öffentlich in Verruf geraten sind, durch andere Stoffe. An der Belastung der Bevölkerung ändert sich dadurch leider nichts.

Das fanden Forscher heraus, die die Verbreitung der Plastikhormone in der Bevölkerung über einen Zeitraum von 20 Jahren um die Jahrtausendwende untersuchten, mittels Urinproben, die offenbar in einer spezialisierten Urinprobenbank aufbewahrt werden, der »German Environmental Specimen Bank« (ESB).

Untersucht wurde die Kontamination mit den »prominentesten Phthalaten«. Neben dem relativ berühmten DEHP waren es diverse andere mit Kürzeln wie DiBP, DiNP, MEHP.

So ging etwa von 1988 bis 2008 die Belastung mit DEHP zurück, bei DiBP aber stieg sie an. »Insgesamt fanden wir Rückgänge bei der Belastung der Menschen mit Phthalaten, für die es gesetzliche Einschränkungen gab, während die Belastung mit Ersatzprodukten anstieg.« So das Fazit der Forscher, publiziert im Jahr 2011 in einem internationalen Fachjournal. Das Urteil stammt von den profiliertesten Hormonfahndern in Deutschland. Sie stellten auch fest, dass bei einigen dieser Stoffe Kinder doppelt so hoch belastet sind wie die Erwachsenen.

Und es sind ja nicht nur die Kunststoffe, die das Signalsystem im Organismus stören können, die hormonaktiven Stoffe aus der Plastikwelt, in der die Kinder heute leben – und auch die Erwachsenen. Sogar die Früchte der Natur können belastet sein. Das Gemüse. Das Obst. Auch hier waltet ja nicht die pure Natur, sondern in der Regel die industrielle Landwirtschaft. Sie produziert auch das Fleisch, Schwein, Rind, Geflügel. Und auch hier kommen Substanzen zum Einsatz, die im menschlichen Körper das Konzert der Botenstoffe stören können. Und viele können wiederum als heimliche Dickmacher wirken.

Es sind natürlich auch hier nur winzige Mengen, die die Konsumenten treffen können. Jedenfalls in aller Regel. Und vieles ist verboten. Jedenfalls bei uns. Glücklicherweise.

Doch die Grenzen des Legalen werden nicht immer beachtet. Immer wieder bestimmt der Profit die Gesetze des Handelns. Wer den kriminellen Akteuren in die Quere kommt, bekommt deren ganze Härte zu spüren. Und bezahlt seinen Einsatz für saubere Verhältnisse womöglich sogar mit seinem Leben.

9.
Kerniger Speck
Die Landwirtschaft als heimlicher Dickmacher

Hinrichtung auf freiem Feld – so war die Hormonmafia /
Warum werden ausgerechnet die Schlankmacher-Fette
eliminiert? / Späte Folgen des Gifts: Sogar der Enkel wird
noch dick / Milch von der Turbokuh: Mästet sie die Kinder? /
Doping fürs Schwein – Nebenwirkung für Menschen:
gesteigerter Appetit / Der Organismus wird in aller
Stille umprogrammiert

Wenn ihnen jemand in die Quere kommt, können die Leute von der Hormonmafia auch schon mal rabiat werden. Der Tierarzt André Ermens wurde von maskierten Männern zusammengeschlagen, seinen Kollegen passten zwei Motorradfahrer vor seiner Wohnung ab, sprühten ihm ätzende Mittel ins Auge und schlugen ihn zusammen.

Die Tochter des Veterinärs Karel van Noppen wurde mit ihrem Fahrrad auf dem Heimweg von der Schule von einem fremden Auto von der Straße in einen Teich abgedrängt. Vater van Noppen hat sich dadurch und auch durch Anschläge mit Molotowcocktails von seinen Untersuchungen nicht abbringen lassen – und musste seine Hartnäckigkeit schließlich mit dem Leben bezahlen. Sein Mercedes wurde auf der Straße gestoppt. Van Noppen musste aussteigen und wurde auf freiem Feld mit drei Schüssen hingerichtet.

Der Veterinär hatte vor seinem Tod einen Untersuchungsbericht über die Zustände in Belgiens Fleischwirtschaft geschrieben: Zwei Drittel aller Rinder und 90 Prozent aller Kälber würden mit Hormonen behandelt; Schlachthöfe, die inspiziert werden sollten, bekämen vorher Tipps aus Kreisen der Kontrolleure, und vielfach sei Bestechung gang und gäbe. Auch ihm selbst sei häufig Geld angeboten worden.

Sieben Jahre dauerte es, bis die Mörder van Noppens verurteilt wurden. Im Jahr 2002 wurden in Antwerpen die Urteile gesprochen. Drahtzieher waren nach den Erkenntnissen des Geschworenengerichtes die flämischen Viehhändler Germain Daenen und Alex Vercauteren. Der Mitangeklagte Albert Barrez hatte gestanden, den Vater zweier Kinder für 15 000 Euro erschossen zu haben. Der vierte Angeklagte, der Waffenhändler Carl de Schutter, hatte die Pistole besorgt.

»Wenn man an die Hintermänner der Mafia gelangt, stößt man im zweiten oder dritten Familiengrad auf die Familie eines Ministers«, sagt Flor van Noppen, der Bruder des Ermordeten, der zusammen mit der Witwe eine Stiftung ins Leben gerufen hat, um den Kampf gegen die Hormonmafia fortzusetzen.

Immer wieder werden Landwirte wegen des Verkaufs oder Gebrauchs illegaler Hormone rechtskräftig verurteilt. Immer wieder setzen die Viehbauern auch Verbotenes ein, in Europa, regelmäßig auch in China. Dank Globalisierung im Handel kann es dann auch Verbraucher anderswo treffen. Und die Reisenden in solchen Zonen ohnehin.

In Ländern wie China oder Mexiko sind gar Substanzen wie das berühmte Clenbuterol wieder in Mode – und werden massenhaft illegal eingesetzt. Und in den Vereinigten Staaten von Amerika sind Hormone sogar völlig legal im Einsatz, für die Produktion von Hamburgerfleisch, aber auch zur Erhöhung der Milchproduktion bei den Kühen. Die Europäer schüttelt es da – doch die US-Landwirtschaftslobby arbeitet hartnäckig daran, die lockere Praxis beim Hormonspritzen nach Europa auszudehnen.

Auch hierzulande ist das Agrarwesen nicht unbedingt sauber und rein.

Die Landwirtschaft ist unheimlich effizient geworden – weil sie immer ausgefeiltere Methoden entwickelt hat, Produktivität und Profite zu steigern. Es muss nicht immer illegal sein. Vieles ist auch erlaubt. Pestizide beispielsweise.

Auch hierzulande wird Obst und Gemüse gespritzt, häufig praktischerweise gleich aus dem Hubschrauber, mit Giften, die im menschlichen Körper wie Hormone wirken können – und die Gesundheit und auch Fortpflanzungsfähigkeit nicht nur bei den Konsumenten, sondern auch bei den Bauern selbst gefährden.

Wie die Plastikhormone können die Rückstände der Pestizide als Dickmacher wirken und die Geschlechtsfunktionen beeinträchtigen.

Ähnliches gilt für die in der Viehhaltung eingesetzten Antibiotika. Sie können das Milieu im menschlichen Darm verändern, dadurch die Nährstoffaufnahme manipulieren – und mithin dick machen. Darauf deuten jedenfalls neue Studien hin.

So gehören zu den heimlichen Dickmachern überraschenderweise sogar die Bauern. Denn die Methoden der modernen Landwirtschaft haben in vielfacher Weise Auswirkungen auf den Hormonhaushalt des Menschen – und damit auch auf die Figur.

Die moderne Landwirtschaft entfernt beispielsweise bestimmte Inhaltsstoffe, die eigentlich für die Gewichtsregulation ganz wesentlich wären, also mithin schlank machen können. Wie etwa die einschlägigen Fette in der Milch, aber auch in Milchprodukten: Butter, Käse, Sahne. Die Hochleistungsfütterungsmethoden für die Kühe senken den Anteil dieser wichtigen Fette. Beispielsweise die berühmten Omega-3-Fette, die nach zahlreichen Studien eine wesentliche Rolle bei der Gewichtsregulation spielen – und sogar beim Abnehmen mitwirken können.

Das »Agribusiness«, sagt Artemis P. Simopoulos, Präsidentin des staatlichen Zentrums für Genetik, Ernährung und Gesundheit in Washington, »hat zum Rückgang der Omega-3-Fette bei den Tierkörpern beigetragen«. Ursache sei zum einen das Streben nach hohen Produktionsmengen, das zu geringeren Omega-3-Gehalten bei Fleisch, Milch, Eiern, Gemüse – und sogar bei Fisch geführt hat: Die Fische aus modernen Aquakulturen haben bis zu 30 Prozent weniger Omega-3-Fette als ihre wildlebenden Kollegen.

Es geht nicht nur um Omega-3, sondern auch um die sogenannten CLA-Fette (»conjugated linoleic acids«: konjugierte Linolsäuren): Beide kommen besonders häufig vor, wenn die Kühe auf der Weide grasen dürfen – was bei der modernen Hochleistungslandwirtschaft leider die Ausnahme ist.

Die Omega-3-Fette wirken bei der Regulierung der Nahrungsaufnahme mit, in dem hormonellen Konzert aus Botenstoffen wie Leptin, Ghrelin, PYY (Peptid YY) und vielen anderen – und wenn mehr davon verspeist wird, dann ist das besser für die Figur als bei anderen Fetten. Das jedenfalls ergab eine Studie, die im Jahr 2007 im *Journal of Neuroendorionology* veröffentlicht wurde. Die sogenannten CLA-Fette sind sogar in der Lage, Fettzellen aufzulösen, weil sie an den »Killer-Rezeptor« andocken und so die sogenannte Apoptose, den Zelltod, einleiten können.

Doch in der Landwirtschaft sind sie leider nicht so beliebt. In der Schweiz gibt es sogar Geldabzug, wenn die Bauern mit allzu gesundem Fleisch ankommen. Die Eidgenossen haben, korrekt wie sie sind, sogar eine »Fettzahl« eingeführt. Sie gibt Auskunft darüber, in welchem Maße einfach oder mehrfach ungesättigte Fettsäuren (das sind die ernährungsphysiologisch gesunden Fette) in einem Fett enthalten sind. Ein hoher Anteil an ungesättigten Fettsäuren – ernährungsphysiologisch eigentlich wünschenswert – führt zu einer hohen Fettzahl und dazu, dass die Bauern für ihr Fleisch weniger Geld bekommen. Deshalb mästen die Bauern lieber Schweine mit ungesundem Fett.

Das ist schwer zu verstehen, aber es hängt damit zusammen, dass die Nahrungsindustrie die gesunden Fette als störend empfindet. Denn die gesunden Fette sind leider nicht so stabil und haltbar. In der Nahrungsindustrie aber kommt es in erster Linie darauf an, ob etwas die Torturen in der Fabrik übersteht und dann im Supermarkt lange hält.

Martin Scheeder vom Institut für Nutztierwissenschaften der Eidgenössischen Technischen Hochschule Zürich drückte das in der *Neuen Zürcher Zeitung* so aus: »Für die mechanischen Prozesse bei der Herstellung von Fleischprodukten sowie für die Schnittfestigkeit und die Stabilität von Wurstwaren wird jedoch ein fester kerniger Speck gefordert.« Dafür zahlt die Industrie gern mehr, und damit das alles korrekt läuft bei der Berechnung, hat man die »Fettzahl« eingeführt. Es klingt, als ob Fachmann Scheeder als Schweizer darauf ein bisschen stolz wäre. Denn: »Die Fettzahl hat sich in der Schweiz als weltweit einzigartiges Instrument zur Sicherung der Schweinefettqualität etabliert.«

Das Problem ist nur, dass der Bauer umso mehr Geld kriegt, je ungesünder das Fleisch ist. So sieht Scheeder

durchaus den »Zielkonflikt zwischen der von den Fleisch-
verarbeitern erwünschten Qualität« und dem »ernährungs-
physiologischen Wert«, dem Wert für die Gesundheit.

Schade eigentlich, dass die moderne Landwirtschaft ausgerechnet die Schlankmacher-Fette eliminiert.

Bei grasenden Kühen denkt natürlich zunächst kein
Mensch ans menschliche Hormonsystem. Es sind oft sehr
indirekte Zusammenhänge, die aber erhebliche Auswirkun-
gen haben aufs menschliche Leben. Und es ist nicht der
Bauer, den die Schuld trifft, wenn seine Erzeugnisse den
Hormonhaushalt durcheinanderwirbeln. Es ist eher der
Druck, immer billiger zu produzieren.

Durch die moderne Hightech-Landwirtschaft werden
zusätzliche Substanzen in die Nahrungskette eingeschleust,
die beim Menschen leider aufs Gewicht schlagen. Es sind
Substanzen, die es in der Natur nie gab. Sie wirken sogar in
die Zukunft hinein – über Generationen hinweg, wie eine
Studie der Washington State University aus dem Jahr 2013
zeigte.

Das sogenannte DDT (Dichlordiphenyltrichlorethan)
etwa. Eigentlich ein Uralt-Gift, das schon seit Anfang der
siebziger Jahre in vielen Ländern verboten ist. Doch es
wirkt sozusagen über die Zeit hinweg – und erfährt im
21. Jahrhundert sogar noch eine Renaissance, weil zum Beispiel die Weltgesundheitsorganisation (WHO) seit 2006 die
Verwendung in Afrika fördert und die Bill und Melinda
Gates Stiftung entsprechende Programme unterstützt – mit
dem Ziel, die Malaria auszurotten.

Dieses Agrargift kann noch bei den Enkeln Wirkungen
zeigen – unter anderem auf die Figur. Das zeigte Professor
Michael Skinner, Gründer des Zentrums für Reproduk-
tionsbiologie an der Washington State University, 2013 in

seiner Studie an Ratten: »In der ersten Generation sahen wir interessanterweise keinerlei Übergewicht. Wir sahen viele Krankheiten, aber kein Übergewicht. Es brauchte drei Generationen, um sich aufzuschaukeln«, sagt Skinner.

DDT verändert nicht direkt die Gene, aber es verändert ihre Wirksamkeit (im englischen Fachjargon: »Gene-Expression«). Wer also beispielsweise in den fünfziger Jahren mit DDT in Berührung kam, hat, ohne es zu merken, die Empfänglichkeit der Nachkommen verändert – und bewirkt, dass die Enkel dicker werden, noch im 21. Jahrhundert.

Immer mehr Studien zeigen den Zusammenhang zwischen den Agrarchemikalien und dem Körpergewicht. Eine Untersuchung der Wissenschaftler Claudia Twum und Yudan Wei von der Mercer University im US-Bundesstaat Georgia wies beispielsweise 2011 nach: Je mehr Pestizide Jugendliche im Urin haben, desto eher sind sie dick. Bei den Erwachsenen ist es genauso, wie US-Regierungsdaten zeigen.

Eine spanische Untersuchung von Michelle A. Mendez vom Forschungszentrum für Umwelt-Epidemiologie in Barcelona aus dem Jahr 2010 ergab, dass Kinder umso dicker waren, je mehr ihre normalgewichtigen Mütter in der Schwangerschaft mit Pestiziden belastet waren.

Es sind Veränderungen, die unmerklich stattfinden. Auch die Langzeitwirkungen sind subtil – es tut nichts weh, es gibt keinen sichtbaren Ausschlag. Und niemand weiß ja, ob Opa mit solchen Substanzen Kontakt hatte.

Wenn die Lebensmittel sozusagen hormonell fehlerbehaftet sind, dann merkt das zunächst niemand. Man sieht nichts, man riecht nichts, man schmeckt vielleicht sogar nichts. Aber die Auswirkungen sind erheblich. Der Organismus wird in aller Stille umprogrammiert.

Oft ist der Bauer selbst das erste Opfer.

Zumindest bei den Giften, die auf den Äckern versprüht werden. Und das sind gigantische Mengen: Mehr als 40 000 Tonnen Pestizide setzt die Landwirtschaft allein in Deutschland pro Jahr ein, in Europa sind es 300 000 Tonnen, in den USA 500 000 Tonnen. 700 Produkte sind allein in Deutschland registriert, mit 250 verschiedenen Wirkstoffen.

Es sind nicht die direkten Folgen, die die schlimmsten sind. Verätzungen etwa. Dagegen kann man sich schützen. Es sind die subtilen Folgen, die zunächst gar nicht zu spüren sind, die Folgen für die Fortpflanzungsfähigkeit.

Immer wieder klagen Bauern und Landarbeiter über Kinderlosigkeit, Unfruchtbarkeit. Als Ursache werden häufig die Agrargifte identifiziert. Zum Beispiel auf den Bananenplantagen in Südamerika. Aber auch in Südspanien, dem »Land der giftigen Früchte« *(Süddeutsche Zeitung),* wirken sich die Gifte auf die Sexualsysteme der Menschen aus.

Der Mediziner Nicolas Olea von der Universität in Granada hat in einer 2007 veröffentlichten Studie bei allen 220 jungen Männern aus der Gegend, die er untersuchte, Pestizide im Blut und im Fettgewebe gefunden. Bei 150 schwangeren Frauen fand sich sogar Gift in der Plazenta. Je mehr davon die Frauen im Leib hatten, desto stärker waren ihre Kinder geschädigt. Die Mediziner stellten unter anderem Anomalien an den Geschlechtsorganen fest, etwa Fehlbildungen der Harnröhre im Penis kleiner Jungen.

Auch Gärtner sind betroffen: Das ergaben etwa dänische Studien aus dem Jahr 2013. Die Gärtnerinnen brauchten länger, um schwanger zu werden, und hatten ein bis zu dreifach erhöhtes Risiko, dass ihre Söhne einen sogenannten Hodenhochstand hatten – eine Fehlbildung, bei der die Hoden der kleinen Jungs nicht außen im Hodensack hängen, sondern innen in der Bauchhöhle bleiben. Ähnliches hatten finnische und italienische Studien gezeigt.

Die amerikanische Forscherin Shanna Swan fand schon 2002 heraus, dass die Spermaqualität bei Männern im ländlichen Raum deutlich schlechter war als bei Städtern. Damals war sie Leiterin des Instituts für Fortpflanzungs-Epidemiologie an der Universität von Rochester im US-Bundesstaat New York, später wechselte sie ans Mount Sinai Krankenhaus in Manhattan.

Die Folgen der Agrargifte für die Stadtbewohner sind weniger drastisch – aber selbst sie müssen mitunter mit Rückständen dieser Gifte rechnen, wenn sie Erdbeeren oder Paprika oder Äpfel bei REWE oder EDEKA oder LIDL kaufen.

Und wenn Stadtbewohnerinnen gern Rindfleisch essen, Hamburger beispielsweise, dann kann das sogar bei ihren Söhnen die Qualität der Spermien beeinträchtigen – jedenfalls dann, wenn die Rinder mit Hormonen behandelt wurden.

Auch das geht aus einer Untersuchung der Fortpflanzungsforscherin Swan hervor, die sie im Jahr 2007 im Fachblatt *Human Reproduction* veröffentlichte.

Sie hatte Spermaproben von Männern untersucht und die Ergebnisse mit dem Rindfleischkonsum ihrer Mütter während der Schwangerschaft verglichen. Ergebnis: »Die durchschnittliche Spermienkonzentration bei den Männern ging im gleichen Maße nach unten, wie der Rindfleisch-Konsum der Mütter anstieg.«

Das bewegte natürlich nicht nur die Hamburgernation Amerika, sondern auch die Beefeater aus Großbritannien: »Rindfleischessen könnte die Fruchtbarkeit Ihres Sohnes gefährden«, meldete der britische *Telegraph*.

Von jenen 51 Männern, deren Mütter das meiste Fleisch gegessen hatten, hatten 18 Prozent weniger als 20 Millionen Spermien pro Milliliter, was von der Weltgesundheitsorganisation (WHO) als Zeichen eingeschränkter Fruchtbarkeit (»subfertil«) angesehen wird. Keiner der Männer war allerdings völlig unfruchtbar, alle hatten sogar ein Kind ohne medizinische Unterstützung gezeugt. Dennoch sorgten die Ergebnisse für Aufregung. Denn sie zeigten: Selbst geringste Mengen von Hormonen können sich auf das Baby im Mutterleib auswirken.

Laut Shanna Swan sind »der Fötus und die kleinen Kinder besonders empfindlich für die Geschlechtshormone«.

In ihrer Studie wurden Männer untersucht, die zwischen 1949 und 1983 geboren worden waren. Diejenigen, deren Mütter mehr als siebenmal pro Woche Rindfleisch gegessen hatten – in der Hamburgernation nicht so ungewöhnlich –, hatten eine um 24 Prozent geringere Spermienkonzentration.

Der britische Experte Alan Pacey von der Universität Sheffield sagte dem *Telegraph*, die Funde seien »alarmierend«. Und Professor Richard Sharpe von der Universität Edinburgh fügte hinzu: »Die Hausaufgabe lautet: Wir sollten nicht mit Wachstumsförderern herumpfuschen.«

Bei Kindern ist besondere Vorsicht geboten. Bei einem achtjährigen Jungen können täglich zwei Hamburger ausreichen, um den Hormonspiegel um bis zu zehn Prozent ansteigen zu lassen, schätzte der US-Umweltmediziner Samuel Epstein von der University of Illinois.

Für die Verbraucher, für die Kinder vor allem, ist das alles nicht sehr erfreulich. Doch sie sind auch nicht ausschlaggebend, wenn es um den Einsatz solcher Substanzen geht. Da ist eher die Bilanz von Bedeutung, die Produktivität

im Stall. Und dabei ist der Einsatz der Hormone für die
Viehwirtschaft besonders verführerisch: Durch Hormongaben können mit geringen Mitteln grandiose Effekte erzielt
werden. Bei der »Tierproduktion«, wie man das heute nennt,
haben die Hormone einen ganz besonderen Charme. Sie
können die Effizienz nach Wunsch erhöhen. Mit ihnen lässt
sich die »Performance« verbessern. Weil die Botenstoffe in
das Steuerungssystem eingreifen, wird zum Beispiel bei
Milchkühen das Milchproduktionszentrum angewiesen,
mehr zu produzieren als von der Natur vorgesehen. Das
Masttier wird schneller schlachtreif, und sein Fleisch ist magerer. Denn per Hormon lässt sich auch das Verhältnis zwischen Muskelfleisch und Fett prima einstellen. Wie beim Bodybuilder sorgen die Hormone auch beim Schwein für die
gewünschte Silhouette. Weil die Botenstoffe für die Einlagerung und die Verteilung der Nahrungsinhaltsstoffe, etwa des
Fetts, sorgen, auch für das Wachstum einzelner Körperregionen, kann man durch gezielten Einsatz sogar die Figur
des Tieres bestimmen. Gezieltes Schwein-Design sozusagen, passgenau für die modernen Verbraucherwünsche und
Ernährungsmoden. Mehr Schnitzel und weniger Speck.

Und man kann das Wachstum beschleunigen. Mehr
Schwein pro Jahr. Mehr Profit pro Bauer.

»Der finanzielle Anreiz, Hormone einzusetzen, ist enorm,
denn diese steigern bei weniger Futter das Wachstum (um
etwa 20 Prozent) – im Grunde erhält man auf diese Art deutlich mehr Protein zu geringeren Kosten«, schreibt die Autorin Vivienne Parry *(Tanz der Hormone)*.

Die Landwirtschaft hat sich von der Natur immer weiter
emanzipiert. Die industrielle Massenproduktion hat Vorteile, weil es keine Hungersnöte mehr gibt, jedenfalls in vielen Teilen der Welt. Sie hat aber auch Nachteile. Denn die

industrielle Nahrungsproduktion folgt ihren eigenen Geset-
zen. Die industrielle Landwirtschaft formt die Natur nach
ihren Maximen um. Und sie bringt dabei Hormone ins Spiel,
die dann mit dem Schnitzel oder Steak geschluckt werden.

In Amerika ist das weithin legal, in Europa streng verboten.

Zwischen den Kontinenten tobt darüber seit Jahren ein
Streit. Europäische Verbraucher fürchten schon, dass es zu
einer »Harmonisierung« kommt, im Sinne eines möglichst
ungestörten Warenverkehrs.

Auch in den USA allerdings verändern sich die Wünsche
der Konsumenten, wächst die Skepsis gegenüber der Hor-
monlandwirtschaft und die Sehnsucht nach mehr »natürlicher« Nahrung.

Doch das stößt schnell auf Widerstand. Denn es ist nicht
nur eine Frage von Wünschen und Sehnsüchten. Es geht
auch um wirtschaftliche Interessen. Und wenn eine Firma
Millionen von Dollars in eine ultramoderne Landwirtschaft
und mithin in den Umbau der Natur im ganz großen Stil
investiert hat, dann will sie nicht kampflos aufgeben.

Zum Beispiel die Firma Monsanto. Der Konzern mit Sitz
in St. Louis im US-Bundesstaat Missouri (Jahresumsatz
15 Milliarden Dollar, etwa 11 Milliarden Euro) hat sich voll
und ganz der Agro-Zukunft verschrieben und dafür kräftig
investiert. Monsanto ist die modernste aller Agro-Kompa-
nien, ganz vorne dran im Hormonbusiness, aber auch bei
Giften und Gentechnik.

Wenn da einer mit Natur kommt, dann kommt er den
Leuten von Monsanto gerade recht. Die Anwälte des Un-
ternehmens stehen dann schon bereit.

Monsanto hat zum Beispiel ein Hormon auf den Markt
gebracht, das gentechnisch hergestellt wird. Es heißt rbST

(»recombinant bovine somatotropin«) und wird verkauft unter dem Namen Posilac. Es führt dazu, dass die Kuh mehr Milch produziert. Der Konzern hat dafür eine Menge Geld ausgegeben, 300 Millionen Dollar.

Posilac verkaufte sich prächtig: Zeitweilig 30 Prozent der Milchkühe in den USA wurden nach einer Regierungserhebung gedopt. Nach Branchenschätzungen macht das Unternehmen mit dem Mittel Jahr für Jahr einen Umsatz von mehreren hundert Millionen Dollar.

Doch dann gab es Gegenwind. Immerhin steigt die Milchleistung der Kuh um bis zu 20 Prozent. Alle zwei Wochen muss das Tier gespritzt werden. Die Folge: ein dramatischer Anstieg der Risiken für die Kuh. Deren Körpertemperatur kann sich erhöhen, Euterentzündung (Mastitis) kann entstehen, Medikamente müssen eingesetzt werden.

Monsanto wies die Vorwürfe stets zurück: »Farmer, denen die Gesundheit und das Wohlbefinden ihrer Herden ein Anliegen ist, würden niemals ein Produkt wählen, das nicht von Vorteil ist«, sagte 2007 Monsantos Sprecher Andrew Burchett laut der Zeitung *Chicago Tribune*.

Aus dem gedopten Euter spritze schließlich völlig normale Milch, so die Posilac-Produktinformation. Das Hormon ändere daran gar nichts, die Milch, die damit produziert werde, sei die »gleiche, sichere, nahrhafte Milch wie die von Kühen, die den Zusatz nicht bekommen haben«. Behörden und unabhängige wissenschaftliche und akademische Organisationen auf der ganzen Welt hätten die Verwendung »seit über 20 Jahren geprüft und sind zu dem Schluss gekommen, dass es ein sicheres, verantwortungsbewusstes und effektives Management-Mittel für die Milchfarmer ist«. Trotzdem verlor Monsanto offenbar den Gefallen am Turbo-Hormon für die Kuh und stieß 2008 das

Posilac-Business ab, an den Pharmakonzern Eli Lilly. Der Verkauf des Milch-Pushers ging nahtlos weiter.

Auch die amerikanische Lebensmittelbehörde FDA hat »keine Bedenken« gegen die Milch, wie sie in einer Stellungnahme von 2009 formulierte, bekräftigt nochmals in einem Update von 2013. Schäden für Konsumenten bestreitet die FDA. Auch ein Inhaltsstoff dieser Milch, der »Insulinartige Wachstumsfaktor« IGF, der wie das Zuckerverarbeitungshormon Insulin wirkt, zeige keinen Zusammenhang mit Krebs – in der Milch. Der Stoff allerdings kann nicht nur eine Rolle spielen bei der Entstehung von Krebs, sondern auch von Übergewicht, wie dänische Wissenschaftler im Jahr 2013 feststellten.

So ist es aus Verbrauchersicht erfreulich, dass Europa hart bleibt in Sachen Hormondoping in der Landwirtschaft.

Doch unterdessen finden auch europäische Bauern immer wieder individuelle Lösungen – allerdings illegal. Immer wieder kommen Hormonskandale ans Licht. Die darauf stets folgende öffentliche Empörung kann die kriminellen Elemente in der Agrarbranche offenbar nicht davon abhalten, in den Hormonkübel zu greifen.

Die ganz großen Hormonskandale gab es Ende des vorigen Jahrhunderts. Doch die damals beliebten Dopingmittel sind auch heute noch gebräuchlich, in anderen Gegenden der Welt. Und auch hierzulande.

Einer der bisher größten Fälle von Vieh-Doping in Deutschland war 1988 aufgeflogen: Ein Großbauer namens Felix Hying im münsterländischen Südlohn-Oeding hatte 13 736 Kälber mit Hormonen gedopt. Bei einem Viehhändler im niedersächsischen Löningen wurde Jahre später in einer Flasche *RiverCola* ein Kilo reines Clenbuterol gefunden, ausreichend für 20 000 Tiere.

Beim Viehhändler Gerhard Vüllings im niederrheinischen Goch-Asperden fanden Fahnder 1995 das Hormon Östradiol im Blut seiner Kälber. Bei 47 von 54 Tieren wurde Clenbuterol festgestellt. Und üppige Vorräte wurden sichergestellt: 500 Flaschen mit diversen Hormonen wie Testosteron und Estradiol-Benzoat, außerdem Antibiotika und 75 Kilo Clenbuterol. Vüllings wurde zu zehn Monaten Haft auf Bewährung und 10 000 Mark Geldstrafe verurteilt.

»Sauerei im Schweinesystem«, titelte im Jahr 2001 die *tageszeitung*: Sogenannte Autobahnärzte hatten 1200 Bauern in Bayern mit illegalen Substanzen versorgt, Hormonen, aber auch Impfstoffen und Antibiotika.

Die Bauern können sich bei ihren kriminellen Aktivitäten fachkundigen Beistand holen – bei Veterinären, die oft auch die Lieferanten sind. »Es gibt Tierärzte, die geradezu in gesetzeswidrige Praktiken hineinwachsen«, so eine Expertin im Jahr 2007 in der *Frankfurter Allgemeinen Sonntagszeitung*.

»Schon in den Hospitanzen während des Studiums werden den jungen Kollegen Unregelmäßigkeiten vorgelebt«, sagte die Branchenkennerin, die selbst Tierärztin ist, sich aber nicht mit ihrem wahren Namen zitieren lassen wollte.

Die kriminellen Mäster legen bei der Wahl der wirksamen Substanzen einige Kreativität an den Tag. Und auch die Lieferwege sind oft verschlungen. Im Jahr 2002 fand sich plötzlich ein Stoff namens Medroxyprogesteronacetat (MPA) in nordrhein-westfälischem Schweinefutter.

Plötzlich gab es einen europaweiten MPA-Skandal: 1700 Betriebe waren in Nordrhein-Westfalen betroffen. 7500 MPA-verdächtige Schweine wurden aber auch von den Niederlanden nach Deutschland verkauft, 2000 nach Italien, 500 nach Spanien, 200 nach Frankreich. In elf deutschen Bundesländern wurden Bauernhöfe gesperrt.

MPA ist eigentlich ein Antibabypillen-Wirkstoff. Zu den Nebenwirkungen gehört gesteigerter Appetit.

So ist das auch bei den anderen Substanzen, die in der Landwirtschaft zum Einsatz kommen. Viele sind seit Jahren in Gebrauch, sie gelten als sicher. Doch mehr und mehr zeigen sich unerwünschte Nebenwirkungen auch bei einer Dosis, die bisher als ungefährlich galt. Und hinzu kommen die Wirkungen aufs Gewicht, die bislang gar nicht auf dem Radar waren. Auch die Krankheiten, die bislang als Folge von Übergewicht galten, erscheinen jetzt als mögliche Folge der Gifte, die in der Landwirtschaft zum Einsatz kommen.

Selbst niedrige Dosen dieser Chemikalien können über die Jahre einerseits zu Übergewicht führen – und andererseits zu erhöhtem Risiko für die Zuckerkrankheit Diabetes und für Herzleiden, angezeigt durch veränderte Blutfette und die sogenannte Insulinresistenz. Und das sogar bei Menschen, die zuvor noch gesund waren. Das ergab eine 2011 im Fachjournal *PlosOne* veröffentlichte Studie verschiedener amerikanischer Forscher.

Sie hatten schwarze und weiße Amerikaner über einen Zeitraum von 20 Jahren begleitet, insgesamt 5115 Teilnehmer, die zu Beginn der Studie in den achtziger Jahren zwischen 18 und 30 Jahren alt waren.

Ergebnis: Wer häufiger in Kontakt mit Pestiziden kam, brachte später mehr Kilos auf die Waage, hatte höhere Blutfette und schlechtere Cholesterinwerte. Interessanterweise stieg das Gewicht nicht mit der Dosis – sondern es war umgekehrt: »Tatsächlich zeigten frühere Tierexperimente, dass höhere Dosen von Chemikalien zu Gewichtsverlusten führten – aber viel niedrigere Dosen der gleichen Chemikalien erhöhen das Gewicht«, schrieben die Forscher.

Ein US-Forschungsprogramm verschiedener Regierungs-
behörden (Tox21 HTS) identifizierte verschiedene Pestizide, die erhöhtes Körpergewicht zur Folge haben, zudem
erhöhte Zuckerwerte im Blut oder Veränderungen bei der
Insulinproduktion durch die Bauchspeicheldrüse. Zu ihrer
Verwunderung stellten die US-Regierungsforscher fest, dass
die Effekte eigentlich zunächst gar nichts mit den Pflanzen-
schutz-Effekten der Gifte zu tun hatten – aber mit »biolo-
gischen Prozessen«, die den Zuckerhaushalt regulieren und
die Ausbildung von Fettzellen. Fazit: Diese Chemikalien
waren eng verbunden »mit Diabetes oder Übergewicht bei
Menschen«.

Schon im Jahr 2007 hatte eine internationale Forschergruppe mit Teilnehmern aus den USA, Korea und Norwegen die möglichen Mechanismen untersucht. Es ging dabei
insbesondere um die sogenannten POPs (»persistent organic pollutants«), wie Dioxine oder Organchlor-Pestizide.

Im Jahr 2011 berichteten Forscher der Universität London über »bisher nicht bekannte« hormonelle Effekte, etwa
auf die Männlichkeitshormone, und das bei »weit verbreiteten Pestiziden«.

Selbst die Knochen können leiden, wie französische Wissenschaftler in einer 2014 veröffentlichten Studie herausfanden – und zwar sogar unterhalb der Dosis, bei der
eigentlich nichts passieren dürfte. Die weiblichen Ratten
schrumpften sogar im Vergleich zu ihren Eltern. Die Forscher schlussfolgerten, dass man über die Methoden zur
Ermittlung der Dosis, bei der es »keine beobachteten Effekte« gibt, »neu nachdenken müsste«.

Auch der umstrittene Wirkstoffe Glyphosat könnte das
Gewicht beeinflussen. Er ist das meistgenutzte Agrargift der
Welt. Die US-Autoren Anthony Samsel und Stephanie

Seneff sehen einen Zusammenhang mit Übergewicht, weil Glyphosat das Darmmilieu verändert – und gerade das Wirken der Bakterien im Verdauungstrakt neuerdings als wichtiger Faktor bei der Entwicklung von Übergewicht gewertet wird.

Glyphosat ist das wichtigste Pestizid weltweit, vor allem für Mais und Soja. Es ist auch in Deutschland weit verbreitet, auf 40 Prozent aller Flächen, etwa unter Monsantos Marke *Roundup,* was so viel bedeutet wie »Razzia«. Es ist »hervorragend zur totalen Unkrautbeseitigung geeignet«, wirbt ein Hersteller. Sogar bei Amazon gibt es das Gift, den Liter zu 17,98 Euro (»Vernichtet alles, was grünt«).

Glyphosat findet sich auch häufig als Rückstand, vor allem in Brot, insbesondere Vollkornbrot, in Soja und Mais und zunehmend auch in Milch sowie Eiern.

Die Hersteller, neben Monsanto auch Bayer und BASF sowie der Schweizer Agro-Riese Syngenta, wiesen die Vorwürfe wegen Nebenwirkungen stets zurück. Eine EU-Studie fand, glyphosatbedingte Missbildungen bei Tieren hätten ohnehin »keine Relevanz« für den Menschen.

Auch die zuständigen deutschen Regierungsstellen sehen »keine Hinweise« auf eine krebserzeugende, reproduktionsschädigende oder fruchtschädigende Wirkung von Glyphosat, so das Berliner Bundesinstitut für Risikobewertung (BfR). Auch die Glyphosat-Funde im Urin von Kühen und auch Menschen lägen »weit unterhalb eines gesundheitlich bedenklichen Bereiches«. Leipziger Forscher hatten berichtet, bei chronisch kranken Menschen fänden sich »signifikant höhere« Glyphosat-Werte im Urin.

Tatsächlich finden sich auch für schädliche Effekte bei Menschen zunehmend Hinweise: Die im Heidelberger Wissenschaftsverlag Springer erscheinende Zeitschrift *Archives of Toxicology* berichtete im Jahr 2012 über eine Studie brasilianischer Forscher von der Universität São Paulo, nach der Glyphosat die Sexualentwicklung bei männlichen Ratten, deren Mütter das Gift in der Schwangerschaft bekamen, sogar bei einer Dosis störte, die eigentlich gar nichts bewirken sollte.

Rückstände von solchen Agrochemikalien gibt es im Supermarkt immer wieder: So fand die Zeitschrift *Öko-Test* in einer Untersuchung von 2007 hormonaktive Gifte in zahlreichen Erdbeerproben. Am giftigsten und mit »ungenügend« bewertet waren die Proben von EDEKA und LIDL, Penny und Real, Plus und REWE.

Öko-Test fand Pestizide Anfang 2007 in unakzeptabel hohen Mengen auch in Orangen von Norma, Penny, Real und REWE. Auch Amtskontrolleure werden immer wieder fündig. Vor allem Paprika ist oft belastet, so stellten baden-württembergische Prüfer fest. Jede dritte Probe enthielt 2007 sogar Rückstände von illegal eingesetzten Giften. Nach einer Greenpeace-Untersuchung von 2008 war nur die Hälfte der untersuchten Obst- und Gemüseproben in deutschen Supermärkten frei von chemischen Rückständen. Besonders sauber waren nach dieser Studie die Billigläden LIDL und ALDI.

Nach solchen Befunden haben sich die Supermarktketten sehr bemüht, die Belastung zu senken – mit Erfolg, wie auch *Öko-Test* einräumte: Das liege »insbesondere an einer besseren Qualitätssicherung der großen Handelsketten«, die von ihren Lieferanten häufig verlangten, die offiziellen Rückstandshöchstmengen zum Teil erheblich zu unterbieten. Was allerdings auch dadurch erleichtert werde, so *Öko-Test*, dass »im Zuge der EU-Harmonisierung Rückstandshöchstmengen nach oben angepasst« worden seien. Doch immer noch 60 bis 80 Prozent der Proben sind bei amtlichen Untersuchungen belastet; bei Erdbeeren waren es 2011 in Baden-Württemberg sogar 96 Prozent, bei den konventionell erzeugten – Bio hingegen ist in aller Regel sauber.

Auch anderswo finden sich von den Hormonchemikalien immer noch ansehnliche Rückstände, wie österreichische Umweltschützer im Jahr 2012 anhand amtlicher europäischer Überwachungsdaten ermittelten. Vor allem Kopfsalat, Tomaten, Gurken, Äpfel und Lauch waren nach Angaben der Organisation »Global 2000« belastet – und das zum Teil mit Gehalten an hormonaktiven Substanzen, die über denen in Antibabypillen lägen.

Zudem finden sich Giftrückstände immer noch häufig in weniger prominenten Produkten wie etwa Linsen oder Gewürzen – und bei Importen aus Nicht-EU-Ländern: mitunter in rekordverdächtigem Ausmaß. So fand Greenpeace in türkischen Trauben Reste von 24 verschiedenen Pestiziden.

Zugleich werden bei Agrarhilfsmitteln immer neue Folgen für die menschliche Gesundheit entdeckt. Auch die Antibiotika, die im Stall zum Einsatz kommen, haben Folgen für die Menschen – bis hin zu ihrer Körperform.

Im Vordergrund steht natürlich immer die Besorgnis über die zunehmenden Resistenzen: Weil die Krankheitserreger durch verbreiteten Einsatz der Antibiotika abgehärtet werden, wirken immer häufiger Arzneien nicht mehr.

Im April 2014 hatte die Weltgesundheitsorganisation (WHO) einen Bericht über die Ausbreitung dieser Resistenzen vorgelegt. In allen Weltgegenden breiten sich demnach die resistenten Krankheitskeime aus. Ursache: Massentierhaltung. Je größer die Ställe, desto häufiger die Krankheiten, desto öfter Behandlung mit Antibiotika. Folge: Viele Krankheiten beim Menschen sind immer schwerer zu

behandeln. Die Hälfte aller weltweit auftretenden Tuberku-
losefälle beispielsweise sei mit den üblichen Medikamenten
nicht mehr therapierbar, so die WHO.

Beliebt sind Antibiotika auch als Masthilfsmittel. Zwar ist
ihr Einsatz als sogenannte Leistungsförderer in der Europäischen Union seit 2006 offiziell verboten – doch immer
noch werden sie großflächig eingesetzt. 2011 beispielsweise
waren in Nordrhein-Westfalen 96 Prozent der Masthähn-
chen aus 180 Betrieben behandelt – ein klarer Fall von Doping, vermuteten die Behörden.

Rückstände der Medikamente werden relativ häufig
gefunden. Bei einer Untersuchung bayerischer Behörden
enthielt jede vierte Geflügelfleischprobe Rückstände des
Antibiotikums Doxycyclin, vor allem bei Puten. Sogar im
Gemüse finden sich mitunter Reste der Antibiotika – wenn
sie via Gülle in den Boden gelangt sind. So wurde das mittlerweile als Futterzusatz verbotene Antibiotikum Tetracy-
clin sogar schon in Rotkohl entdeckt – und bei den bayerischen Schweinen in jeder dritten Probe.

Angesichts von 30 Millionen Tonnen Gülle, die jährlich
allein in Deutschland anfallen, sieht der Chemiker Professor
Manfred Grote von der Universität Paderborn hier ein »erhöhtes Risikopotenzial für die Verbraucher«.

Und dieses Risikopotenzial bezieht sich womöglich nicht
nur auf verminderte Behandlungsfähigkeit im Krankheits-
fall, sondern auch auf die Figur: Denn nicht nur bei der
Tiermast können die Antibiotika gewichtsfördernde Wirkung haben, sondern auch beim Menschen.

Das jedenfalls vermutete eine Studie der Universität von
Kalifornien aus dem Jahr 2013. Die Veränderungen des
»bakteriellen Gleichgewichts« im Verdauungstrakt durch
niedrige, aber dauerhafte Dosen an Antibiotikarückständen

könnten die Körperkomposition verändern. Die »Übergewichtsepidemie« in den Vereinigten Staaten könne daher
zumindest »teilweise angetrieben« worden sein durch diese
Rückstände an Antibiotika.

Solche skeptischen Statements von Wissenschaftlern stoßen in der Regel schnell auf Widerspruch – von Forscherkollegen, die häufig mit freundlicher Unterstützung ein-
schlägig interessierter Industriekreise operieren. Oft stellt
die Industrie selbst schlagkräftige Forschertrupps zusammen, um die wissenschaftliche Diskussion zu beeinflussen,
und natürlich auch die Gesetzgebung. Denn nichts fürchten die Konzerne mehr als scharfe Regulierung, strenge
Grenzwerte oder gar Verbote.

Schließlich geht es um Milliarden. Und gerade die Chemikalien, die in winzigsten Mengen im menschlichen Körper als Hormonstörer wirken, sind für die Chemie-Multis
profitable Blockbuster, von denen sie Jahr für Jahr Millionen von Tonnen in die Welt bringen.

Für die Verbraucher sind sie Dickmacher, Krankmacher,
für die Hersteller aber die Stützen der Bilanzen und der
Dividenden für die Eigentümer.

Die Kämpfe um Nutzen und Nachteil der Chemikalien
finden meist hinter den Kulissen statt. Die Medien interessieren sich meist nicht sehr dafür. Dabei geht es natürlich
jeden an, was erlaubt sein soll und was verboten und wie
hoch die Belastung sein darf mit den heimtückischen Dickmachern aus den Supermärkten, gegen die auch mit den
lästigsten Diäten kaum anzukommen ist.

Darum geht es ja bei diesen Schlachten. Um neue Gesetze. Um Grenzwerte, für Kinder und Erwachsene. Und daher ist es sehr wichtig, wer sich da durchsetzt, wer gewinnt
bei den Kämpfen hinter den Kulissen.

10.
Angefeindet und geschnitten
Der Kampf um die Fakten:
Wer schützt die Konsumenten?

*Gefahr für die Gesundheit – und für die Geschäfte / Die
Firmen schalten auf Attacke / Aus der Sonnencreme in die
Muttermilch / Das geht da nie durch, sagen die Hersteller /
Müssen jetzt alle Chemikalien verbannt werden? /
Professoren als »Mietmäuler« der Industrie /
Leben in der Plastikwelt: Wenden sich die Kunststoffe
jetzt gegen den Menschen?*

Er gehört zu jenen, deren Arbeit oft für Ärger sorgt. Dabei wirkt er eigentlich nicht so, als ob er Streit suche.
Professor Thomas Göen ist den wachsenden Risiken durch
die Plastikhormone auf der Spur. Er ist der Chef des Labors
hier, ein ruhiger, norddeutsch-bedächtiger Mensch, ein
bisschen schlaksig, ein sorgfältiger Wissenschaftler.

Das Labor ist die führende Institution in Deutschland,
wenn es um diese schon in winzigen Mengen äußerst wirksamen Substanzen geht. Göen arbeitet mit seinen Kollegen
in einer geräumigen Villa, mit Blick auf alte Bäume, einen
parkartigen Garten. Heller Dielenboden, ein großzügiges
Treppenhaus. Eine überraschend altmodische Umgebung
für eine Forschergruppe, die sich mit einem ziemlich modernen Thema befasst: Die Irreführung der körpereigenen
Botenstoffe durch die Plastikhormone aus der Welt der
Chemie.

Die Forschungseinrichtung an der Universität Erlangen-Nürnberg hat einen etwas umständlichen Namen: »Institut und Poliklinik für Arbeits-, Sozial- und Umweltmedizin«. Die Spezialisten von hier arbeiten eng mit dem Umweltbundesamt in Berlin zusammen.

Professor Jürgen Angerer, der Pionier unter den Hormonfahndern von Erlangen, hat schon früh darauf hingewiesen, dass die Menschen erheblich mehr belastet sind als gemeinhin angenommen. Angerer hatte in einer seiner Studien festgestellt, dass die Leute in Deutschland von den hormonaktiven Kunststoffen zehnmal mehr aufnehmen als angenommen. Besonders betroffen sind die Kinder. »Diese Studien sind ein Alarmsignal«, sagte Angerer.

»Von Tomaten bis Babynahrung: Überall finden Forscher hormonähnliche Stoffe«, so schrieb die *Süddeutsche Zeitung*. Sogar in der Muttermilch. Dort hatte Margret Schlumpf, Toxikologin an der Universität Zürich, solche hormonaktiven Chemikalien gefunden. Sie stammten aus Sonnenschutzmitteln.

Frau Schlumpf ist eine der besten Expertinnen auf diesem Gebiet. An der Tür ihres Büros hing jahrelang das Foto einer armen, haarlosen Ratte in einem Becherglas, die Pfötchen am Glasrand, bis zur Schulter in einer Flüssigkeit: Olivenöl mit einem UV-Sonnenschutzfilter.

Der Sonnenschutz galt bisher als harmlos. »Die Hersteller sagen, es geht nicht durch die Haut.« Frau Schlumpf weiß es besser: »Wir haben rausgefunden: Es geht durch die Haut.«

Toxikologin Schlumpf riet den Frauen: »Wer schwanger werden will, schon ist oder ein Baby stillt, sollte Kosmetika meiden, die synthetische UV-Filter, Parabene oder auch synthetische Moschusduftstoffe enthalten.«

Klar, dass die Hersteller dieser Produkte da nicht sehr begeistert sind. Zumal Frau Schlumpf auch noch den Gesetzgeber aufforderte, aktiv zu werden. Sie gehört zu den Initiatoren eines groß angelegten Forschungsprojekts in der Schweiz, das sich mit den Hormonchemikalien beschäftigte (Kürzel: NFP 50).

Firmen fürchten natürlich Einschränkungen beim Einsatz solcher Substanzen mit weitreichenden Wirkungen auf die Menschen. Und schalten auf Attacke. Die Angriffe nahmen zu, sagt Toxikologin Schlumpf: »Man hat uns angefeindet und geschnitten, wie ich das bisher nicht erlebt hatte.«

Die hormonell wirksamen Kunststoffe sind, auf der einen Seite, eine womöglich gigantische Bedrohung, in globalem Maßstab, mit Auswirkungen für die ganze Menschheit – und die Figur jedes Einzelnen. Die Hormonchemikalien können aufs System der Botenstoffe im Körper wirken, als Störer im Sexualsystem auftreten und zudem als Dickmacher. Und sie sind eine Bedrohung im großen Stil, weil sie bereits in winzigsten Mengen wirksam sind – und in großen Mengen eingesetzt werden. Sie wirken in Bruchteilen von einem Milligramm – und werden in Millionen von Tonnen produziert.

Sie sind ein gigantisches Geschäft, für die Hersteller, die Chemie- und Pharmamultis.

Groß ist also die Gefahr für die Menschen, groß aber auch die Gefahr für die Konzerne, dass die Gewinne wegbrechen. Denn gefährliche Stoffe müssten natürlich sofort verboten und aus der Welt geschafft werden. Daran haben die Hersteller verständlicherweise kein Interesse.

Und so herrscht zwischen den Fronten eine angespannte Atmosphäre, wenn man so sagen möchte. Manche sprechen tatsächlich von Krieg, von »Informationskrieg«. Es ist sozusagen ein Krieg um die Wahrheit, falls es so etwas in der Wissenschaft überhaupt gibt.

Nach Krieg sieht es im Labor hier in Erlangen gar nicht aus, auch wenn auf einer der Türen steht: »Radioaktiv«. Das Institut ist über mehrere Gebäude in der Stadt verteilt, die Labors sind in einer alten Villa untergebracht, näher am Zentrum.

Lange Gänge, braune, glanzlackierte Holztüren. In Zimmer 0.014 steht auf dem Türschild: »HPLC«. Das bedeutet: »Hochleistungs-Flüssigkeits-Chromatografie« (»high performance liquid chromatography«)

Ein ganzer Raum, vollgestopft mit hochmoderner Labortechnik. Rechts ein Schrank mit Chemikalien in Fläschchen und Plastikbehältern. Ein Kühlschrank, in dem sich empfindlichere Chemikalien befinden und Urinproben in winzigen Glasbehältern.

Hinten rechts steht der Lebensmittelchemiker Matthias Wittassek an einer Apparatur, die schlicht LCMS heißt, ein ganzes Ensemble aus Geräten, mit denen Proben analysiert werden können. LCMS bedeutet »Flüssigkeits-Chromatografie gekoppelt mit Massenspektrometrie«, erklärt Wittassek. Mit den zusammengeschalteten Geräten können die Wissenschaftler in verschiedenen Schritten und einem aufwendigen Verfahren die Hormonstörer isolieren.

Es rattert ziemlich laut. Überall Schläuche, graue und durchsichtige. Oben auf dem Apparateturm stehen ein paar Flaschen mit Lösungsmitteln. Schläuche führen in das Gerät. Manchmal ist etwas zu sehen durch eine Art Bullauge.

Die Probe wird immer weiter aufgelöst. »Alles Unnütze fällt durch den Rost«, sagt Wittassek. Es wird herausgefiltert, mit Vakuum und elektromagnetisch. »Da bleiben nur noch die übrig, die wir suchen.« Die Verdächtigen in ihrer reinsten Form.

Bei der Fahndung wirken die Hightech-Erzeugnisse der international führenden Laborausstatter mit, ein Gerät von Hewlett-Packard, eine Pumpe vom Typ Merck Hitachi L-6000A. Die Schläuche werden zu dünnen Kabeln, immer reiner wird die verdächtige Substanz, irgendwann kommt dann der Tandem-Massenspektrometer. »PE SCIEXApi 2000 LC/MS/MS System« steht darauf. Ihn nennen sie Api 2000. Er kann die chemischen Stoffe schließlich identifizieren. Rechts auf einem Nebentisch der Bildschirm, er zeigt spitze Zacken. Das, was drin war, aufgelöst nach einzelnen chemischen Stoffen. Die verdächtigen Substanzen, pur. Und wenn ihre Spuren noch so winzig sind: Der Fahndungsapparatur hier entgehen sie nicht. »Wir können bis zu 20 Nanogramm finden«, sagt Laborleiter Göen. 20 Nanogramm, das sind 20 Milliardstel Gramm. Unvorstellbar wenig.

Das ist die eine Seite.

Auf der anderen Seite stehen die Produktionsmengen. Allein China ist mit 2,4 Millionen Tonnen dabei. Bei den Pestiziden werden weltweit insgesamt etwa 4,6 Millionen Tonnen versprüht, jedes Jahr. In der Europäischen Union sind es 220 000 Tonnen.

Allein das umstrittene Glyphosat: 650 000 Tonnen. Glyphosat ist das bedeutendste Pestizid, in über 130 Ländern der Welt im Einsatz. Erfunden von Monsanto, mittlerweile wird es auch von anderen Firmen hergestellt, BASF und Bayer in Deutschland, Dow in den USA, Syngenta in der Schweiz.

Von den sogenannten Phthalaten werden ebenfalls mehrere Millionen Tonnen pro Jahr eingesetzt. Sie sind es, die

sich immer wieder in Lebensmitteln finden, sogar in Babygläschen. Oder das berühmteste aller Hormongifte, das sogenannte Bisphenol A (BPA), ein Alltags-Plastikhormon,
sogar in Getränkedosen nachgewiesen: Red Bull, Fanta,
Bier. Fast fünf Millionen Tonnen werden jährlich hergestellt. Es ist die meistproduzierte Chemikalie der Welt.

All das sind Stoffe, die es in der Natur gar nicht gibt. Sie
können die Produktion der Geschlechtshormone beeinflussen. Sie können die Produktion von Fettzellen beschleunigen. Ja sogar die Nahrungsaufnahme der Menschen komplett umprogrammieren – schon vor der Geburt. Frauen
mit hohen Konzentrationen dieser Stoffe im Blut sind im
Schnitt schwerer als Frauen mit niedrigen Werten. Kinder
von stark belasteten Frauen werden dicker als die der anderen.

Zumindest bei Bisphenol A sind die hormonellen Effekte
keine Überraschung. Im Jahr 1936 suchten die britischen
Chemiker Edward Charles Dodds und Wilfried Lawson
nach Substanzen mit der Wirkung des weiblichen Ge-
schlechtshormons Östrogen – und wurden bei Bisphenol A
fündig, dem Stoff, der 1891 erstmals von dem russischen
Chemiker Alexander Dianin hergestellt worden war. Die
Substanz machte allerdings dann eine Karriere als Kunststoff – ein hormonaktiver Kunststoff, wie die Chemiker
wussten.

Bisphenol A zählt in der Welt der Kunststoffe heute zu
den »Grundchemikalien«, sagt Thomas Simat, Professor am
Institut für Lebensmittelchemie der TU Dresden. Die größten Produzenten sind der deutsche Chemieriese Bayer sowie die US-Konzerne Dow Chemicals und der saudische
Chemieriese Sabic. Bayer produziert die Chemikalie in Bay-
town im amerikanischen Bundesstaat Texas, im nordrhein-

westfälischen Krefeld und im belgischen Antwerpen. In den vergangenen Jahren hat Bayer neue BPA-Fabriken in Thailand und China eröffnet.

Und BPA ist nur ein Element in der Welt der Kunststoffe: Allein in Deutschland werden 20 Millionen Tonnen Plastik pro Jahr produziert, weltweit unglaubliche 280 Millionen Tonnen. Sie verbreiten sich überall, in der Umwelt, in den Meeren – und im Menschen.

»Die Menschen in den industrialisierten Staaten sind mittlerweile zu über 90 Prozent chronisch mit Bisphenol A (BPA) belastet, also sozusagen ›plastiniert‹«, sagt Dieter Swandulla, Institutsdirektor der Physiologie II an der Universität Bonn. »In nahezu jeder Urinprobe lassen sich nennenswerte Konzentrationen von BPA nachweisen.«

Und das ist nicht nur bei BPA so. Sondern zum Beispiel auch bei einem Stoff namens Nonylphenol. Die weite Verbreitung des Industriehormons überraschte auch die Experten des Forschungszentrums Jülich, die solche Stoffe gefunden hatten: »Das war ein Schock für uns«, sagte Arbeitsgruppenleiter Klaus Günther.

Nonylphenole, die kennt natürlich kein Mensch, so wenig wie Bisphenol A oder die seltsam klingenden Phthalate. Oder Vinclozolin und die anderen Pflanzenschutzgifte, die ebenfalls hormonell wirken.

All diese Stoffe sind indessen an jeder Ecke zu haben: Bei Tengelmann, bei LIDL, EDEKA, ALDI, REWE.

80 Prozent der Waren im Supermarkt kommen mit Plastik in Kontakt. Es handelt sich offenbar um nichts anderes als die Grundsubstanzen der modernen Gesellschaft.

Die chemische Industrie hat zahlreiche Stoffe in die Welt gesetzt, die das Leben erleichtern. Die industrielle Landwirtschaft hat die Hungersnöte der Vergangenheit abgeschafft. Die industrielle Nahrungsproduktion hat zunächst das Los der Hausfrauen erleichtert und schließlich eine neue Form von Essen etabliert, das überall erhältlich ist, sogar an Tankstellen, praktisch ewig hält und in Sekundenschnelle zuzubereiten ist.

Die neuen Stoffe sind alle vom Menschen gemacht worden. Der Mensch hat sie in die Natur eingeführt. Und damit zunächst einmal Erfolg gehabt. Jetzt scheinen sie sich gegen die Menschen zu wenden.

Die Chemikalien treffen die Menschen seit vielen Jahrzehnten. Und sie wirken auf alle. Allerdings nicht auf alle im gleichen Maße. Bio-Konsumenten zum Beispiel sind weniger bedroht.

Die WHO hat hormonell wirksame Chemikalien als »globale Bedrohung« bezeichnet. »Plastik vergiftet die Menschen in den Industrienationen«, bilanzierte sogar das industriefreundliche *Handelsblatt.*

Sarah Häuser, Expertin für Chemikalienpolitik und Nanotechnologie beim Bund für Umwelt und Naturschutz (BUND), meint: »Der Einsatz von Grenzwerten ist eigentlich kaum noch haltbar. Ein Verbot wäre sinnvoller.« Einzelne Stoffe müssten, forderte auch Andreas Gies vom Umweltbundesamt, »in ihrer Anwendung eingeschränkt werden oder sogar ganz vom Markt« genommen werden. Und Ulf Jacob vom World Wide Fund for Nature (WWF) monierte: »Es ist unverantwortlich, dass Pestizide und Industriechemikalien weiter angewandt werden dürfen, obwohl ihre Hormonwirkung nachgewiesen ist.« Er ist daher für eine grundsätzliche Lösung: »Diese Substanzen müssen sofort aus dem Verkehr gezogen werden.«

Eigentlich ein vernünftiger Vorschlag, der auch den geltenden gesetzlichen Prinzipien entspräche, nach denen keine gesundheitlich bedenklichen Lebensmittel verkauft werden dürfen.

Aber – geht denn das überhaupt? Die *Neue Zürcher Zeitung* fragte schon in ihrer Sonntagsausgabe: »Müssten dann nicht alle diese Chemikalien verbannt und damit quasi die gesamte Industriegesellschaft umgekrempelt werden?«

Der Zürcher Professor Felix Althaus, Leiter des großen schweizerischen Hormonprojekts NFP 50, meinte beruhigend: »Wir wollen weder eine Verbotswelle auslösen noch einen Streit entfachen zwischen Wissenschaft und Industrie.«

In der Schweiz sind sie in einem besonderen Dilemma: Auf der einen Seite ist der Bestand einer so kleinen Nation besonders gefährdet, wenn die Hormonchemikalien die Fortpflanzung stören. Auf der anderen Seite ist diese kleine Nation besonders an der Umwandlung der natürlichen Welt in eine künstliche beteiligt. Schließlich sitzen in Basel am Rhein einige der weltweit wichtigsten Chemiekonzerne, die Schweizer nennen sie die »Basler Großchemie«: Syngenta, Ciba, Novartis. Und im Städtchen Vevey am Genfer See hat der größte globale Nahrungsmulti Nestlé sein Headquarter. Das sind Akteure, die ihre Interessen mit kernigen Methoden durchzusetzen pflegen.

Die chemische Industrie ist zum Beispiel völlig anderer Auffassung hinsichtlich der gesundheitlichen Folgen ihrer Produkte: »Die Verwendung von Kunststoffen in den zahlreichen Anwendungen ist geprüft und sicher«, sagt Rüdiger Baunemann, Hauptgeschäftsführer beim Branchenverband PlasticsEuropa Deutschland.

Der Verband der Chemischen Industrie (VCI) wehrt sich seit Jahren gegen Verbotsforderungen. Es gebe auch gar keinen vernünftigen Grund, so der VCI schon im März

1999. Denn: »Der Verdacht, bestimmte Industriechemikalien würden den Hormonhaushalt des Menschen nachhaltig stören, ist wissenschaftlich nicht länger haltbar.«

Eine Untersuchung an mehreren Hochschulen, die zu drei Vierteln vom VCI finanziert wurde (der Rest kam vom deutschen Bundesumweltministerium und dem Umweltbundesamt), hatte dies ergeben. Ein schönes Ergebnis für die Industrie. Und sie produziert weiter die Hormongifte, Jahr um Jahr.

Die US-Chemieindustrie sieht das ganz ähnlich, bemerkt Steven Hentges vom American Chemistry Council: »Unsere Schlussfolgerung ist, dass es kein Risiko für die menschliche Gesundheit gibt.«

Dabei teilt die Chemie- und Pharmaindustrie eigentlich »die Besorgnis um allfällige negative Auswirkungen von hormonwirksamen Stoffen auf Mensch und Tier«, so Richard Gamma vom zuständigen Industrieverband SGCI Chemie Pharma Schweiz.

Allerdings lege man »großen Wert darauf, dass keine voreiligen Schlüsse gezogen« werden. Die Industrie wird dabei auch selbst aktiv. Schließlich steht für sie viel auf dem Spiel. Schon früh gründete der deutsche Pharmakonzern Bayer eigens eine »Task Force« mit hochspezialisierten Wissenschaftlern. Der Verband der Chemischen Industrie in Deutschland stellte fünf Forscherteams zusammen und stattete sie mit einem Etat von 1,6 Millionen Mark (820 000 Euro) aus.

Auch in Amerika machte die Plastikindustrie mobil, setzte die »Bisphenol-A-Giftigkeits-Task-Force« in Gang (Bisphenol A Toxicology Task Force, BATTF). Dank massiven Finanzeinsatzes legten Industrieforscher mit mehreren Teams diverse Untersuchungen vor, die die Harmlosigkeit der »Schlüssel-Chemikalie« belegen sollten. Ergebnis dieser Untersuchungen, so eine Zusammenfassung der Industrieforscher für die Öffentlichkeit: Es gebe »kein bekanntes Risiko für die menschliche Gesundheit«.

Doch die Verdachtsmomente nahmen eher noch zu.

Und es kam ein ganz neuer, schwerwiegender Verdacht hinzu, der bis dahin noch gar nicht in der Welt war: Dass die Plastikhormone auch dick machen können. Mittlerweile hat sich sogar die Weltgesundheitsorganisation (WHO) mit ausführlichen, wissenschaftlich fundierten Reports zu Wort gemeldet. Und auch die Europäische Union hat das Thema entdeckt.

Das bedeutet: Es drohen schärfere Gesetze.

Weltweit machen die Konzerne mobil. Lobbytruppen wie das American Chemistry Council und »Crop Life«, der globale Dachverband der weltweit führenden Agrochemiefirmen von Monsanto bis BASF, kritisieren in einer gemeinsamen Stellungnahme den WHO-Report aus dem Jahr 2013: Er »sollte nicht als Basis genommen werden, um Chemiepolitik gegenüber Hormonstörern zu begründen«. Auch ein Autorenteam, angeführt von einer Firma namens »Exponent«, meldete sich im Jahr 2014 zu Wort: »Insgesamt liefert der Report keine ausgewogene Perspektive und gibt auch den Forschungsstand über Hormonstörung nicht akkurat wieder.«

»Exponent« ist sozusagen eine private Söldnertruppe, die im Meinungskampf eingesetzt wird. Die Firma mit 900 Mitarbeitern hat ihren Sitz im US-amerikanischen Menlo Park nahe San Francisco und verfügt über weltweite Niederlassungen, etwa im chinesischen Shanghai, im schweizerischen Basel und im deutschen Düsseldorf.

Sobald irgendwo eine unliebsame wissenschaftliche Erkenntnis, eine profitmindernde Empfehlung oder gar ein Gesetzentwurf auftaucht, bringen die Experten für Meinungskampf ihre gedungenen Mitstreiter in Stellung. Es handelt sich dabei offenbar um respektierte Meinungsführer im wissenschaftlichen Feld, und zwar in den jeweiligen Spezialgebieten, wirbt »Exponent«: »Exponent-Wissenschaftler sind anerkannte Führer beim Thema Hormonstörung, Säugetiere und Wildtiere«, und zwar aus den Sphären »Wissenschaft und Politik«.

Diese Experten haben für Regierungen und Behörden gearbeitet, aber auch für Lobbytruppen wie das einflussreiche »International Life Sciences Institute« (ILSI), das von Monsanto, BASF, Coca-Cola, Nestlé und anderen getragen wird (siehe Hans-Ulrich Grimm: *Vom Verzehr wird abgeraten*).

Die Konzerne bringen sich natürlich auch in Stellung, wenn Wissenschaftler sich um die neuen, hochsensiblen Themenfelder kümmern, wie etwa die frühe Programmierung der Babys im Mutterleib und in ihren ersten Lebensmonaten. Schließlich spielen da die Chemikalien aus der industriellen Nahrung eine zentrale Rolle, können die Verschaltungen im Körper beeinflussen und so die Neigung zu Übergewicht und Krankheiten fördern.

»Die Macht der Programmierung«, das ist weltweit ein großes Thema, und als beispielsweise im Jahr 2014 ein Kongress in München sich damit beschäftigte, und vor allem mit den Anfängen kindlichen Übergewichts im Mutterleib (Kongresstitel: The Power of Programming), da rief dies die Konzerne aus den zuständigen Branchen als Sponsoren der Veranstaltung auf den Plan. Darunter Firmen wie die Mutterkonzerne von Alete und Milupa, Nestlé und Danone Nutricia, der Vitaminkonzern DSM, der global aktive

Babymilchproduzent Abbott Nutrition – alles »in Zusammenarbeit mit der Deutschen Gesellschaft für Ernährung (DGE)« und anderen Fachgesellschaften.

Die Sponsoren standen auch bereit beim Weltkongress der wichtigsten Weltvereinigung zum Thema frühe Programmierung: Sie heißt DOHaD (Developmental Origins of Health and Disease, etwa: Frühe Ursachen für Gesundheit und Krankheit), und sie tagte im Jahr 2013 in Singapur, mit freundlicher Unterstützung von Nestlé, Danone Nutricia, Novo Nordisk, DSM, Friesland Campina und dem International Life Sciences Institute (ILSI), der Lobbytruppe der Größen aus der industriellen Parallelwelt der Nahrung.

Natürlich betreiben die Konzerne auch das klassische Lobbying. Und versuchen, wie etwa Monsanto, ihre Interessen mittels Spenden durchzusetzen. Alljährlich spendet der Konzern Millionen an die amerikanische Regierung.

Wichtiger womöglich ist allerdings der Kampf an der Meinungsfront. Monsanto finanziert Studien unter Mitwirkung von »Exponent«-Leuten, beispielsweise im Jahr 2012, die »keine soliden Beweise« für einen Zusammenhang zwischen dem hauseigenen Unkrautvernichter Glyphosat und nachteiligen Effekten auf die Fortpflanzung und Entwicklung von Babys im Mutterleib sehen.

»Überraschung!«, feixten daraufhin Aktivisten der kritischen Internetplattform Infowars (Infokriege): »Monsanto-unterstützte Forschung zeigt, dass ihre Produkte sicher sind.«

Infokriege: Das klingt natürlich martialisch. Aber genau darum geht es. Um die Auseinandersetzung um die Deutungshoheit über Ursachen und Hintergründe des Übergewichts. Die Hersteller der Dickmacher-Produkte, die die natürlichen Abläufe im Körper stören, versuchen mit aller Macht, den Verdacht abzulenken.

Die Kalorientheorie war natürlich eine wirksame Waffe in diesem Kampf. Sie nahm die Opfer unter Beschuss: Dick wird, wer mehr Kalorien aufnimmt, als er verbraucht: Das Schöne daran ist, dass die Schuld also bei den Dicken selbst liegt. Sie essen einfach zu viel und bewegen sich zu wenig.

Inzwischen aber stellt sich die Schuldfrage ganz anders dar: Wenn Chemikalien in der Nahrung und der Umwelt dazu führen, dass die Menschen mehr essen, mehr Fettzellen bilden, mehr Fett einlagern und schließlich auch noch krank werden, dann sind die Menschen, die dick und krank werden, nicht selbst schuld, sondern Opfer dieser Dickmacher-Gifte. Und der einfachste Weg, um die globale Epidemie der Fettleibigkeit aufzuhalten, von der immer die Rede ist, führt über die Eliminierung dieser Chemikalien, die die natürlichen Abläufe im Körper stören.

Das wiederum stört die Hersteller dieser Chemikalien. Deswegen schießen sie mit aller Macht dagegen. Etwa mit Hilfe einer Vereinigung namens Ecetoc (European Centre for Ecotoxicology and Toxicology of Chemicals). Klingt nach öko, ist aber das Gegenteil: die vereinigte Großchemie. Den Vorsitz hat ein BASF-Mann, mit dabei sind der Pharmakonzern Roche, auch Dow Europe und Unilever, die Aromenkonzerne Givaudan und Firmenich, der Ackergift-Spezialist Syngenta, der Vitamin-Multi DSM. Also: Die Internationale der heimlichen hormonellen Dickmacher.

Ecetoc hat sein Hauptquartier in Brüssel und veranstaltet unter anderem Workshops zur Risikobewertung wie etwa vom 9. bis 10. Mai 2011 im schönen Florenz, Hotel Helvetia & Bristol. Da sitzt dann aber merkwürdigerweise zum Beispiel auch ein Mann wie Daniel Pickford dabei, offenbar eine Multifunktionskraft: Er ist wissenschaftlicher Mitarbeiter an der Brunel University, einer »Weltklasse-Universität« (Eigenwerbung) in London, ließ sich auch schon vom Agrogift-Konzern Syngenta sponsern und ist Mitglied im Pestizid-Bewertungskomitee der europäischen Lebensmittelbehörde EFSA. Beim Workshop der Hormonstörer-Industrie war er Moderator einer Arbeitsgruppe. Mit dabei waren auch weitere Angehörige der Aufsichtsbehörden: Bernard Bottex, EFSA, Pierre Crettaz vom Schweizerischen Bundesamt für Gesundheit, Philip Marx-Stölting vom deutschen Bundesinstitut für Risikobewertung (BfR), Sharon Munn von der Europäischen Kommission. Thema des Workshops: Risikobewertung bei hormonstörenden Chemikalien.

Klar, dass die Hersteller der Hormonstörer die Risikobewertung gern selbst in die Hand nehmen. Auch das Ziel ist klar: Die Entlastung der eigenen Produkte. Was sonst. Ist ja auch ihr gutes Recht. Weniger verständlich ist, dass die staatlichen Aufsichtsbehörden da bereitwillig mitspielen. Auch viele Professoren der staatlichen Universitäten und Forschungseinrichtungen schlagen sich gern auf die Seite der Hormonstörer-Industrie.

Verschiedene Ecetoc-»Task Forces« liefern »Tools« für die Risikobewertung. Also Werkzeuge, mit denen die Regierungen arbeiten können. So müssen die Behörden nicht mühsam selbst das Handwerkszeug schaffen, sondern können einfach die bereitliegenden Werkzeuge der Hersteller verwenden.

Kein Wunder, dass die Ecetoc-Leute ziemlich sauer werden, wenn die staatlichen Institutionen dann doch eigene Strategien entwickeln. Die Weltgesundheitsorganisation (WHO) beispielsweise mit ihrer dicken Abhandlung zum wissenschaftlichen Erkenntnisstand (State of the Science of

Endocrine Disrupting Chemicals – 2012). Oder die Europäische Union, die das Thema ebenfalls auf die Agenda genommen hat. Mit einem Vorschlag zu möglichen Maßnahmen gegen die Hormonstörer, der eine Bestandsaufnahme, die Überwachung der hormonstörenden Chemikalien und die Suche nach alternativen Substanzen vorsah.

Da setzte es scharfen Protest, in schneidendem Ton, in einem Offenen Brief, veröffentlicht in gleich 14 Fachjournalen. Der Vorwurf steckt schon in der Überschrift: »Wissenschaftlich unbegründete Vorsicht treibt die Vorschläge der EU-Kommission zur Regulierung der hormonstörenden Chemikalien, gegen jeden gesunden Menschenverstand, etablierte Wissenschaft und Prinzipien der Risikoabschätzung.«

Wortführer war ein Mann namens Daniel R. Dietrich, Toxikologie-Professor an der Universität Konstanz am Bodensee. Der Entwurf der EU-Kommission basiere auf »nahezu vollständiger Ignoranz gegenüber allen etablierten und gelehrten Prinzipien von Pharmakologie und Toxikologie«. Dem Entwurf fehle die erforderliche »wissenschaftliche Robustheit«, die bei einem solchen gesetzgeberischen Vorhaben erforderlich sei, mit zu erwartenden »schwerwiegenden Auswirkungen auf jedermanns Existenz«. Ein völlig ungewöhnlicher Eifer, der die Briefschreiber da getrieben hat, vor allem den Anführer, dessen Gehalt ja eigentlich die Steuerzahler bezahlen.

Ein mögliches Motiv für den Furor hat der Informationsdienst »Environmental Health News« entdeckt: die engen Industrieverbindungen der Autoren, die bei den Unterzeichnern des Offenen Briefes nachzuweisen sind. Der Professor vom Bodensee beispielsweise ist früherer Berater bei Ecetoc, der Vereinigung der Hormonstörer-Industrie.

Seine Mitstreiter haben ebenfalls einschlägige Verbindungen. Der Epidemiologe Gio Batta Gori vom Zentrum für Gesundheitspolitik in Bethesda im US-Staat Maryland beispielsweise kooperierte mit Coca-Cola, Monsanto, Dow AgroSciences und dem American Chemistry Council, also der US-Chemielobby. Der Pharmakologe Frans P. Nijkamp von der Universität Utrecht hat ebenfalls Verbindungen zur Lobbytruppe International Life Sciences Institute (ILSI), die von BASF, Monsanto, Coca-Cola, Red Bull und anderen getragen wird. Der holländische Toxikologe Bas Blaauboer hatte 529 370 Dollar (390 000 Euro) Forschungsförderung von der europäischen Chemieindustrie bezogen (European Chemical Industry Council), zwischen 2008 und 2010. Außerdem ist er Mitglied in einer ILSI-»Task Force« zur Risikoabschätzung. Der Würzburger Toxikologe Wolfgang Dekant bekam 2008 Geld für eine Bisphenol-A-Studie vom Amerikanischen Chemistry Council. Auch er arbeitete mit ILSI zusammen.

Die Wissenschaftler sahen darin nichts Ungewöhnliches. Das sei »der normale Weg«, sagte Dekant: »Sie können keine Forschung mehr machen, wenn Sie nicht Geld aus allen Quellen annehmen.« Unterzeichner Jan Hengstler, Professor an der Universität Dortmund, der zusammen mit einem Angestellten des BPA-Herstellers Bayer eine Übersichtsarbeit geschrieben hatte, sieht ebenfalls keine Auswirkungen seiner engen Industrieverbindungen: »Ich interessiere mich nur für wissenschaftliche Fragen.« Die anderen Mitstreiter sind ganz ähnlicher Auffassung.

Ob die Industrieverbindungen vielleicht seine Meinung beeinflussen könnten, wollten die Autoren der Umwelt-News von Mitunterzeichner Blaauboer wissen. »Dumme Frage«, schnaubte der, offenkundig ein bisschen ungehalten angesichts solcher Unterstellungen: »Wenn wir in der Universität arbeiten, pflegen wir Kooperationen mit Menschen aus der ganzen Welt, auch solchen aus der Industrie«, sagte Blaauboer. »Wenn Sie von einem Kommentar von mir die Spur zurückverfolgen können zu der Tatsache, dass er von der Industrie beeinflusst ist, zeigen Sie mir das. Ich kann das nicht finden.«

Eine Haltung, die unter Wissenschaftlern dieser Art weit verbreitet ist – und die überraschend naiv anmutet. Ihre Glaubwürdigkeit im Publikum wird dadurch nicht unbedingt gefördert. Und sie stößt auch in der eigenen Zunft auf Kritik.

Wenn es Verbindungen zur Industrie gibt, sollten sie zumindest kenntlich gemacht werden, meint beispielsweise der Umweltmediziner Philippe Grandjean von der Universität von Süddänemark in Odense. Er riet Dietrich und seinen Kombattanten, den »Lapsus« zu korrigieren und die Verbindungen offen anzugeben. »Wenn es finanzielle Interessen gibt, ist es wichtig, dass diese deutlich gemacht werden.«

Die Industriefreunde bekamen auch Kontra von den namhaftesten Experten auf diesem Feld. Denn nicht alle Forscher finden es so unproblematisch, wenn Wissenschaftler aus staatlichen Institutionen als »Mietmäuler« für die Industrie arbeiten – und dabei auch noch die Fakten verbiegen.

Gegen den Professor vom Bodensee und seine Mitstreiter formulierten an die 100 Wissenschaftler aus verschiedenen europäischen Ländern sowie aus den USA, Neuseeland und Südafrika eine eigene Erklärung, darunter die berühmtesten Hormonforscher der Welt: Frederick vom Saal, der Pionier von der Universität von Missouri, Shanna Swan

vom Mount Sinai Hospital in New York, der Däne Nils
Skakkebaek. Sie stellten klar: »Tausende von Studien« hät-
ten die negativen Effekte der Hormonchemikalien gezeigt.
Auf diese Studien habe sich nicht zuletzt auch die Weltge-
sundheitsorganisation (WHO) bei ihrem Lagebericht zu
Hormonchemikalien bezogen.

Die Streitschrift der Industriefreunde sei »unbegründet«
und von Unkenntnis der wissenschaftlichen Datenlage getragen. Ihr Offener Brief »ignoriert auch die wachsende
und überzeugende Literatur« zu hormonellen Effekten.

Eine Gruppe von 30 Unterzeichnern aus aller Welt, darunter die größten Koryphäen ihrer Disziplinen, kritisierte in
einer weiteren Stellungnahme den »gesunden Menschenverstand«, auf den sich der Konstanzer Dietrich und seine
Koautoren berufen hatten, und hielt ihnen ein Zitat von
Albert Einstein entgegen: »Gesunder Menschenverstand ist
die Sammlung von Vorurteilen, die einer angehäuft hat bis
zum Alter von 18 Jahren.«

Die Wissenschaftler zeigten sich »besorgt«, weil der Of-
fene Brief sich gegen die Bemühungen der Europäischen
Union wende, sich mit Hormonchemikalien angemessen
auseinanderzusetzen. Sie kritisieren dessen Vereinfachun-
gen, ein simplifizierendes Verständnis der Mechanismen,
insbesondere während der Entwicklung von Babys im Mutterleib. Es sei »verblüffend«, dass die Unterzeichner des
Dietrich-Pamphlets, immerhin Herausgeber internationaler
Zeitschriften, sich »offenbar nicht der Tatsache bewusst
sind, dass die Hormonstörer auch eine programmierende
Rolle während der Entwicklung im Mutterleib haben«.

Der »beunruhigendste Aspekt« aber sei die Verwischung
der Grenzen zwischen Wissenschaft und politischen Entscheidungen, erkennbar in Dietrichs Vorwurf an die Adres-

se der Europäischen Union, sie betreibe »wissenschaftlich unbegründete Übervorsicht«. Entscheidungen seien schließlich eine Angelegenheit von Politikern und Risikomanagern und nicht die »exklusive Domäne von Wissenschaftlern«.

Für die Entscheider in den Regierungen ist es wichtig, die richtigen Beschlüsse zum Schutz der Bevölkerung zu fällen – auf der Basis von wissenschaftlichen Erkenntnissen. Bisher hatten sich die europäischen Entscheidungsgremien da häufig auf industriegeförderte Untersuchungen gestützt. Auch den obersten Behörden für Nahrungssicherheit in Deutschland und der Europäischen Union galt beispielsweise Bisphenol A bislang als eher harmlos. So urteilte das Bundesinstitut für Risikobewertung (BfR), die höchste deutsche Behörde zur Beurteilung von Lebensmittelrisiken, in seinem Gutachten vom Oktober 2009: »Es besteht keine akute gesundheitliche Gefährdung durch die Aufnahme von Bisphenol A«, jedenfalls im Falle von Babyflaschen.

Kritiker sehen auch hier mögliche Verbindungen zur Industrie, die die Urteile in einem speziellen Licht erscheinen lassen. Alfonso Lampen beispielsweise, Leiter der Abteilung Lebensmittelsicherheit beim BfR, ist zugleich für die Industrie-Lobbytruppe ILSI tätig, leitete etwa 2011 einen ILSI-Workshop in Brüssel.

»Wir sind der Ansicht, dass das BfR nicht wirklich unabhängig ist«, sagt der frühere Greenpeace-Genexperte Christoph Then, dessen Organisation Testbiotech die Verflechtungen zwischen Bundesinstitut und Industrie nachgewiesen hat.

Die europäische Behörde für Lebensmittelsicherheit EFSA im italienischen Parma hatte die Grenzwerte für BPA im Jahre 2007 sogar entschärft und die akzeptable tägliche Aufnahmemenge (»acceptable daily intake«, ADI) auf 50 Mi-

krogramm pro Tag und Kilogramm Körpergewicht hochge-
setzt – fünfmal mehr als zuvor. Sie hatte sich dabei auf Untersuchungen gestützt, die von der Plastikindustrie gespon-
sert waren.

Die EFSA war sich dabei der weiten Verbreitung von BPA
durchaus bewusst: Sie zählte die vielen Sachen auf, bei
denen die Verbraucher mit der Chemikalie in Kontakt kommen: Zum Beispiel »Aufbewahrungsbehälter, Mehrwegglä-
ser, Babyflaschen, Mikrowellengeschirr, Essgeschirr (Teller,
Tassen, Krüge, Becher)«, des Weiteren die »Innenbeschichtung für Konserven- und Getränkedosen« sowie die »Be-
schichtung von Metalldeckeln von Gläsern und Flaschen«.

Im Hintergrund standen bei der Entscheidung wissenschaftliche Studien, die die Hormonchemikalie entlasteten.
»Diese Entwarnungen«, fand die *Süddeutsche Zeitung* heraus, »haben allerdings einen Schönheitsfehler: Sie stammen
nicht aus unabhängigen Quellen«. Sondern von den Herstellern der Produkte. Sie waren bezahlt von Lobby-Verbän-
den, dem American Plastics Council und der amerikanischen
Society of the Plastics Industry. Verfasser waren unter anderem Mitarbeiter der Chemiekonzerne Dow Chemical, Bayer
und Shell.

Auch der amerikanische Hormonforscher Frederick vom
Saal hat sich die Mühe gemacht, die Erkenntnisse über Bisphenol A auf mögliche Interessen hin zu überprüfen, die im
Hintergrund stehen. Und er kam zu dem Schluss: Alle
109 Studien, die den Stoff für bedenklich hielten, kamen
von unabhängigen Forschern. Und alle elf Studien, die die
Substanz für harmlos hielten, kamen von der Industrie.

Inzwischen wuchs weltweit die Besorgnis, Behörden in
einigen Weltgegenden reagierten. So wurde BPA in vielen
Bundesstaaten und Kommunen der USA für Babyflaschen

verboten. Die Stadt Chicago sowie die US-Staaten Minnesota und Connecticut gingen auf ihren Territorien gegen die Chemikalie vor. In Kanada wurde Bisphenol A im Jahr 2008 als »gefährliche Substanz« eingestuft – und BPA-haltige Babyflaschen verboten.

Auch in Europa wuchs die Bewegung gegen BPA. Dänemarks Parlament forderte im Mai 2009 die Regierung auf, BPA in Kindertrinkflaschen zu verbieten. Französische Senatoren legten einen Gesetzentwurf vor, der die Verwendung von BPA einschränken sollte. Die EU-Mitgliedstaaten Schweden und Belgien haben nationale Gesetze erlassen, die ihre Bevölkerung besser vor Risiken durch BPA schützen sollen, indem die Verwendung bei Lebensmittelverpackungen eingeschränkt wird.

Und schließlich wuchs auch in Brüssel der Unmut. Denn wenn nationale Regierungen wegen laxer Vorgaben der EFSA gezwungen sind, eigene Standards zu setzen, dann gefährden die wirtschaftsfreundlichen EFSA-Entscheidungen nicht nur die Gesundheit der Verbraucher, sondern sogar den freien Handel in Europa. Es drohen Handelsschranken, mitten in Europa. Und damit wird es ernst. Das berührt die Kernaufgabe der EFSA: Denn sie soll, was überraschend klingen mag, nicht in erster Linie die Verbraucher schützen, sondern, so sieht es die einschlägige EU-Verordnung 178/2002 vor, »zu einem reibungslosen Funktionieren des Binnenmarktes« beitragen.

Der Gesundheitsschutz der Bevölkerung ist also nicht die Hauptaufgabe der EFSA. Er ist nur Mittel zum Zweck: Im Zentrum steht das ungestörte Funktionieren des europäischen Binnenmarktes. Und die europäische Lebensmittelbehörde soll, so sieht es die Verordnung vor, einheitliche Sicherheitsstandards bei der Nahrung setzen, damit »der

Binnenmarkt nicht durch neue ungerechtfertigte oder un-
nötige Hindernisse für den freien Verkehr mit Lebensmitteln und Futtermitteln aufgesplittert wird«.

Die EFSA war also gezwungen zu handeln. Im Jahr 2011
hat sie BPA in Babyflaschen verboten. Im Jahr 2014 schließlich setzte sie zur Kehrtwende auch bei der generellen Ge-
fahrenbeurteilung für die Hormonchemikalie an. Und teilte
der Öffentlichkeit mit, sie habe nun doch Gefahren entdeckt: »Die EFSA wertete über 450 Studien zu potenziellen
Gesundheitsgefährdungen im Zusammenhang mit BPA aus
und ermittelte schädliche Wirkungen für Leber und Nieren
sowie Auswirkungen auf die Brustdrüsen, die wahrscheinlich mit einer Exposition gegenüber dem chemischen Stoff
in Verbindung stehen.«

Die Behörde sah sogar Handlungsbedarf – und empfahl,
Kommando zurück, »die aktuelle tolerierbare tägliche Aufnahmemenge (TDI-Wert) herabzusetzen«. Und zwar auf
fünf Mikrogramm pro Kilogramm Körpergewicht am Tag
anstelle der in den letzten Jahren gültigen 50 Mikrogramm
(0,05 Milligramm).

So richtig überzeugt von der Schädlichkeit scheinen die
EFSA-Experten allerdings nach wie vor nicht: »Die EFSA ist
der Ansicht, dass das Gesundheitsrisiko für sämtliche Bevölkerungsgruppen – einschließlich Föten, Säuglinge, Kleinkinder und Erwachsene – gering ist«, da die tatsächliche
Aufnahme, jedenfalls nach Schätzungen, immer noch »drei-
bis fünfmal niedriger« sei.

Doch es wirkt ja nicht nur Bisphenol A als heimlicher
Dickmacher. Auch viele andere unter den insgesamt
800 Hormonstörer-Chemikalien die es nach Schätzungen
der Weltgesundheitsorganisation gibt. Und hinzu kommen
noch die anderen Substanzen in der Nahrung der indu-

striellen Parallelwelt, angefangen vom Zucker über die Fruktose bis hin zu den vielen anderen Zutaten wie etwa Glutamat, die das natürliche Regulationssystem aus dem Ruder laufen lassen – und dazu führen, dass die Menschen sich machtlos fühlen, wenn die Waage immer weiter ausschlägt.

Bei manchen ist es schon ganz aussichtslos, mit Diäten und anderen Maßnahmen dagegen anzugehen. Für sie soll es jetzt neue Hoffnung eben. Es ist allerdings eine einschneidende Maßnahme im Wortsinne: Abnehmen mit dem Skalpell. Eine Operation im Bauch.

Das ist ein ganz neues Geschäftsfeld mit glänzenden Perspektiven – jedenfalls aufseiten derer, die das Messer in der Hand halten. Für diejenigen, die da auf dem Operationstisch liegen, nicht unbedingt.

11.
Messer im Bauch
Das fragwürdige Geschäft mit den Hoffnungen der Dicken

Die Frau, die in letzter Sekunde vom OP-Tisch sprang / Abnehmen mit dem Skalpell – jetzt schon bei Zweijährigen / Die Nestlé-Diät soll super sein – sagen die Professoren, die daran verdienen / Tolle Schlankmacher-Pille – doch das Mädchen starb leider an innerer Überhitzung / Was essen, wenn der Magen nur noch so groß ist wie ein Schnapsglas?

Sie lag schon auf dem Krankenhausbett im Vorraum vor dem Operationssaal, wartete auf den Anästhesisten, der ihr die Narkose geben sollte. Die erste Beruhigungspille hatte sie bereits bekommen. Die Schwester legte die Infusion an.

»Und dann sagte ich, kurz bevor sie mich auf den OP-Tisch legten: Moment mal, stopp! Ich würde gern sofort den Arzt, den Chirurgen sprechen. Als der kam, hab ich gesagt: Ich will nicht operiert werden. Es tut mir furchtbar leid, dass ich Ihnen so viel Arbeit gemacht hab, aber ich kann Sie das nicht machen lassen, es geht nicht. Ich muss jetzt nach Hause gehen. Ich werde nicht zulassen, dass dieser Gewaltakt an mir vollzogen wird. Der Operateur war natürlich völlig irritiert und überrascht. Das hat er auch nicht so wirklich oft erlebt. Dann sagte er, ja, ohne Ihr Einverständnis geht das ja nicht. Dann lassen wir das auch besser.«

Sabine G. Fischer war damals Anfang 30, studierte in Berlin. Mit der Option Operation hatte sie sich schon eine Weile beschäftigt und dann den Termin vereinbart, im St. Joseph Krankenhaus im Stadtteil Tempelhof. Ziel: Magenverkleinerung.

Heute lebt sie in der Nähe von Aachen, hat eine kleine Tochter und berät Menschen in ähnlicher Situation als Coach und Psychotherapeutin. Sie hat viel zu tun.

Natürlich ist sie froh, dass sie dem Operateur sozusagen in letzter Sekunde vom OP-Tisch gesprungen ist.

Er hätte es auch als Fall von grobem Undank werten können. Schließlich sehen sich die Chirurgen als Retter aus höchster Not. Und so werden sie in den Medien auch gefeiert. Die Männer mit dem Skalpell waren beim Abspeck-Business bisher ein bisschen abseits gestanden. Aber je erfolgloser die anderen Anbieter in diesem Geschäftsfeld agieren, desto mehr steigen die Chancen der Messerhelden.

Die OP zum Abnehmen kommt weltweit immer mehr in Mode. Sie wird mitunter schon bei mäßig Dicken angewendet, mit vielleicht 100 Kilo, manchmal kommen sogar Kinder und Jugendliche unters Messer – in Deutschland sind es schon Hunderte im Jahr. Operiert wird immer dann, wenn die Ärzte die Hoffnung aufgegeben haben, mit klassischen Abspeckmethoden etwas auszurichten. In der saudi-arabischen Hauptstadt Riad haben Kinderchirurgen schon einem zweieinhalbjährigen Saudi den Magen verkleinert – der Junge hatte mit 18 Monaten schon 30 Kilogramm gewogen.

Abnehmen mit dem Skalpell – sicher die extremste Form der Gewichtsabnahme. Und wohl auch die folgenreichste fürs ganze Leben. Nie wieder normal essen – doch ob es auf Dauer nützt, ist fraglich. Dennoch: Die chirurgische Form des Abspeckens ist ein Geschäftszweig mit wachsenden Umsätzen.

Es ist ein Geschäft mit der Verzweiflung – und auch mit der Hoffnung. Endlich Schluss mit der Diskriminierung, durch einen schnellen Schnitt.

An diesem Geschäft verdienen viele. Die Frauenzeitschriften mit ihren Diät-Titeln, die Internet-Communities, die traditionellen Abspeckfirmen mit ihren Diätmenüs. Abnehmen ist Big Business.

Schon jetzt werden Milliarden umgesetzt mit Diätratgebern, Kursen und Light-Produkten. Fitnessstudios verdienen mit, freiberufliche Diätberater. Ärzte und Kliniken haben den neuen Trend erkannt. Wer hier das richtige Rezept hat, womöglich die Pille gegen den Speck, kann fett absahnen.

Die Pharmafirmen lassen daher forschen, was das Zeug hält. Weltweit investieren sie Millionen, weil sie sich riesige Profite versprechen. Sogar die Professoren an den Universitäten tummeln sich auf dem Abspeckmarkt, oft steckt auch ein großer Food-Multi dahinter, auch wenn es am Türschild ganz nach seriöser Wissenschaft aussieht.

Die neuen Erkenntnisse über die hormonelle Regulierung des Gewichts haben die Hoffnungen eher noch befeuert: Das wäre natürlich am allerbesten: einfach den hormonellen Schalter umlegen, und die Pfunde lösen sich in Luft auf, wie durch ein Wunder.

Hormone können nicht nur schlank machen, sie können den ganzen Körper nach Wunsch verändern, schöner machen, Muskeln wachsen lassen, Fett wegschmelzen. Sie können das Sexleben auf Trab bringen. Und sie können für ewige Jugend sorgen.

Schlank, sexy, forever young: Schön wär's. Leider geht das meist nicht ohne Risiken und Nebenwirkungen.

Oft ist es eine trügerische Hoffnung. Dünner ist hinterher nur die Geldbörse, und die Menschen sind so dick wie zuvor.

Was tun? Was hilft wirklich?

Da sind natürlich in erster Linie die Wissenschaftler gefragt. Sie wissen schließlich Bescheid. Sie forschen zum Thema Übergewicht.

Schön wäre es, wenn die ganzen mehr oder weniger seriösen Verfahren ganz nüchtern und möglichst auf wissenschaftlicher Grundlage beurteilt und bewertet werden würden, zum Beispiel von den zuständigen Professoren an den Universitäten. Sie sind es auch, die von den Medien interviewt werden. Fernsehen, Zeitungen, Frauenmagazine.

Und sie sind zum Beispiel ganz begeistert von einer Abspeckmethode namens »Optifast«. Optifast gilt als wissenschaftlich abgesichertes Abspeckverfahren: eine »hocheffektive Behandlungsmethode«, die »nachhaltigen Erfolg« verspreche. Das jedenfalls attestierte eine Studie mit 8296 Teilnehmern, die 2011 im *International Journal of Obesity* erschien.

Die Studie hatte nur einen kleinen Schönheitsfehler. Der findet sich ganz am Schluss des Aufsatzes unter dem Stichwort »Interessenkonflikt«. Da stand: »Alle Autoren sind engagiert in Optifast-Zentren.«

Dort, in den Optifast-Zentren, verkaufen sie ein ganzes Abspeckpaket: Es beginnt zunächst mit einer speziellen Form von Kunstnahrung aus Beuteln (die sogenannte Beutelphase), danach geht es weiter mit Beratung, Rezepten, etwa für Schmorkartoffeln mit Kräuter-Creme oder Leipziger Allerlei, und motivierenden Gruppenabenden.

Die Optifast-Zentren gibt es an Krankenhäusern und diversen Universitäten. Das wirkt natürlich extrem seriös.

Sie erscheinen als ganz normale Universitätseinrichtungen, manche werden auch von Universitätsprofessoren geleitet. Doch in Wahrheit sind sie ein Geschäftsbereich des weltgrößten Nahrungsmultis: Der Nestlé-Konzern hatte das Abspeck-Business unter der Marke Optifast vom Pharmariesen Novartis übernommen.

Die Optifast-Zentren sind faktisch Niederlassungen des Food-Multis, und die Optifast-Professoren fungieren als Nestlé-Filialleiter an der jeweiligen Universität; sie werden eben nebenbei noch vom Steuerzahler alimentiert, mit dem ganz normalen Professorengehalt.

Das ist vermutlich auch das Erfolgsgeheimnis: Die Nestlé-Diät erscheint als Behandlungsverfahren von ehrenwerten Universitäten.

Einer der Pioniere war der legendäre »Fettaugen-Exorzist« *(Der Spiegel)* Professor Volker Pudel. (Kernsatz: »Wer abnehmen will, kann so viel Gummibärchen essen, wie er will.«) Er hatte als Leiter der Ernährungspsychologischen Forschungsstelle an der Universität Göttingen dort auch die Optifast-Filiale begründet. Heute logiert die »Interdisziplinäre Adipositas-Ambulanz der Universitätsmedizin Göttingen« in der Humboldtallee 32.

Man kann sich auch im Internet bewerben: »Information und Anmeldung über die Adipositas-Sprechstunde der Interdisziplinären Adipositas-Ambulanz Klinik für Gastroenterologie und Endokrinologie der Universitätsmedizin Göttingen«. Die Terminvergabe erfolgt »an der Leitstelle der Inneren Medizin« oder unter einer E-Mail-Adresse der Universität: adipositas@med.uni-goettingen.de.

Alles sieht aus wie eine ganz normale Universitätseinrichtung: Nur eben mit dem Optifast-Logo darüber.

Nach Professor Pudels frühem Ableben hat sich sein

Nachfolger Thomas Ellrott der Optifast-Sache angenommen. Er zählte auch zu den Studienautoren, die ihrem eigenen Geschäftsmodell »nachhaltigen Erfolg« attestierten.

Abnehmen nach der Optifast-Methode kostet 3500 Euro im Jahr. Das scheint ein gutes Geschäft zu sein, und die Universitäten leisten offenbar bereitwillig ihren Beitrag zu Nestlés Bilanzen. Das Optifast-Zentrum Heidelberg wirbt gleich mit dem Logo der ehrwürdigen Universität und dem Schriftzug »Universitätsklinikum Heidelberg«. Auch in Marburg und Gießen werben sie für das »Universitäre Adipositaszentrum Mittelhessen«, mit Mailadressen des Universitätsklinikums Gießen und Marburg. Es gibt Filialen an den beiden Uni-Standorten; ein Professor fungiert als Reklamefigur. Auch die Universität Greifswald beherbergt eine Optifast-Filiale.

Ebenso die Universität Hohenheim bei Stuttgart. Die Nestlé-Filiale liegt ein bisschen abseits, in einem eigenen Gebäude am Rande der Stadt, dahinter kommen nur noch Wiesen. Doch nirgends auf dem Schild am Gebäude ist zu erkennen, dass es sich bei diesem »Optifast-Zentrum Stuttgart« um die Filiale des Food-Multis Nestlé handelt.

Gleich mehrere universitäre Optifast-Partner aus solchen Zentren haben an der Wirksamkeitsstudie mitgewirkt, angeführt vom Hohenheimer Ernährungsmediziner Professor Stephan C. Bischoff. Daneben waren unter anderem die Nestlé-Gefolgsleute der Universitäten Bochum, Göttingen und Regensburg vertreten.

Für die Steuerzahler, die die Universitäten ja finanzieren, ist es natürlich nicht so erfreulich, wenn die Professoren dort ihre Schaffenskraft nebenbei in den Dienst eines Food-Konzerns stellen – und sich so in einen Interessenkonflikt manövrieren.

Der verhindert dann womöglich auch ein klares Urteil, wenn es um den Beitrag der Produkte ihres Geschäftspartners bei der Entwicklung von Übergewicht geht. Aufklärung über die heimlichen Dickmacher in den Erzeugnissen betreiben die Optifast-Professoren natürlich nicht.

Mit solcher Aufklärung ist es auch bei den Medien nicht weit her, vor allem den Frauenzeitschriften. Abnehmen, das interessiert natürlich die Leserinnen und Leser. Die Lieblingsthemen in den Zeitschriften sind denn auch Diäten, Diäten, Diäten. Besonders wirksam scheinen sie aber nicht zu sein. Sonst müssten sie ja nicht jedes Frühjahr von neuem beginnen.

Das Abspeckgeschäft: Dazu gehören die Abnehmkuren und die dazugehörigen Erzeugnisse – Cola Light, Red Bull Zero, Du darfst, die 0,1-Prozent-Fett-Produkte im Kühlregal, die ganze Palette der Firma Weight Watchers. Auf all diesen Kreationen würde die Abspeckindustrie vermutlich sitzenbleiben, gäbe es nicht begeisterungsfähige Frauenzeitschriften, die die Produkte großflächig bejubeln. So machte etwa die Zeitschrift *Für Sie* gemeinsame Sache mit der Firma Weight Watchers: »Das große Diätprogramm für Herbst und Winter«. Motto: »Fit & gesund mit Weight Watchers«. Mit vielen schönen Weight-Watchers-Rezepten, mit fettarmem Joghurt und Halbfettmargarine. Und mit Anzeigen für die Fertiggerichte von Weight Watchers, auch für Coca-Cola und Kraft *Miracel Whip* mit 4,9 Prozent Fett.

Weight Watchers hat zwar das Image einer Selbsthilfegruppe, doch es handelt sich um eine an der New Yorker Wall Street notierte Aktiengesellschaft mit einem Jahresumsatz von 1,8 Milliarden Dollar (1,3 Milliarden Euro) und 50 000 Gruppen weltweit, die das Abnehmen organisieren.

Die Firma ist nach eigenen Angaben der »weltweit führende Anbieter von Gewichts-Management-Dienstleistungen«.

Weight Watchers ist in den Medien ziemlich beliebt: Die Zeitschrift *Healthy Living* wirkte ganz verzückt angesichts eines »Weight Watchers«-Salat-Dressings: »Nahezu 0 % Fett bei 100 % Geschmack.« Es war eine Anzeige der Firma, die auf den ersten Blick aussah wie ein normaler Artikel. *Bild der Frau,* Sonderheft »Schlank & fit«, hüpfte vor Freude fast in die Luft: »Die fetten Zeiten bei Feinkostsalaten sind vorbei.« Denn Heringssalat und Krabbencocktail von »Weight Watchers« wurden »um rund 45 Prozent Fett erleichtert«. Und die Zeitschrift findet: »Sie sind eine prima Alternative zu anderen Feinkostsalaten.« Welch ein Jauchzen und Frohlocken angesichts magerer Salate aus dem Plastikbecher.

Man sollte den Redakteurinnen der Frauenzeitschriften keinen Vorwurf machen, wenn sie solche Produkte anpreisen. Es mögen Zweifel angebracht sein, ob solche Erzeugnisse beim Abnehmen wirklich helfen. Doch es ist nicht die Aufgabe der Redaktion, solche Zweifel allzu laut zu äußern. Schließlich werden die Themen bei diesen Zeitschriften, so sagen jedenfalls jene, die dort arbeiten, nicht von der Chefredaktion oder gar der Redaktionskonferenz vorgegeben, sondern von der Anzeigenabteilung. Die kennt natürlich die Wünsche der Anzeigenkunden, und gegen die läuft in solchen Zeitschriften gar nichts. Die Redakteure müssen sich fügen.

Es kann natürlich auch Fälle geben, wo die Redakteurin voll innerer Begeisterung durch Tankstellen, Supermärkte und Burger-Ketten zieht und supertolle Produkte findet. So war das wohl bei der Zeitschrift *Brigitte.* Alles im Dienste der »Leserinnen, die keine Lust haben zu kochen«. Die

Brigitte-Diät ist so etwas wie die Königin unter den Diäten; Generationen von Frauen haben sich nach ihren Vorgaben durch die Zeiten gehungert.

Mitunter preist die Zeitschrift für ihre Diät auch Fertiggerichte an: »250 Fertigmahlzeiten und Snacks, die zur *Brigitte*-Diät passen.« Da gibt es dann die ganzen schönen Produkte der Abspeckindustrie: Danone *Activa Cerealien Joghurt 0,1 % Fett, Optiwell Joghurt Kirsche mit Cerealien 0,2 % Fett,* Zott *Jogolé-Molke Drink 0,1 % Erdbeer Cranberry.* Ente, Pute, Huhn von Du darfst, Plus *VivaVital Mediterraner Teller.* Mit schön viel Chemie, Aromen, Zucker. Hauptsache, kein Fett.

Manchmal sind sogar die ganz normalen Fastfood-Produkte mit dabei, Tiefkühlpizza, Hamburger und Chicken-McNuggets von McDonald's sowie Landliebe Sahne-Pudding. Und es ist vermutlich das kleine süße Geheimnis der *Brigitte*-Diätredakteurinnen, wie diese Leckereien ausgerechnet zum Abnehmen beitragen sollen, wo sie doch lauter bewährte Dickmacher enthalten: Aromen, Geschmacksverstärker, Zucker. Und nächstes Jahr kaufen die Leute wieder das Heft mit der *Brigitte*-Diät. Super Geschäftsmodell, keine Frage. Unbefriedigend auf Dauer nur für die Frauen, die sich um ihre Figur sorgen.

Umso größer waren die Hoffnungen, als – relativ spät – das »Schlankheitshormon« gefunden wurde, jenes Hormon namens Leptin: Konnte es der Wirkstoff für eine neue Schlankheitpille sein? Davon hat man schon gleich nach der Entdeckung des Leptins im Jahr 1994 geträumt. »Die Leute glaubten, man hätte bald eine Wunderpille gegen Übergewicht«, erinnert sich Jeffrey Friedman von der New Yorker Rockefeller University, der damals das Leptin entdeckt hatte.

Leptin ist ja der Botenstoff, der dem Gehirn signalisiert, dass genug Vorräte da sind und einstweilen nichts mehr gegessen werden muss. Das Hormon hat seinen Sitz im Speck, dem »Fettgewebe«, wie die Mediziner sagen. Nirgendwo im Körper gibt es wohl einen besseren Platz für so einen Beobachtungsposten. Wenn die Botschaft des Leptins von außen in den Körper gelangt, per Spritze oder Pille, dann stoppt das den Drang zum Essen augenblicklich und lässt die Pfunde schmelzen. So dachte man damals.

Für 80 Millionen Dollar verkaufte die Universität das Patent an die kalifornische Bio-Tech-Firma Amgen. Und die Forscher überall auf der Welt überschlugen sich fast vor Eifer. Im Jahr 2002 waren schon 5000 wissenschaftliche Studien zur Wirkung und möglichen Nutzung des Leptins publiziert, zwei Jahre später 8800. Im Jahr 2007 schlugen Forscher von der Universität von Buckingham sogar vor, den Stoff ins Säuglingsmilchpulver zu kippen, als lebenslang wirksame Vorbeugung gegen Übergewicht.

Leider zerschlugen sich dann alle Hoffnungen, die in dieses Schlankheitsstöffchen gesetzt wurden, und daher sei die Idee, es schon Säuglingen zu verabreichen, nicht sehr vielversprechend, meinte ein frustriert klingender Dr. Ian Campbell, Medizinischer Direktor vom gemeinnützigen britischen Gesundheitsverband Charity Weight Concern. Campbell warnte: »Ohne Nachweis, dass es auch beim Menschen funktioniert, ist es reines Wunschdenken, dass man niemals fett wird, wenn man es von Kindheit an konsumiert. Derzeit ist Leptin eine einzige Enttäuschung. Die meisten von uns haben ohnehin genug davon im Körper, und die Übergewichtigen haben sogar noch mehr davon.«

Das war die wichtigste und ernüchternde Erkenntnis in Sachen Leptin: Die Dicken haben durchaus genug davon im Leib. Dem Gehirn wird also unablässig signalisiert, dass genug Vorräte da sind. Es ist nur offenbar auf diesem Ohr taub – und lässt den armen Dicken weiterfuttern. Insofern ist es Quatsch, den Moppeln ein Hormon zu verabreichen, das deren Moppel-Ich, die geheimnisvolle Fressförderungsinstanz im Gehirn, überhaupt nicht beeindruckt. Es wird sie dennoch weiter zu den Törtchen treiben.

Wenn es schon mit dem Hungerhemmer Leptin nichts ist, könnte man es ja mit einem Kollegen aus der Sättigungsstelle versuchen, dachten sich Forscher vom Deutschen Institut für Ernährungsforschung Potsdam-Rehbrücke um den Pharmakologen Hans-Georg Joost und den später nach Amerika übergesiedelten, mittlerweile in München wirkenden Molekularbiologen Matthias Tschöp. Sie hatten einen Kandidaten namens PYY ausersehen (»Peptid YY«), von Experten natürlich englisch ausgesprochen: *Pie-wai-wai.*

PYY wird im Darm produziert und gibt ein Signal an die zentrale zuständige Steuerungsstelle im Gehirn, den sogenannten Hypothalamus. Wenn PYY zugeführt wird, bremst es die Nahrungsaufnahme und führt zu Gewichtsverlust. Soweit die Theorie. Ermuntert und motiviert waren die Forscher unter anderem, weil das berühmte amerikanische Wissenschaftsmagazin *Nature* zwei Jahre zuvor über die appetithemmende Wirkung des Darmhormons berichtet hatte.

Sie gaben sich wirklich alle Mühe: Zwei Jahre lang beschäftigte sich das Team aus Potsdam, zusammen mit 36 Wissenschaftlern aus zwölf verschiedenen Institutionen, mit der Wirkung des Hormons, »unter Anwendung neuester Methoden der Appetit- und Adipositasforschung«, wie man in einem Abschluss-Kommuniqué der Öffentlichkeit mitteilte. Es klang auch ein bisschen nach Enttäuschung. Sie hatten ja große Hoffnungen ins PYY gesetzt. Doch es war leider nichts. »Überraschenderweise konnte in zahlreichen verschiedenen Versuchsanordnungen keinerlei Hemmung von Futteraufnahme oder Gewichtszunahme nach akuter oder chronischer Applikation festgestellt werden.«

Die Wissenschaftler warnten denn auch ihre Kollegen davor, unnötigen Forscherschweiß zu vergießen: »Mit der Publikation dieser Daten sollen deshalb Adipositas- und Diabetesforscher weltweit auf eine potenzielle Sackgasse auf dem schwierigen Weg zu einem wirksamen und sicheren Adipositasmedikament aufmerksam gemacht werden, um die Verschwendung wertvoller Ressourcen zu verhindern.«

Die Abnehmpille: Immer wieder beginnt die Suche aufs Neue – und immer wieder endet sie im Fiasko.

So war es auch bei einem deutschen Professor, der es bei seiner Suche nach der Abspeckpille sogar auf die Titelseite der *Bild*-Zeitung geschafft hatte: »Deutscher Professor fand den Dickmacher im Hirn.«

Die *Bild*-Leute wissen natürlich, wovon die Menschen träumen, und nehmen das auf: »Ein Traumkörper nach Wunsch – schlank, attraktiv, sexy. Können wir in Zukunft alle so aussehen?«. Und sie gaben gleich die Antwort: »›Ja‹, sagen Kölner Wissenschaftler – sie haben die Zelle entdeckt, die uns dick macht.«

Der Professor namens Jens Brüning von der Kölner Universität fand im Hypothalamus, der Schaltstelle im Gehirn, bestimmte Zellen, laut *Bild*-Zeitung »die kleinen Teufel, die uns zum Essen treiben. Gerade einmal 25 Mikrometer groß, wir haben 1000 Stück davon.« Sie senden ein Signal aus, den Botenstoff, den Chemiker als »Agouti-assoziiertes Peptid« kennen. Das erfuhren die *Bild*-Leser auch noch, und dass der Professor Mäusen ein Gift spritzte, »das ausschließlich die Dickmacher-Zellen abtötete«.

Super Idee.

Doch das Experiment wurde abgebrochen. Dabei lief es anfangs nicht schlecht: »Die Mäuse hörten auf zu essen, wurden immer schlanker.« Doch eine Dauerlösung ist das nicht, erkannte der Professor: »Hätten wir das Experiment weitergeführt, die Mäuse wären verhungert.«

Auch wieder nichts. Es scheint eine ganz schwierige Stelle im Körper zu sein, die sich die Forscher da ausgesucht haben. Wenn sie da an einem Rädchen drehen, wissen sie gar nicht genau, was passiert.

Doch die Hoffnung stirbt zuletzt – und die Suche geht weiter. Wieder titelte die *Bild*-Zeitung, die Fortschritte auf diesem Gebiet mit besonderer Hingabe verfolgt: »Neue Wunderpille macht Appetit auf Sex.« Eine Pille mit Doppel-Effekt: »Die Tablette soll beim Abnehmen helfen und gleichzeitig die Lust auf Sex steigern.« Professor Robert Millar vom Medical Research Council in Edinburgh hatte zusammen mit Affenforschern vom Nationalen Primatenforschungszentrum an der Universität Wisconsin einen Wunderstoff ausprobiert. Er trägt den Namen: GnRH II (»gonadotropin releasing hormone II«). Klingt nicht sehr schön. Hat aber bei den Weibchen schöne Effekte: Er wirkt aufs Gehirn, und sofort wurden die Äffinnen williger. Das war sogar für Menschen zu sehen: Sie zeigten mehr »Rumpfpräsentation« und verschärftes »Schwanzwackeln«.

Das klingt nun tatsächlich vielversprechend. Kann aber beim Menschen noch dauern, dämpfte der Professor vorschnelle Erwartungen. Immerhin: »Das Medikament könnte innerhalb von zehn Jahren auf den Markt kommen.«

So richtig erfolgreich scheint er nicht gewesen zu sein.

Seine Forschungsabteilung in Edinburgh wurde geschlossen, Professor Millar selbst ging an die Universität von Pretoria und beschäftigt sich jetzt mit südafrikanischen Säugetieren. Von der Abnehm-Sex-Pille hat er offenkundig Abschied genommen.

Wenn es um Leben und Tod geht, Essen, Trinken, Sex, sind viele Systeme beteiligt, viele Sicherungssysteme, und es wäre für den Körper prekär, wenn es einen einzigen Stoff gäbe, der alle Systeme beeinflussen könnte, jenes »Schlüsselmolekül«, nach dem die Forscher suchen, den Wirkstoff für die Wunderpille, die schlank macht. Deswegen sind sie bisher alle gescheitert bei der Suche danach: weil sie auf dem Holzweg sind.

»Die Regulation des Körpergewichts ist schwer zu manipulieren«, seufzte Professor Arya M. Sharma, der einige Jahre an der Humboldt-Universität in Berlin tätig war und später im kanadischen Alberta wirkte.

Das könnte daran liegen, dass die Forscher in der wichtigsten Steuerungszentrale eingreifen wollen, die der Körper besitzt. »Es gibt kaum eine Aufgabe des Gehirns, die von größerer Bedeutung für das Überleben ist, als uns gut genährt und in angemessenem Nährwertstatus zu halten«, sagt der Wissenschaftler Christian Broberger von der Abteilung für Neurowissenschaften am Karolinska Institut in Stockholm.

So richtig Freude machen denn auch die schon erhältlichen Produkte nicht. Manche führen sogar zu vorzeitigem Ableben. Die Abspeckpille Reductil des US-Pharmaunternehmens Abbott etwa (Wirkstoff: Sibutramin, Slogan: »Einfach schneller satt«) kann zu Herzrasen, Bluthochdruck und manchmal auch zu Abhängigkeit führen. Sie wurde 2002 in Italien vom Markt genommen, weil zwei Anwender starben.

So etwas kommt häufiger vor. Die *Süddeutsche Zeitung* berichtete über das Phänomen. Überschrift: »Tödliche Diätpillen«: »Eigentlich soll nur das Fett verschwinden. Doch wenn Menschen Schlankmacher schlucken, verschwindet manchmal der ganze Körper – unter der Erde.«

Die Stiftung Warentest hatte sich mit solchen Pillen aus dem Internet beschäftigt, die Bezeichnungen tragen wie »Lida Dai« oder »Thermogenesis«. Fazit: Fast alle seien »sehr hoch« gesundheitsgefährdend. In vielen sei das Aufputschmittel Ephedrin enthalten, häufig mit Koffein zusammen – eine gefährliche Kombination, die mitunter zum Kreislaufkollaps führt. Ein Appetitzügler namens »Sibutramin« kann »schon in geringer Dosis zu Herzrasen führen und den Blutdruck gefährlich hochtreiben«, wie die *Süddeutsche Zeitung* berichtete.

»Halte durch, der Erfolg ist klasse«, ermunterten, dem Blatt zufolge, Besucher eines Internetforums eine 43-jährige Hausfrau aus Konstanz, der es nicht gut ging, nachdem sie ein Mittel mit diesem Wirkstoff geschluckt hatte. Wenige Wochen später brach die Frau zusammen. Diagnose: Kreislaufkollaps.

Einige dieser Präparate beeinflussen die Fettverbrennung. Klingt auch wieder schön: Das Fett soll ja weg. Es hat schließlich ein schlechtes Image. Doch Fett wird auch gebraucht – wie sehr, merkt man oft erst, wenn es weg ist, verbrannt beispielsweise durch einen Stoff namens Dinitrophenol (DNP).

Der wird eigentlich zur Herstellung von Munition verwendet. Doch er hat auch einen erfreulichen Nebeneffekt, der auffiel, als die Arbeiter einer französischen Sprengstofffabrik, die mit der Chemikalie in Kontakt kamen, rapide an Gewicht verloren. Damit begann seine Karriere als

Diätpille. Nach Schätzungen schluckten 100 000 Amerikaner den Stoff Mitte der dreißiger Jahre. Nach mehreren Todesfällen wurde er verboten. An den einschlägigen Nebenwirkungen litten schon die französischen Arbeiter: Schwindelanfälle, Herzrasen, Kopfschmerzen und Erbrechen. Heute kommen die DNP-Pillen zumeist illegal aus Russland.

Wegen einer solchen Lieferung gab es im Jahr 2007 den ersten deutschen Diätpillen-Prozess. Eine 21-Jährige, berichtete die *Süddeutsche Zeitung*, musste sich vor dem Amtsgericht Hannover wegen fahrlässiger Tötung verantworten. Sie hatte ihrer 19 Jahre alten Freundin den verbotenen Schlankmacher aus Russland besorgt. Die Freundin starb, ihre Körpertemperatur war auf mehr als 41 Grad Celsius gestiegen.

Die Erklärung: DNP fördert die Fettverbrennung. Allerdings verhindert es zugleich, dass der Körper aus dem Fett Energie gewinnt. Weil der Organismus so quasi ausgehungert wird, versucht er mit letzter Kraft, Energie zu bekommen, indem er Wärme erzeugt – mit fatalen Folgen für die inneren Organe.

Die junge Frau habe von innen »gekocht«, sagte einer der Gutachter vor Gericht. Die 21-Jährige, die dem Opfer die Tabletten beschafft hatte, blieb trotzdem auf freiem Fuß, musste nicht einmal eine Geldstrafe bezahlen. Sie habe in »jugendlicher Unbekümmertheit« gehandelt, hieß es, sogar die verbotenen Pillen selbst eingenommen.

Auch ein Schlankheitsmittel des französischen Pharmakonzerns Sanofi-Aventis ist in Verruf geraten: die Abnehmpille »Acomplia«. In England wurde sie von den Behörden für den Tod von fünf Patients verantwortlich gemacht. Eine Studie der englischen Arzneimittelkontrollbehörde MHRA hatte von Nebenwirkungen in 720 Fällen berichtet – fünf davon mit tödlichen Folgen.

Ein Sprecher des Herstellers wies einen direkten Zusammenhang zwischen Todesfällen und Abnehmpille zurück. Bei drei Fällen sei der Tod durch zuvor schon vorhandene Herz-Kreislauf-Probleme verursacht worden. Ein Patient sei an einer Infektion gestorben, der fünfte schließlich habe Suizid begangen.

Der schlimmste Killer unter den Schlankheitspräparaten scheint ein Wirkstoff namens Sibutramin zu sein. Mehr als 35 Todesfälle weltweit sollen auf ihn zurückzuführen sein. Enthalten ist er in manchen chinesischen Schlankheitsmitteln, die über das Internet vertrieben werden. Er befand sich auch in einem deutschen Schlankheitsmittel namens »Reductil«, das wegen erheblicher Risiken seit 2010 nicht mehr verkauft wird.

Sibutramin wirkt ähnlich wie moderne Antidepressiva: Es steigert die Produktion der Neurotransmitter Noradrenalin und Serotonin und sorgt so für Glücksgefühle, kurbelt den Stoffwechsel im Fettgewebe an, und in der Folge lässt der Hunger nach. Zudem steigt der Energieverbrauch des Körpers. Doch die schönen Effekte gehen oft einher mit weniger schönen Nebenwirkungen: erhöhter Blutdruck, erhöhte Herzfrequenz, sogar Herzrasen. Dazu Kopfschmerzen, Mundtrockenheit und Verstopfung. Mitunter auch Gedächtnisstörungen, Angstgefühle, Schlaflosigkeit, Sprach- sowie Sehstörungen und Migräneattacken. 103 Berichte über Nebenwirkungen liegen der Arzneimittelkommission der Deutschen Ärzteschaft vor, darunter waren vier Herzinfarkte, dreimal Kammerflimmern im Herzen.

Besonders wirkungslos, aber mit erheblichen Nebenwirkungen verbunden ist auch eine Pille, für die einst der legendäre Abspeck-Papst Professor Volker Pudel geworben hatte: Xenical aus dem Hause des Schweizer Pharmariesen Roche. Das Fett ist nach der immer noch weithin vertretenen Lehrmeinung ja der Hauptbösewicht, und darauf zielt diese Pille: Sie befördert das Fett, kaum vom Körper aufgenommen, wieder ins Freie. Es wird unverdaut wieder ausgeschieden, und zwar selbsttätig, »spontan«, wie die Wissenschaftler sagen. Bevor es der Körper aufnehmen kann. Und das kann ganz schnell gehen. Im Englischen gibt es schon einen Ausdruck für den Vorgang: »Anal leakage«. Zu Deutsch: »Leck im Hintern«.

Klingt nicht schön, ist auch nicht schön, berichtet eine deutsche Anwenderin. Sie wachte morgens auf mit einem seltsamen Gefühl an gewissen Stellen im Schlafanzug. »Als ich morgens aufgestanden bin, hab ich Fettflecken draufgehabt.« Das war sehr unangenehm, zumal sie bald wieder nach Florida fliegen wollte, ihr Lieblingsferienziel: »Im Urlaub ist das unmöglich. Ich kann doch nicht im Badeanzug rumlaufen und hab hinten Fettflecken drauf. Wenn ich nach der Packungsanweisung drei Stück am Tag nehme, dann kann ich nicht mehr unter die Leute gehen.« Das ging nicht nur ihr so: Eine Bekannte, ebenfalls Xenical-Opfer, mochte kaum noch das Haus verlassen.

Beim Schweizer Hersteller ist der Nebeneffekt bekannt. »Der Ölfleck in der Unterhose«, versicherte ein Roche-Manager aber, sei »die einzige unangenehme Nebenwirkung« – abgesehen davon, dass fettlösliche Vitamine gleich mit ausgeschwemmt werden.

Xenical wurde von der US-Gesundheitsbehörde FDA untersucht, nachdem es in zehn Jahren 32 nachgewiesene Fälle von schweren Leberschäden durch den Wirkstoff gegeben hatte. In Italien waren sogar zwei Todesfälle auf die

Pille zurückzuführen. Im Jahr 2010 allerdings hat die US-
Behörde die Zulassung bestätigt. Die Wirkung, der Ab-
speckeffekt, ist indessen nach wie vor umstritten.

»Bevor wir eine wirksame Medizin entwickeln können,
um die Epidemie der Fettleibigkeit zu stoppen, müssen wir
wissen, wie die körpereigenen Hormone den Appetit und
das Körpergewicht regulieren«, sagt Professor Jonathan
Seckl, Molekularmediziner an der Universität im schotti-
schen Edinburgh.

Noch allerdings hat kein Mensch das ganze System ver-
standen. Und mittlerweile zeigt sich auch, dass das System
durch die moderne Nahrung nachhaltig gestört werden
kann. Doch anstatt diese Störer zu eliminieren, arbeiten die
Forscher, im Schulterschluss mit der Industrie, schon an
neuen Wirkstoffen, sozusagen den Gegengiften gegen die
Hormongifte – einzusetzen am besten gleich im Mutterleib.

Etwa der Nahrungskonzern Nestlé gemeinsam mit den
Forschern von der Genfer Universität, die beim nationalen
Forschungsprojekt der Schweiz zu den Hormonstörern beteiligt waren (NFP 50). Die Zunahme von Übergewicht,
aber auch geistiger Beeinträchtigungen durch frühen Kontakt mit Hormonstörern im Mutterleib sei ein Thema, das
wachsende Besorgnis hervorrufe. Es sei deswegen »höchste
Zeit, die Beziehungen zwischen dem Kontakt mit giftigen
Komponenten sowie diesen Hormonstörern (»endocrine
disruptors«) während der Schwangerschaft und dem jüngs-
ten Anstieg der sogenannten Zivilisationskrankheiten zu
erforschen«, so die Projektbeschreibung (Projekt Nummer
4050–108713).

Mit Hilfe von Nestlé hoffen die Wissenschaftler, die Vorteile von »Ernährungsinterventionen« in der Schwanger-

schaft zu untersuchen, um möglicherweise »Schäden vor-
beugen oder reparieren« zu können, und zwar während des
Kontakts mit diesen Hormonstörern im Mutterleib.

Amerikanische Wissenschaftler um Dana C. Dolinoy von
der Universität von Missouri haben auch schon ein Verfahren entwickelt, um im Mutterleib den Schäden durch Bisphenol A entgegenzuwirken: durch einen Nahrungszusatz
für die Mutter, auf Folsäure basierend.

Bisher war die Abspeckindustrie zwar geschäftlich sehr
erfolgreich – blieb aber von ihrem eigentlichen Ziel, der
Verschlankung des Menschengeschlechts, weit entfernt.
Das zeigt sich besonders bei jenen Menschen, die oft jahrelang versuchen, von ihrem Gewicht herunterzukommen –
und die sich irgendwann, von Verzweiflung getrieben, sogar unters Messer legen. So wie Sabine G. Fischer, die Frau,
die sozusagen im letzten Moment vom OP-Tisch sprang.

Abnehmen mit dem Skalpell – das ist der neueste Hit,
ein boomender Geschäftszweig der Abspeckindustrie. Eine
Operation soll die Dicken, im Fachjargon: die »Adipösen«,
von ihrer zentnerschweren Last befreien.

Die Medien sind begeistert. *Der Spiegel* zum Beispiel ju-
belte schon: »Für viele Fettleibige sind Magenoperationen
die letzte Hoffnung auf ein leichteres Leben.« Und empör-
te sich zugleich über Knausrigkeit bei denen, die den golde-
nen Schnitt bezahlen sollen: »Was in anderen Ländern als
Mittel der Wahl gilt, wird von deutschen Krankenkassen oft
verweigert.«

Dabei geht es doch ganz einfach; der Mann vom *Spiegel*
hat es mit eigenen Augen gesehen, bei »Frau M.«. Die OP
bei ihr am Bauch wurde, wie üblich, auf einen Flachbildschirm im Saal übertragen: »Es erscheinen«, so stand es
im *Spiegel,* zunächst eine »gelbe Speckschicht«, dann die

»verfettete Leber« und schließlich »der Magen von Frau M.«. Der Rest ist schnell erzählt: Der »Chirurg trennt ein schnitzelgroßes Stück von ihm ab, schneidet es in Streifen und zieht es dann aus dem Körper heraus. Den Rest des Magens tackert er mit Klammern zu.«

Wenn der Journalist in diesem Stil vom Metzgershandwerk berichtet hätte, etwa von der rituellen Schächtung eines Schafes, hätte er die Tierschützer auf dem Hals. Aber mit den Dicken kann man's ja machen.

Das Geschäft brummt: Binnen fünf Jahren haben sich die Operationszahlen mehr als verdreifacht, von 1800 im Jahr 2006 auf 6000 im Jahr 2011. Weltweit sind es schon unglaubliche 340 000 Operationen im Jahr.

»Nach einer OP reduziert sich das gefährliche Übergewicht«, werben zum Beispiel die Schön Kliniken, ein Medizinkonzern mit 17 Krankenhäusern in ganz Deutschland: »Gegenüber konservativen Behandlungsmaßnahmen haben sich die chirurgischen Verfahren in Langzeituntersuchungen als deutlich überlegen erwiesen.«

Kritiker sehen die schwergewichtigen Patienten auf einer neuen Opferbank – dem OP-Tisch, als Objekt der Geldvermehrungsstrategien geschäftstüchtiger Operateure. Auch Sabine G. Fischer stellt den Eingriff sehr in Frage: »Adipöse Patienten sind die neuen Goldesel der Chirurgen«, so ließ sich die Frau, die selbst zum Fast-Opfer geworden ist, von einem Fachblatt zitieren.

»Bariatrische Operationen« nennen sich die rabiaten Abspeckverfahren, bei denen der Bauch aufgeschlitzt und an der Nahrungsaufnahme gehindert werden soll. Sie sind die härteste, die rabiateste Form des Abspeckens. Manche Versionen sind noch rückgängig zu machen, die Verkleinerung des Verdauungsorgans mit dem sogenannten Magenband etwa, einer Art Gürtel, der sozusagen enger geschnallt wird, nur eben nicht außen, sondern innen im Bauch. Oder der Ballon im Magen, der kaum noch Platz lässt für Nahrung. Andere sind unumkehrbar, irreversibel, ein einschneidender Vorgang im Leben, wie es so schön und passend heißt.

Lebenslänglich bleibt der Bypass im Bauch, im Fachjargon »Roux-en-Y-Magenbypass« genannt, kurz RYGB. Dabei wird der Magen abgeschnitten, ein kleiner Teil wird direkt an den Dünndarm angeschlossen, der Rest des Magens zusammen mit dem anschließenden Stück Darm einfach stillgelegt und die Nahrung direkt durch den verbliebenen Mini-Magen in den Dünndarm geleitet. Noch radikaler ist die sogenannte biliopankreatische Diversion. Dabei wird der abgetrennte Restmagen, der zwar nichts mehr zu verdauen, aber Magensäfte beizusteuern hat, erst kurz vor dem Dickdarm wieder zugeschaltet.

Der verbleibende Raum zur Nahrungsverarbeitung ist denkbar gering: Mitunter bleiben vom Magen gerade noch 20 Milliliter – so viel, wie in ein Schnapsgläschen geht. Kein Wunder, dass das horrible Folgen hat – und zwar fürs Leben.

Häufig leiden die Menschen nach der OP unter Verstopfung. 30 bis 50 Prozent der Patienten müssen wieder operiert werden, manche bis zu sechsmal.

Viele wissen auch gar nicht, wie sie sich ernähren sollen – und versuchen verzweifelt, sich Energie zuzuführen. Gefürchtet sind Essattacken. Beliebte Methode: Nutella in der Mikrowelle erhitzen und dann in Cola einrühren.

Viele Patienten vertragen kein Obst und Gemüse mehr. Manche leiden an »Festnahrungsintoleranz«, manchmal geht nicht einmal mehr Flüssiges durch den verengten Verdauungsweg. Man spricht dann von »Flüssignahrungsintoleranz«.

Andere klagen über das sogenannte Dumping: Die Nahrung gelangt mangels ausreichender Behandlung im Magen
völlig unvorbereitet in den Dünndarm. Der ist darauf nicht
eingestellt. Beim sogenannten Frühdumping wird der
Dünndarm stark gedehnt, Wasser strömt ein, der Blutdruck
sinkt dramatisch; Übelkeit, Schweißausbrücke, oft Ohn-
macht sind die Folgen. Beim »Spätdumping« hingegen
wird der Zucker aus der unverdauten Nahrung schlagartig
aufgenommen, Insulin wird ausgeschüttet – und fällt dann
wieder abrupt ab, was zu epileptischen Anfällen oder sogar
zum Koma führen kann.

Üblich sind auch Durchfälle und sogenannte Flatulenz,
Blähungen mit besonders übelriechenden Winden, die von
unverdauter Nahrung hervorgerufen werden.

Über Neuropathien, Gefühllosigkeit in den Extremitäten, klagt jeder zweite Magenbypass-Patient. Auch über
Taubheitsgefühle in manchen Körperteilen, hervorgerufen
durch Nährstoffmangel. Merkstörungen und Sehstörungen
können ebenfalls Folgen des Nährstoffmangels (Vitamine A
und B) sein.

Die Patienten müssen lebenslang Vitaminpillen schlucken, auch Eisenpräparate. »Vitamin D- und Kalziumman-
gel sind die Regel«, sagen die Schweizer Autoren um Fritz
Horber aus Winterthur in der *Schweizer Zeitschrift für Ernährungsmedizin*.

Viele Patienten halten allerdings nicht durch. Folge des
durch die Operation heraufbeschworenenen Nährstoffmangels sind unter anderem: Knochenschwäche. Osteoporose.
Schlaflosigkeit. Außerdem Haarausfall, Gallensteine. Die
Menschen können nicht mehr richtig essen, das Gehirn leidet Mangel, Depressionen können entstehen oder sich steigern.

Gerade Gesundes – Obst, Gemüse – können die Betroffenen oft nicht mehr aufnehmen. Die Ballaststoffe rutschen nicht mehr durch die künstlichen Engstellen. Die Menschen werden nie mehr richtig satt, die Nahrungsverarbeitungshormone sind sozusagen kaltgestellt – und entwickeln eine Kaskade von Folgen.

Die Suizidraten gehen in die Höhe; bei einer Studie mit 17 000 operierten Amerikanern hatte sie sich verdreifacht, ebenso wie die Zahl der Drogenkonsumenten, allerdings binnen zweier Jahre.

Manchmal sterben die Patienten auch an den Folgen der Operation. So können sich in den stillgelegten Darmabschnitten beispielsweise Krankheitserreger ansiedeln. *E. coli*, *Klebsiella*, *Coccidia*- und *Candida*-Pilze, *Clostridien*, *Bacteroides fragilis*. So heißen die Erreger. Sie sondern giftige Ausscheidungen ab. »Der Tod«, sagt der Doktor, »sitzt im Darm« – und wenn er noch so kurz ist.

Die junge Sabrina Devers vom Niederrhein beispielsweise musste nach der ersten OP immer wieder nachoperiert werden. »Zu keinem Zeitpunkt wurde uns ehrlich gesagt, wie schlimm es um Sabrina steht«, sagt ihr Vater Theo: »Wir selbst sahen, dass unsere Tochter immer kränker wurde, doch die Ärzte wiegelten ständig ab, entließen sie sogar nach Hause.« Dort brach Sabrina schließlich zusammen. Sie wurde mit dem Notarztwagen ins Krankenhaus nach Xanten am Niederrhein gefahren. Dort fiel sie ins Koma – und wachte nicht wieder auf.

Wissen denn die Dicken, die sich auf den OP-Tisch legen, nicht vorher, was sie erwartet?

Nicht unbedingt, meint Kritikerin Sabine G. Fischer.

Aber sie werden doch sicher vor der Operation aufgeklärt über mögliche Folgen und Risiken?

Fischer: Sie müssen aufgeklärt werden. Aber diese Menschen sind ja eingeschränkt in ihrer Wahrnehmung, ihrer Urteilsfähigkeit. Die Betroffenen stehen vor der Wahl: Entweder klappt das jetzt, und ich werde dünn nach der Operation. Oder ich will nicht mehr leben. Eine Dame hat mir gesagt, Frau Fischer, ich hab das gar nicht gehört. Das hat man mir bestimmt gesagt, aber ich hatte einen Tunnelblick. Ich war auf diese Lösung fixiert. Wenn diese Lösung da ist, hab ich keine Depressionen mehr.

Viele Patienten sagen, es ging ihnen besser hinterher.

Fischer: Nach außen hin kommunizieren die Patienten, na super, mir geht's viel besser. Aber wenn sie hier in der Praxis sind, kommen ganz andere Sachen raus. Unter vier Augen schildern sie ihre Angst, sprechen von Panikattacken, beklagen den Verlust ihres vertrauten Körpers, nichts fühlt sich mehr so an, wie es einmal war. Der schnelle Gewichtsverlust überfordert das Körperbild des Betroffenen. Offiziell werden sie das möglicherweise nie sagen: Es wird ja von ihnen erwartet, dass sie sich jetzt besser fühlen.

Sie handeln unter Druck?

Fischer: Schon die Operation erfolgt meistens unter erheblichem sozialem Druck. Die Aufforderung, sich einem bariatrischen Eingriff zu unterziehen, der Druck trifft sie überall, egal, ob bei LIDL an der Kasse durch die Kassiererin oder beim Schuster oder auch bei der Schneiderin, den engsten Familienangehörigen.

Sogar die Familie macht Druck?

Fischer: Ich hatte gestern wieder eine Patientin, die diese OP machen lassen will. Sie ist von ihrer Familie so in die Enge getrieben worden, dass sie vollkommen verzweifelt ist und sagt: Ich mach' das jetzt, koste es, was es wolle. Alle sollen sehen, dass ich alles probiert habe. Die Frau hat mir noch gesagt, wissense, und vielleicht bleib' ich ja auf dem OP-Tisch liegen. Diese Frau ist so mit den Nerven am Ende, derart am Limit, dass sie alles in Kauf nimmt. Und dabei offensichtlich auch ihren Tod mit einkalkuliert.

Viele Patienten nehmen doch tatsächlich ab.

Fischer: Aber nur vorübergehend. Dann geht's wieder aufwärts. Die können ja überhaupt kein normales Leben mehr führen. Ich hab eine Patientin, die isst nur noch süß. Ganz viel süß. Die gehört zu denen mit dem schnapsglas-großen Magen. Die nimmt natürlich zu. Die wiegt jetzt 115 Kilo. Von 160 ging es zuerst, nach der OP, runter auf 90 Kilo, und jetzt aber hat sie wieder zugenommen, und zwar im vierten Jahr nach der OP. Die geht nicht mehr zu den Nachsorgeterminen hin und fällt also aus den Follow-up-Untersuchungen raus.

Ob die OP auf Dauer wirklich nützt, ist fraglich, auch nach den Statistiken. Zwar verlieren die meisten Patienten unmittelbar nach der Operation oft erheblich an Gewicht – doch nach zehn Jahren liegt die Misserfolgsquote Studien zufolge bei 35 Prozent. So könne der sogenannte BMI »selten langfristig unter 30 gehalten werden«, klagt der Schweizer Chirurg Ralph Peterli. BMI, das ist der sogenannte Body-Mass-Index, der das Verhältnis von Körpergröße zu Gewicht angibt. BMI 30 bedeutet bei einer Frau von 1,65 Meter Größe ein Gewicht von 81 Kilo.

Wenn die Operation schließlich doch Erfolg hat, dann deshalb, weil die Menschen hinterher ihren Lebensstil ändern. »Jede Operation ist nur so gut wie die postoperative Diät und Lebensstilveränderung«, sagt der Grazer Chirurg Holger Till. Die Patienten müssen also gesünder essen als bisher, falls ihnen das noch gelingt nach einer Operation, durch die sie hinterher oft gar kein Gemüse mehr essen können.

Der sogenannte Jo-Jo-Effekt ist ja auch das Problem bei den herkömmlichen Diäten: Wenn die Waage hinterher das Gleiche anzeigt wie vorher, oft sogar noch mehr.

»Abnehmprogramme – egal, ob diätetisch, chirurgisch oder medikamentös – gehören zu den ›Kuren‹, die mehr Schaden als Nutzen bringen«, sagt der Lübecker Übergewichtsforscher Achim Peters.

Warum?

»Weil sie die komplexe Selbstregulation des menschlichen Organismus ignorieren.«

Hinzu kommt das, was hinterher kommt: Das gleiche Essen wie zuvor, mit all den heimlichen Dickmachern, die wieder ihre Wirkung entfalten, unmerklich, aber effektiv – und die Selbstregulation weiter stören.

Besser wäre es natürlich, wenn man denen entkommen könnte. Und dem Körper und seinen Fähigkeiten zur Gewichtskontrolle wieder zu ihrem Recht verhelfen würde.

Das braucht dann manchmal in der Tat einen Anstoß, aber vielleicht einen sanfteren. Noch dazu mit größerer Hoffnung auf Erfolg.

12.
Hört die Signale
Ganz einfach: Der Weg zum ganz persönlichen Idealgewicht

Was war sein Erfolgsgeheimnis beim Abnehmen? /
Sie haben ihn Fettsack genannt / Mythos Bewegung:
Joggen schön und gut, aber für die Kilos bringt das nichts /
Weg mit den Hormonstörern, den heimlichen Dickmachern! /
Schlank und glücklich durch Fett / Der neue Trend:
Leute, esst Butter und Sahne / Wer ein bisschen dicker ist,
lebt länger und gesünder

Der Junge ist so eine Art Vorzeigepatient. Obwohl er eigentlich immer noch ziemlich dick ist. Aber vorher war er eben noch dicker, und er ist sozusagen der Rekordhalter im Abnehmen hier. Überall hängen Bilder von ihm, im Empfangsraum, im Treppenhaus. Sie wurden sogar übers Internet in alle Welt verbreitet.

Er hat einen etwas watschelnden Gang, kurze, dunkle Haare, einen leichten Bartflaum über der Oberlippe. Er trägt eine dunkelblaue Trainingshose und Turnschuhe, ein weißes T-Shirt mit dem Namen des Krankenhauses, in roten Lettern aufgedruckt.

Der Junge kam hierher aus eigenem Antrieb, weil der Leidensdruck zu groß geworden war. »Bluthochdruck hab ich gehabt, und auch eine Fettleber.« Er redet ganz leise. »Und natürlich hab ich auch in der Schule Druck gehabt. Die haben mich ›Fettsack‹ genannt.« Mit acht Jahren hatte er schon 90 Kilo gewogen. Mit 16 kam er hier an, da hatte er 217,5 Kilo drauf.

Binnen zehn Monaten hat er 117 Kilo abgenommen. Jetzt wiegt er immer noch 100 Kilo, aber sieht fast schon schlank aus. Das geht eigentlich gar nicht, sagen viele Experten hierzulande. Der Junge lebt in China und kam in seiner Verzweiflung ins Kang Da (»Mehr Gesundheit«)-Krankenhaus in der Sieben-Millionen-Metropole Changchun. Das Hospital ist aufs Abspecken spezialisiert.

Changchun liegt 900 Kilometer nordöstlich von Peking. Es gibt einen schönen See mitten in der Stadt, ganz in der Nähe davon ein imposantes Volkswagen-Werk. Die Abnehmklinik liegt in einer Seitenstraße. Vor dem Krankenhaus parken Mittelklasse-Autos, ein VW Passat, ein weißer BMW.

2000 Patienten werden jedes Jahr behandelt, manche stationär, viele kommen mehrmals zum ambulanten Abspecken, bis zu 100 Leute jeden Tag. Pummelige Frauen, moppelige Mädchen im Teenageralter, die Jungs sind fast schon Riesen, stark und kräftig wie Sumo-Ringer.

Die Abspeckkuren sind nicht billig. Der Junge, der zwei Zentner abgenommen hat, kriegt sie allerdings umsonst. Lei heißt er, Nachname Zhu.

Der prominenteste Patient der Klinik ist sozusagen ein wandelnder Werbeträger, lebender Beweis für die Wirksamkeit der ungewöhnlichen Methoden, mit denen sie hier Erfolge feiern – auf der Basis uralter chinesischer Traditionen. Sie versuchen, den Körper wieder in die Balance zu bringen.

Genau das, was auch die Experten anderswo auf der Welt jetzt ausprobieren. Es geht, sagt etwa der Lübecker Hormonforscher Achim Peters, um die »Suche nach dem verlorenen Gleichgewicht«.

Die Signalwege im Körper sollen wieder funktionsfähig

werden. Der Körper soll die Fähigkeit zurückgewinnen, das Gewicht selbst zu regulieren. Man muss ihn nur dazu bringen.

Aber wie?

Der menschliche Körper kann das; er ist darauf eingerichtet. Er muss das auch, genauso wie alle anderen Organismen. Alle Lebewesen können ja sich und ihr Gewicht an die jeweiligen Umstände anpassen. Und so kann auch der menschliche Körper im Winter beispielsweise eine wärmende Speckschicht auflegen, die er im Frühjahr wieder entfernt. Nur deshalb sind Frühjahrsdiäten erfolgreich: Der Körper ist ohnehin auf dem Weg.

Abnehmen, das hat der Körper auch im Programm. Mit Hilfe der körpereigenen Botenstoffe, die ihre Signale, ihre Befehle aussenden, die Auswahl der passenden Nahrung besorgen und ihre angemessene Verarbeitung. Man muss sie nur lassen. Man darf sie nicht stören bei ihrem Projekt, das angemessene Gewicht zu finden.

Klingt ganz lässig. Stattdessen mühen sich viele, strampeln sich ab auf dem Fahrrad oder joggen durch die Wälder, ziehen frühmorgens im Schwimmbad ihre Bahnen.

Das tut gut, sorgt für angenehme Gefühle. Nur: Fürs Wunschgewicht bringt es nichts. Sagt jedenfalls Professor Robert Lustig, der amerikanische Experte für Gewichtsregulierung. »Bewegung ist der am meisten missverstandene Aspekt der Übergewichtsmedizin«, meint er.

Aber Bewegung, sagen doch alle, sei der Schlüssel zum Abnehmen? Die deutsche Bundesregierung hat sogar eine »Initiative für gesunde Ernährung und mehr Bewegung« gestartet (»Inform«), um das große gesellschaftliche Projekt des Abnehmens voranzutreiben. Dazu gehört auch die »Plattform Ernährung und Bewegung«, bei der neben

Bundesländern und Sportverbänden auch Firmen Mitglied sind: Coca-Cola zum Beispiel, Mars, Ferrero, Nestlé und McDonald's. Die sind natürlich auch sehr daran interessiert, dass Übergewicht vor allem auf Bewegungsmangel zurückgeführt wird. Es ist also ein Projekt nach ihrem Geschmack.

Genützt hat es leider nichts. Jedenfalls gibt es keine Daten, die einen Nutzen belegen könnten, sagt die deutsche Bundesregierung auf Anfrage: wegen der »Komplexität« des Geschehens könne dies auch gar nicht »erwartet werden«, jedenfalls »nicht innerhalb weniger Jahre«.

Die Wahrheit ist wohl: Die Hoffnung, durch Bewegung abzunehmen, beruht auf einem Irrtum.

Der »Mythos der Bewegung« (Lustig) beruht auf der überkommenen Theorie, dass Übergewicht entsteht, wenn man mehr isst, als man verbraucht. Es ist die Theorie vom Input-Output, der die plumpe Annahme zugrunde liegt, der Körper müsse nur mehr verbrennen, als er aufnimmt, dann nehme er schon ab. Kurz: Der Bewegungsmythos beruht auf der Kalorienlüge.

»Wenn es stimmen würde«, sagt Robert Lustig, »dass eine Kalorie eine Kalorie ist, und eine aufgenommene einer verbrauchten Kalorie entspricht, dann müsste Bewegung zu Gewichtsabnahme führen, und viel Bewegung zu viel Gewichtsverlust, auch wenn man das Gleiche isst.« So geht die Theorie. »Aber so ist es nicht«.

Es gibt überraschenderweise auch keine handfesten Gründe für diese Mär von der Bewegung, die schlank macht, vor allem: keine wissenschaftlichen Beweise, sagt Lustig: »Es gibt nicht eine einzige Studie, die zeigt, dass Bewegung allein zu nennenswerter Gewichtsabnahme führt.«

Der Kalorientheorie zufolge müsste es so sein: Wenn man Fett loswerden möchte, also beispielweise ein Kilo, mit einem Brennwert von 5500 Kalorien, dann müsste man entweder 5500 Kalorien weniger essen oder 5500 Kalorien durch mehr Bewegung verbrauchen. Doch eine im Jahr 2011 im Wissenschaftsjournal *The Lancet* publizierte Studie hat gezeigt: So geht es nicht.

Um nur ein Kilo Fett mit einem Brennwert von 5500 Kalorien abzubauen, müsste ein 80-Kilo-Mensch neun Stunden lang Fußball spielen (bei einem Kalorienverbrauch von 600 pro Stunde) oder gar 39 Stunden bügeln (Kalorienverbrauch pro Stunde: 140).

Wer zwei Kilo abnehmen möchte, muss mithin 18 Stunden Fußball spielen oder 78 Stunden bügeln. So viele Hemden hat ja kein Mensch, um seine überschüssigen Kilos abzubügeln. Und auch nicht so viel Zeit.

Völlig illusorisch also, auf diese Weise nennenswert an Gewicht zu verlieren, meint Lustig: »Das zeigt, dass es sehr schwierig ist, durch Bewegung Gewicht abzubauen, wenn nicht vollständig unmöglich.«

Der zweite Grund, weshalb man durch Bewegung nicht nennenswert abnehmen kann, ist: Wenn man sich bewegt, baut man Muskeln auf. »Das ist gut für Ihre Gesundheit«, meint Lustig, »aber reduziert nicht das Gewicht.«

Weniger Herz-Kreislauf-Krankheiten, ein längeres Leben insgesamt – dafür kann Bewegung gut sein. Keine Frage. Aber fürs Gewicht? Allenfalls indirekt. Durch den Muskelaufbau beim Sporteln.

Denn die Muskeln haben durchaus einen Vorteil beim Abnehmen. Das zeigt sich bei den Sportlern, die unglaubliche Mengen futtern – aber dennoch nicht dick werden. Beim Schwimmer Michael Phelps beispielsweise, mit 18 Goldmedaillen der erfolgreichste Olympiateilnehmer. Er isst 12 000 Kalorien am Tag. So hart er auch trainiert, er kann das nicht verbrauchen. Aber: Er verbrennt es, einfach so, den ganzen Tag über – sogar im Schlaf.

»Und das ist es, warum Bewegung gut ist: Weil sie Muskeln aufbaut. Und Muskeln verbrauchen Energie, auch wenn sie ruhen.« Sagt der Hormonwissenschaftler Lustig.

Also tatsächlich schlank im Schlaf? »Es mag schwer zu glauben sein, aber am meisten Kalorien verbrauchen Sie, während Sie schlafen oder auf der Couch vor dem Fernseher sitzen.«

Ein paar Pfund könnten auch durch Bewegung runtergehen, räumt Lustig ein. So habe eine umfangreiche Studie der unabhängigen Stiftung Cochrane Collaboration aus dem Jahr 2006 gezeigt, dass mäßige Bewegung zu genau einem Kilo Abnahme führt, rigorose Bewegung zu 1,6 Kilogramm. Ein Kilo, zwei Kilo, das macht den Kohl auch nicht fett, könnte man sagen, oder besser: den fetten Körper nicht schlank. »Angesichts unserer gegenwärtigen Übergewichtsepidemie ist es nicht gerade das, was den großen Schnitt bringt«, konstatiert Lustig.

Die »Übergewichtsepidemie«, sie hängt natürlich auch mit dem Druck der Umgebung zusammen, mit der Werbung, den Dickmachern, die es an jeder Ecke gibt und die die körpereigene Gewichtsregulation aus dem Konzept bringen. Kurz: der »giftigen Umgebung«, wie das die Forscher neuerdings nennen.

Am besten wäre natürlich, wenn man aus dieser Umgebung einfach fliehen könnte. Das hilft auch tatsächlich. Das jedenfalls ergab jene berühmte amerikanische Studie, bei der Menschen aus mehreren Großstädten wie New York, Chicago und Los Angeles mit großem Aufwand freiwillig umgesiedelt wurden in eine bessere Gegend, in der der Druck der »giftigen Umgebung« nicht so groß war. Denn allein die Zahl der Fastfood-Läden in der Nachbarschaft erhöht, so eine andere Studie, das Gewicht.

Nun ist es schwierig, die ganze Menschheit einfach umzusiedeln. Einfacher wäre es, am Angebot anzusetzen: Weniger Fastfood-Läden, nicht an jeder Ecke ein Cola-Automat, ein Kiosk mit Süßigkeiten – das könnte auch was bringen.

Weniger Zucker zum Beispiel. Wenn dieser Dickmacher nicht an jeder Ecke lockt, dann wird man auch nicht so schnell dick. So einfach ist das. Meint auch Professor Lustig: »Nichts reduziert den Zuckerverbrauch so wie die Beschränkung der Verfügbarkeit.«

Viel geholfen wäre auch, wenn nicht ausgerechnet die übelsten Dickmacher künstlich verbilligt würden. Viele Experten fordern daher ein Umsteuern bei den Subventionen.

Bisher wurden vor allem Mais, Soja, Zucker subventioniert. Macht endlich das Ungesunde nicht billiger, sondern teurer, fordert etwa der Herzspezialist Aseem Malhotra, Wissenschaftlicher Direktor der Bewegung »Action on Sugar« in London: »eine Steuer auf zuckrige Getränke, Verbot von Junkfood-Werbung für Kinder, Beschränkungen für Fastfood-Restaurants bei Schulen«.

Malhotras Forderung zeigt: Es geht beim Gewicht nicht nur um die persönliche Einstellung und den »Lifestyle«. Es ist mithin keine bloße Privatangelegenheit, ob ich dick werde oder nicht. Es geht auch um das Angebot. Es ist auch eine Frage der Politik, nämlich die Frage, welche Art der Nahrungsproduktion gefördert wird.

In einigen Ländern hat die Politik das Food-Thema schon entdeckt und versucht, das Angebot zu verändern.

Ein Beispiel: Die sogenannten Transfette aus Gebäck, Fastfood, Eis: Auch sie gelten ja als Dickmacher – und als Krankmacher sowieso. In den USA sollen sie schuld sein am Tod von 30 000 Menschen jährlich, errechnete der Harvard-Professor Walter Willett schon vor Jahren – und lenkte so die Aufmerksamkeit auf diese Substanzen.

Diese schädlichen Transfette gibt es eigentlich gar nicht, jedenfalls nicht in der Natur. Sie wurden von der Industrie 1903 erfunden, weil sie haltbarer sind. Klassisch ist der Einsatz in Margarine.

Die Transfette sind ideal für die Bedürfnisse der Industrie: Sie werden in Fertigsoßen und Tütensuppen nicht so schnell ranzig, sie sind zudem billig.

Allerdings scheinen sie auch ins Spiel der Hormone einzugreifen: Sie können die Fruchtbarkeit beeinträchtigen und Übergewicht fördern.

In vielen US-Regionen geht die Politik schon dagegen vor; in New York wurden Transfette schrittweise für Restaurants und Bäckereien verboten. In Dänemark gilt ein Grenzwert von zwei Prozent. Auch die Schweiz hat versucht, mit Grenzwerten die Transfett-Belastung zu verringern.

In den USA haben die Behörden in vielen Regionen auch schon begonnen, die Softdrink-Flut einzudämmen, haben Cola-Automaten aus öffentlichen Räumen verbannt, etwa Flughäfen, Bibliotheken, Schulen, Krankenhäusern (siehe Hans-Ulrich Grimm: *Garantiert gesundheitsgefährdend*).

Und auch die Hormonstörer aus der Plastikwelt geraten jetzt ins Visier: Das sogenannte Bisphenol A (BPA) jedenfalls, das prominenteste von ihnen, wird in vielen Weltgegenden nach und nach gesetzlichen Beschränkungen unterworfen; auch die europäische Lebensmittelbehörde EFSA hat ja schon vorgeschlagen, die Grenzwerte wieder zu verschärfen. Doch die Industrie hält mit Macht dagegen, und so bleibt die »giftige Umgebung« wohl noch bis auf weiteres erhalten. Und Abnehmen mithin ein Projekt, das viele Menschen weiter begleitet. Und damit die Frage: Was hilft dabei?

Was war es denn, was in jenem Hospital in China bei dem schwergewichtigen Jungen dazu geführt hat, dass der 17-Jährige binnen weniger Monate über 100 Kilo abgenommen hat?

Dort erzielen sie ihre spektakulären Erfolge mit überraschend sanften Methoden. Sie arbeiten nach den Methoden der Traditionellen Chinesischen Medizin. Chinesische Heilkräuter spielen eine Rolle, die werden auf den Bauch geschmiert. Und die Akupunkturnadeln. Vormittags vorn und nach dem Mittagessen hinten.

Im Stationszimmer liegt ein Junge mit einer Figur wie ein Sumo-Ringer in seinem Bett, auf dem Bauch. Über seinem Bett ein Fernseher, es läuft die amerikanische Basketball-Liga NBA.

Vier Akupunkturnadeln stecken in den Waden des Jungen, acht auf dem Rücken, eine in der Nähe des Halses, eine am Oberarm, eine in jedem Ellbogen. 20 Minuten bleiben sie drin. Dann kommt die zierliche Schwester Miao, blauer Kittel, Schwesternhaube, Riemchensandalen, und zieht sie raus.

Und mit diesen seltsamen Nadeln hat auch der 217-Kilo-Koloss Lei abgenommen? 117 Kilo runter, in zehn Monaten? Kaum zu glauben.

Im Westen halten viele die Akupunktur ja für Hokuspokus. Es gibt daher auch nur wenige seriöse Studien darüber. In den westlichen Industrienationen favorisieren die Mediziner die Produkte der pharmazeutischen Industrie. Doch es wächst das Interesse an den traditionellen chinesischen

Methoden, gerade auch als Methode zum Abspecken, die in die hormonellen Schaltwege eingreift – auf unbekannte Weise, aber mit messbarem Erfolg.

Dr. Shuzong Yu führt seine spektakulären Erfolge auf diesen Mechanismus zurück. Ein bisschen Bewegung ist übrigens auch dabei, im obersten Stock der Klinik gibt es ein kleines Fitnessstudio mit Laufband und Hanteln.

Der dicke Junge hatte, wie viele Übergewichtige, nicht deswegen ständig gegessen, weil er unentwegt Hunger hatte. Er hatte überhaupt keinen Hunger mehr verspürt, nur einen unbändigen Essdrang. »Ich habe nicht so viel Hunger gehabt«, sagt Lei: »Ich wollte immer einfach nur essen, immer essen.«

Dank Akupunktur hat sich das geändert, sagt Dr. Yu: »Durch Akupunktur wird das Hormonsystem beeinflusst. Damit wird dem ganzen Körpersystem ein Signal gegeben. Damit es von einem kranken in einen gesunden, ausgeglichenen Zustand übergeht.«

In der westlichen Medizin ist es umstritten, ob die Akupunkturnadeln überhaupt physiologisch bedeutsame Stellen treffen. Bei dem jungen Lei hat es offenbar gewirkt, sagt der Arzt: »Damit können wir seinen Essensdrang bremsen.« Der Erfolg ist jedenfalls sichtbar – und auf der Waage messbar.

Lei hatte sich vor allem mit Reis und Kartoffeln überfressen: Er war viel allein zu Hause, ein Einzelkind, seine Eltern müssen beide arbeiten. Er stand unter emotionalem Stress. Das Ergebnis: Kummerspeck.

Im Unterschied zu Lei waren es bei den meisten anderen Patienten die gleichen Sachen, die auch die Kids im Westen dick werden lassen: Cola und Hamburger.

Eine spezielle Diät gibt es in der Abnehmklinik interessanterweise nicht. Es gibt die übliche chinesische Kost: viel Gemüse, wenig Fleisch, natürlich nichts aus der »Western Diet«, der berüchtigten westlichen Industriekost, die für Übergewicht und alle Folgekrankheiten verantwortlich zu sein scheint.

Die Patienten dürfen essen, was sie wollen: »Wir bestimmen nicht, was die Patienten essen, wir bestimmen nur, wie viel sie essen«, sagt Dr. Yu. Er trägt den weißen Arztkittel, darunter ein T-Shirt, eine blaue Hose, Turnschuhe.

Die chinesische Methode der Gewichtsabnahme findet auch hierzulande immer mehr Freunde – inklusive Akupunkturnadeln und inklusive der Kost auf der Basis der Traditionellen Chinesischen Medizin, der sogenannten Fünf-Elemente-Ernährung.

Die chinesische Kost ist maßgeblich beteiligt an der schlanken Figur, die die meisten Menschen im Reich der Mitte haben.

Ehrlich? Mit ihren Acht Köstlichkeiten, den bekannten Scheußlichkeiten aus dem Restaurant »Goldener Drache« in der Fußgängerzone, Glutamat inklusive?

Der berüchtigte Geschmacksverstärker gehört eigentlich traditionell nicht dazu. Der wird zwar in Chinas Supermärkten säckeweise verkauft – aber sorgt auch dort, wie überall auf der Welt, dafür, dass die Menschen mehr essen, als gut für sie ist, und dadurch dick werden, wie chinesische und amerikanische Wissenschaftler in ihrer 2008 erschienenen Studie feststellten.

Die Chinesen reagieren mithin offenbar genauso auf den Glutamatzusatz wie alle anderen Menschen auf der Welt: Er stört bekanntlich die hormonellen Mechanismen der Gewichtsregulation im Gehirn, manipuliert das Sättigungshormon Leptin und sorgt so für unnötigen Mehrverzehr.

Wer abnehmen will, seinen individuellen »Set Point« wiederfinden will – die Grundeinstellung fürs Gewicht, das ganz persönliche »Wohlfühlgewicht« –, muss natürlich zunächst dafür sorgen, dass solche Störer entfernt werden und wieder Harmonie waltet im Konzert der Körpersignale.

»Eliminieren Sie Glutamat«, raten deshalb der US-Ernährungswissenschaftler Byron J. Richards und seine Koautorin Mary Richards *(Mastering Leptin)* allen, die abnehmen wollen. Auch der glutamathaltige Ersatzgeschmack Hefeextrakt, der in Schweineställen als Masthilfsmittel dient, ist vielleicht auch nicht ganz so ideal bei der Neujustierung der körpereigenen Gewichtsregelung, ebenso alle anderen Zusätze, die den Geschmack manipulieren. Sie sind die wichtigsten Störer bei der Gewichtsregulierung.

Denn der Geschmack ist das zentrale Signal, das den Körper informiert über die Beschaffenheit der Nahrung – und schon damit Reaktionen auslöst, die die Verarbeitung der Nahrung ermöglichen. Wenn der Geschmack manipuliert wird, werden falsche Reaktionen ausgelöst. Der sogenannte Stoffwechsel entgleist, das Gewicht steigt.

Der Körper, wenn er zu seinen eigenen Kräften zurückfinden soll, muss natürlich befreit werden von solchen Störfaktoren, die ihn zu schädlichen Reaktionen provozieren. Allen voran natürlich der Zucker, aber auch alle anderen Industrieprodukte, die den Blutzuckerspiegel jäh in die Höhe jagen – und damit auch das Hormon Insulin, das »Masthormon«, das das Fett in die Zellen zwingt.

Auch die industriellen Aromen, die Geschmack vorgaukeln, etwa im industriellen Erdbeerjoghurt oder in der Tütensuppe, sogar in Kinderprodukten, sind anerkannte Dickmacher, sie gaukeln dem Körper Gehalte vor, die er dann nicht bekommt, und zwingen ihn so, mehr zu essen, als nötig wäre, wenn er echtes Essen bekäme: Erdbeeren, Himbeeren, Huhn, mit einer Vielzahl von echten Nährstoffen statt bloßer Geschmacksillusionen.

Zu den Störern gehört schließlich auch der Fruchtzucker. Fruktose, jener vermeintlich gesunde Süß-Zusatz aus der Industrienahrung, der das Leptin erst gar nicht ansteigen lässt. Weniger Fruktose in der Nahrung, ergab eine 2011 im Magazin *Pediatrics International* erschienene Studie, kann einen positiven Effekt auf das Gewicht von dicken Kindern haben. Äpfel können sie natürlich weiter essen, betonen die Experten unermüdlich – solange sie nicht im Übermaß verschlungen werden.

Es ist eine erstaunlich lange Liste von Störern, die auf den Index kommen, weil sie die hormonellen Abläufe durcheinanderbringen und dafür sorgen, dass das Natürlichste auf der Welt, Essen und Trinken, für den menschlichen Organismus zusehends zum Problem wird. Insgesamt sollen es ja laut Weltgesundheitsorganisation (WHO) 800 verschiedene Stoffe sein, die als Hormonstörer (»endocrine disruptors«) wirken.

Dazu gehören auch die Gifte, die sich immer wieder auf Erdbeeren und Paprika aus Supermärkten finden. Bioobst und Biogemüse enthalten solche Gifte praktisch nicht – bei amtlichen Untersuchungen jedenfalls erweisen sich regelmäßig an die 100 Prozent der deutschen Biofrüchte als völlig giftfrei, und auch bei den Importen geht es in diese Richtung.

Wer also, hormonell betrachtet, auf Nummer sicher gehen möchte, greift zu Öko-Früchten. Bio-Konsumenten sind, folgerichtig, auch fruchtbarer, behaupten jedenfalls die Naturkost-Jünger – und verweisen auf die Fakten: Mehr fruchtbarkeitsfördernde Inhaltsstoffe wie die einschlägigen Fette, weniger Störer wie die Pestizide. Versuche mit Hühnern, Ratten, Hasen haben auch tatsächlich auf nachwuchsfördernde Effekte hingedeutet.

»Kaufen Sie biologische Produkte«, rät daher die britische Vereinigung Ecowatch.

Ganz generell gilt: Echtes Essen essen. Auch das empfehlen die Experten aus Großbritannien als Königsweg zur Ausschaltung der Störfaktoren – und mithin auch zur Wiedererlangung der Gewichtsautonomie: »Essen Sie frische Nahrungsmittel.« So geht man den Hormonstörern aus dem Weg, die sich als Plastikverkleidung in Dosen befinden können, aber natürlich auch in Folien und Verpackungen aller Art. Auch da raten die Briten: »Vermeiden Sie Plastikbehältnisse.«

Mittlerweile gibt es sogar Läden, in denen verpackungsfreie Nahrungsmittel verkauft werden, in Berlin, Bonn, Kiel und Wien, und länger schon in Melbourne/Australien. Sie tragen Namen wie »Freikost« und »Biosphäre«.

Das plastikfreie Angebot scheint wieder zu wachsen – und erleichtert es den Konsumenten, die Hormonstörer meiden möchten und auch gleich einen Bogen machen um Plastikspielzeug für Kinder, beschichtete Klamotten, Haushaltschemikalien.

Man muss also nicht wegziehen aus der »giftigen Umgebung«. Das ist ja ohnehin schwierig; man kann ja nicht umziehen in eine bessere Welt.

Der richtige Trick bestünde darin, einfach in der angestammten Umgebung die Gewohnheiten zu ändern.

Ein Neustart also. Das ist es auch, was manche der Gäste in der Buchinger-Klinik in Marbella suchen, der berühmten Fastenklinik, bei der der Körper wieder neu orientiert werden soll. Dazu gehört auch die Welt der Gefühle. Dazu gehört Entspannung.

Wenn die Waage langsam, aber sicher immer mehr Kilos zeigt, dann kann das ja am Stress liegen, beruflich oder privat, oder in beiden Bereichen. Die Buchinger-Leute versuchen, auch da anzusetzen.

Und es gibt natürlich auch ein gemäßigt sportives Element. Der Menüpunkt heißt »Strandspaziergang« und findet frühmorgens statt. Ein großer, silberner Bus holt die Gäste ab, oben an der Klinik, die aussieht wie ein komfortables Urlaubshotel. Einige sind schon erstaunlich munter, sie lachen, plaudern auf Spanisch, Französisch, Englisch, Deutsch. Bei manchen spannt der Trainingsanzug ein bisschen.

Trainerin Virginia, im schwarzen Dress und mit weißen Laufschuhen, geht durch die Reihen und kontrolliert die Teilnehmer. »Damit niemand verlorengeht.« Im Bus geht es vorbei an Shoppingzentren, Hotels, Reihenhäuschen, Immobilienagenturen, einer Moschee. Dann bergab durch eine Palmenallee bis zur Promenade am Meer.

Alle steigen aus. Besonders dick sind die meisten eigentlich nicht. Manche müssen sich ein bisschen mühen, um sich aus dem Sitz zu wuchten. Einige der Frauen sind eher schlank. Ein paar Teilnehmer haben Nordic-Walking-Stöcke dabei. Eine Frau trägt Kopftuch.

Die Promenade ist früh am Morgen schon recht belebt. Jogger, Walker, Radler, Menschen mit Hunden. Die Sonne steht noch ganz tief am Himmel. Das Meer glitzert, ruhig plätschern ein paar Wellen.

Martin Neumeier, 40, ist Inhaber einer Firma für Architektur und Innengestaltung in München. Er sieht eher sportlich aus und fit. Nicht so, als ob er unbedingt abnehmen müsse. 86 Kilo, um genau zu sein.

Neumeier: Ich hab mal über 100 Kilo gehabt.

Echt?

Neumeier: Bevor ich zum ersten Mal kam. So vor drei, vier Jahren. Das war einfach auch in der Firma ne schwierige Phase, und hab' einfach zugelegt.

Also schon auch wegen Stress?

Neumeier: Ja, ich hab auch die Jahre davor ein bisschen ne schwierige Zeit gehabt. Also ich hatte damals eine Scheidung hinter mir, die erste Ehe, bin aber jetzt wieder verheiratet, hab noch mal ne Tochter bekommen mit der jetzigen Frau, aber hab damals einfach auch so ein bisschen ne Lebenskrise gehabt. Und da …

… legt man gern zu.

Neumeier: Genau. Und ich hab dann gesehen: Das Übergewicht ist ja immer nur ein Symptom, dafür, dass irgend etwas nicht in Ordnung ist.

Das Abnehmen steht für Sie gar nicht so im Vordergrund?

Neumeier: Schon auch, aber es ist insgesamt eher das, ich sag mal, Reset für den Körper, auch geistig.

Reset, das bedeutet: Neustart.

Ein Neustart auch bei den inneren Einstellungen, die ja ganz wesentlich sind für den Umgang mit Erfahrungen, auch mit Stress. Ein Neustart aber auch für den Körper. Durch das Fasten wird er sozusagen wieder neu justiert. Auch in Bezug auf die Grundeinstellungen fürs Gewicht. Der Körper soll es ja selbst wieder regeln und dabei nicht gestört werden. Er soll von den Fehlprogrammierungen befreit werden, seine ganz persönlichen »Set Points«, die Gewichtsziele, wiederfinden. Auch das Hungergefühl soll wieder zu seinem Recht kommen.

Das Fasten, für das die Buchinger-Kliniken berühmt sind,

kann hier einen Beitrag leisten. Eine gewisse Zeit außerhalb der »toxischen«, der »giftigen Umgebung«, ohne Stress, ohne Belastungen und ohne die Zumutungen der üblichen Nahrungsangebote.

Beim Neustart geht es natürlich auch ums Essen – nicht nur um die reduzierte Kost hier in der Klinik, auch um das, was danach kommt, zu Hause. Zum Angebot gehört daher auch Ernährungsberatung, in einem kleinen Saal im schicken neuen Nebengebäude, der »Villa Maria«.

Ulla Höhn, die Ernährungswissenschaftlerin bei Buchinger Marbella, zeigt auf dem Flachbildschirm appetitliche Fotos von Erdbeeren, Kiwis, Paprika, Zwetschgen. Und stellt die zentrale Frage: »Wie fühlt sich das eigentlich an, wenn wir Hunger haben? Wann spürt man das? Wann isst man eigentlich?«

Mit dabei ist auch Friedhelm Gülz, der Mann mit den lockigen grauen Haaren; seinen blauen Hut hat er rechts neben sich auf den freien Stuhl gelegt. Seine Frau Renate sitzt links. Die Teilnehmerrunde bespricht, was man essen sollte und was lieber nicht. Zum Beispiel: »Viel Gemüse, dreimal am Tag, und zweimal Obst.« Frau Höhn ist auch sehr für Vollkorn: »Wann immer es geht, bevorzugen Sie Vollkornprodukte.« Und für fettarm. Sie empfiehlt »vorzugsweise Milchprodukte, die wenig Fett enthalten: Magerquark, Magerjoghurt mit 0,2 Prozent Fett«.

»Und griechischer Joghurt?« Der Einwurf kommt von Herrn Gülz. Ernährungsberaterin Höhn ist davon nicht sehr begeistert: »Der hat mehr als zehn Prozent Fett. Das ist nicht so gut.«

Auch Butter findet sie nicht so gut: »Butter«, sagt sie, »so wenig wie möglich.« Bei einer Spargelsauce zum Beispiel: »Gucken Sie sich mal an, wie viel Butter da drin ist!«

Ein bisschen kleinlaut gesteht Gülz: »Ich koche auch gern mit ausgelassener Butter.«

Tadelt die Ernährungsberaterin: »Das ist noch schlimmer. Das würden wir auf gar keinen Fall empfehlen.«

Das ist die offizielle Position der Ernährungsberater, so sieht es die sogenannte Ernährungspyramide vor, die Frau Höhn hier vertritt, die sozusagen amtliche Bewertung der verschiedenen Lebensmittel durch die zuständige wissenschaftliche Fachgesellschaft, die Deutsche Gesellschaft für Ernährung (DGE). Und da gilt Butter eben als nicht so toll.

Friedhelm Gülz ist jetzt ein bisschen irritiert. Er hat mal in einem Ayurveda-Kurs gelernt, mit geklärter Butter zu kochen (dem sogenannten Ghee), das so eine Art universelles Wundermittel sei: »Das hab ich vom Ayurvedischen gelernt, und seither hab ich die zum Kochen immer genommen. Ich hab mir das in Belgien gekauft, wo die Köche einkaufen, und ich weiß, dass die guten Köche alle mit Ghee arbeiten.«

Und jetzt soll er das lassen? Wo das so gut schmeckt? Das überzeugt ihn nicht so recht. Für ihn ist das ein Zeichen, das etwas zu kurz kommt bei dieser Art des Zugangs zum Essen: »Was man immer vergisst: dass auch Genuss dabei sein sollte.«

Das Wohlgefühl beim Essen. Dabei spielt Fett eigentlich eine ganz zentrale Rolle. Auch bei Buchinger: Dort verwendet man beispielsweise wertvolle Öle – Leinöl, Olivenöl. »Fett ist die Streicheleinheit schlechthin«, sagt die Medizinerin Françoise Wilhelmi de Toledo, die die oberste Ernährungsmedizinerin ist bei Buchinger (siehe Hans-Ulrich Grimm: *Die Ernährungslüge*). Sie plädiert eher für pflanzliche Quellen: »Diese essentiellen Fette sollten die

Menschen zu sich nehmen aus Nüssen und allen Ölsaaten, naturbelassen.«

Fürs Wohlgefühl sind solche Fette wichtig – und sie können aus verschiedenen Quellen stammen. Die berühmten Omega-3-Fette beispielsweise. Sie sind vor allem im Leinöl enthalten, aber auch in Fischen. Und auch in der Butter, in Sahne: Denn auch die Milch enthält diese Fette – wenn die Kühe grasen durften. Diese Omega-3-Fette sind auch ganz bedeutsam für die Gewichtsregulation, ebenso wie die sogenannten CLA-Fette (»conjugated linoleic acid«: konjugierte Linolsäure). Die können sogar Fettzellen killen und beim Abnehmen helfen, sind auch Bestandteil von neuen Abnehmpülverchen – und ebenfalls von Butter und Sahne, jedenfalls wenn die Milch von glücklichen, grasenden Kühen stammt.

Beim Thema Butter scheint sich jetzt sogar eine Trendwende abzuzeichnen: »Esst Butter!«, titelte das amerikanische Magazin *Time* am 23. Juni 2014, gut ein halbes Jahrhundert, nachdem es zum Feldzug gegen das Fett geblasen hatte, mit »Mister Cholesterin« Ancel Keys auf dem Cover. Jetzt also wollen sie, so *Time,* »den Krieg gegen das Fett beenden«. Zugleich wird Keys, der einstige Kronzeuge gegen das Fett, demontiert: Seine Theorie sei »hochgradig fehlerbehaftet« gewesen, zitiert das Blatt einen Kritiker. Die Menschen in Amerika hatten sich ein halbes Jahrhundert an ein Dogma gehalten, das auf getürkten Daten beruhte – und seien dadurch dicker und kränker geworden.

Es ist nicht nur das Fett, das für die Gesundheit und das Gewicht eine ganz zentrale Rolle zu spielen scheint. Auch die anderen Elemente der Genießerkultur können offenbar dazu beitragen, dass die Figur in Form bleibt.

Das Genießer-Ehepaar Gülz bringt, noch bei der Ernährungsberatung, den Wein ins Spiel. »Wein gehört einfach dazu«, sagt Renate. »Ich bin in einem Elternhaus groß geworden, da gab es immer Wein zum Essen«, sagt Friedhelm.

Das Plädoyer für den Wein: Es findet auch Unterstützung aus der Wissenschaft. Als Gesundheitselixier sowieso – und sogar, wenn es ums Abnehmen geht. Denn: Wein hält schlank. Darauf deuten zahlreiche Studien hin.

Regelmäßiges Weintrinken soll sogar zu einem geringeren Bauchumfang führen. Die Regelmäßigkeit scheint dabei wichtig zu sein: Wer tageweise keinen Alkohol trinkt, dann aber an einem Abend regelrecht säuft, legt eher an Gewicht zu als derjenige, der die gleiche Menge auf die ganze Woche verteilt.

Auch beim Wein scheint es nicht auf die Kalorien anzukommen, sondern auf die inhaltlichen Qualitäten: Offenbar können bestimmte Inhaltsstoffe, die sogenannten Polyphenole, den Gewichtsverlust begünstigen.

Auch Grüntee enthält solche Polyphenole – und auch er soll daher zum Abnehmen geeignet sein. Oder besser: Zur Gewichtsregulierung. Das fanden Schweizer Wissenschaftler aus Genf und Fribourg heraus. Für Professor Xirong Guo vom Institut für Kinderheilkunde in Nanjing, 900 Kilometer südlich von Peking, ist das keine Überraschung.

Bei den Chinesen gehörte es offenbar schon lange zum tief im Volk verankerten Wissensbestand: »Die Chinesen haben lange an den Zusammenhang zwischen Teetrinken und Abnehmen geglaubt, aber viele Gesundheitsbehörden im Westen blieben skeptisch«, schrieb die Zeitung *China Daily*.

Wahrscheinlich spielt das Umfeld auch eine Rolle, die Esskultur. Es geht darum, was die Menschen essen, wie sie es essen. Natürlich kommt es auch auf die Prägung an, schon vor der Geburt durch das, was die Mutter ihrerseits isst, aber auch danach, in der frühen Kindheit. Die Gefühle spielen ebenfalls eine große Rolle. Eine entspannte Atmosphäre ist förderlich, denn Stress kann ja bekanntlich auch die Figur gefährden.

Sogar die Geschwindigkeit beim Essen spielt eine Rolle. Dabei ist Slowfood besser als Fastfood: Dicke jedenfalls essen in kürzerer Zeit mehr als Dünne, fand Christoph Beglinger mit Kollegen vom Universitätspital Basel heraus: »Schnelles Essen trägt zur Gewichtszunahme bei«, sagt Beglinger. »Langsames Essen kann hingegen helfen, Gewicht zu verlieren.«

Es geht darum, dass die natürliche Regulation des Gewichts wieder funktioniert. So ist es von der menschlichen Basisausstattung her vorgesehen: »Wir dürfen voraussetzen, dass jeder Mensch mit einer ›normalen‹ Grundeinstellung des Energieversorgungssystems im Körper auf die Welt kommt«, sagt der Lübecker Hormonforscher Achim Peters.

Vor diesem Hintergrund käme es vor allem darauf an, dass an dieser »Grundeinstellung« nicht manipuliert wird. Ganz wesentlich ist dabei natürlich die Kindheit. Nicht, dass hier schon die »Set Points«, die Einstellungen fürs Standardgewicht, für Hunger und Sättigungsgefühl, verändert werden.

Also, fragt der Professor: »Welche Esserfahrungen sind für Kleinkinder wichtig?«

Auch hier gilt: Echtes Essen essen, »mit Nahrungsmitteln aus der Natur«, meint Peters: »So werden auch dem Stoffwechsel grundlegende Kenntnisse zur Verarbeitung von Nahrungsenergie vermittelt.«

Die Nahrungsmittel aus der Natur – sie sorgen dafür, dass Harmonie herrscht im Konzert der Botenstoffe. Sie sind ja auch bei all den anderen Lebewesen dafür zuständig, dass sie sich angemessen mit Nährstoffen versorgen können – ohne dabei übermäßig dick zu werden. Bei Löwen und Bären, Adler und Forelle, Gazelle und Zebra. Kein Lebewesen in freier Natur hat Übergewicht. Auch beim Menschen ist das nicht vorgesehen. Vorausgesetzt, er nimmt die natürlichen Nahrungsmittel zu sich.

Besonders wichtig ist, dass das Dickmacherhormon Insulin im Zaum gehalten wird. Es spielt ja eine ganz zentrale Rolle bei der Einlagerung von Fett. Oder auch bei der Hungerpolitik des Körpers. Wenn das Insulin reguliert wird, ist das schon die halbe Miete. Insulin, das Hormon, das für die Energieversorgung zuständig ist – und entscheidet, ob Fettzellen oder Muskeln beliefert werden.

Tatsächlich sorgen zahlreiche Lebensmittel aus der Natur dafür, dass das Insulin unter Kontrolle gehalten wird. Dass es angemessen wirkt und die Energie aus der Nahrung auch von den Zellen aufgenommen werden kann – zugleich aber nicht allzu viel davon im Blut kreist.

Der Klassiker dabei ist Kohl. Er wirkt auf das Hormonsystem – und kann so beim Abnehmen behilflich sein. Bei der »magischen« Kohlsuppendiät hält der Kohl den Insulinspiegel niedrig. Dadurch bleibt auch der Heißhunger aus.

Der Autor Hans Lauber (*Macht und Magie heimischer Heilpflanzen*) hat eine Fülle von solchen Nahrungsmitteln aus der Natur ausfindig gemacht. Manche sind ein bisschen in Vergessenheit geraten, andere erleben gerade eine Renaissance, wie die Leinsamen beispielsweise: Sie quellen im Darm auf, stoßen so an die sogenannten Dehnungsrezeptoren dort an und befördern damit die Verdauung. Außerdem erhöhen die Samen die Wirksamkeit von Insulin.

Auch andere eher vergessene Früchte der Natur sorgen

dafür, dass Insulin besser wirkt – und dadurch weniger davon gebraucht wird. Die Bittergurke etwa. Auch der Bockshorn-klee, den schon Sebastian Kneipp empfahl, der Urvater der Wassertreter. Oder Topinambur, die kartoffelartige Knolle: Sie »bremst dick machendes Insulin aus«, sagt Lauber.

Zu Unrecht eine Randexistenz führt offenbar auch die Brennnessel: Sie sorgt dafür, dass Zucker aus dem Darm langsamer aufgenommen wird – und dadurch der Blutzu-cker nicht so schnell ansteigt. Außerdem soll sie den Testo-steronspiegel leicht anheben – was bedeutet: mehr Mus-keln, weniger Fett. Unter anderem.

Wer von seinen Geschmacksvorlieben her breit orientiert ist, hält auch das Gewicht eher unter Kontrolle: Auch Knob-lauch scheint für eine bessere Insulinwirkung zu sorgen. Ebenso wie Zimt.

Sehr gut auch seien Beeren: Heidelbeeren etwa kön-nen, wie auch Brombeeren, den Blutzucker regulieren und womöglich sogar die Verbrennung von Bauchfett an-regen. Wissenschaftler der US-amerikanischen Michigan State University fanden heraus, dass auch die Polyphenole aus sogenannten Kornelkirschen die Insulinproduktion der Bauchspeicheldrüse anregen können.

Wer also die ganze Fülle der Natur nutzt, ermöglicht auch dem Körper, seine natürlichen Fähigkeiten zur Gewichts-regulierung auszuspielen. Aber leider tun das die wenigsten.

Die meisten hierzulande essen natürlich täglich Brot. Ein Grundnahrungsmittel seit der Steinzeit – und mittlerweile so hochgezüchtet, dass es sich weit von der Natur entfernt hat. Und damit auch den Körper gewichtsmäßig unter Druck setzt.

Das behauptet jedenfalls der US-Brotkritiker und Medi-ziner William Davis *(Weizenwampe)*. Er macht sogar das

tägliche Brot für die Gewichtsprobleme der Esser verantwortlich. Grund: Modernes, hochgezüchtetes Weizenmehl
(Triticum aestivum) bestehe zu 70 Prozent aus Kohlenhydraten, die den Blutzucker in die Höhe treiben, und zu
zehn bis 15 Prozent aus Eiweiß und Ballaststoffen.

Anders beim »echten Weizen« (Davis), dem Ur-Getreide
Einkorn *(Triticum monococcum)*, oder Emmer, auch Zwei-
korn genannt *(Triticum dicoccum)*. Der habe weniger Kohlenhydrate, aber 28 Prozent Eiweiß.

Davis hat einen Selbstversuch unternommen. Ergebnis:
Blutzuckeranstieg nach Verzehr von Einkornbrot: von 84
auf 110 Milligramm pro Deziliter. Am nächsten Tag probiert er es mit handelsüblichem US-»Vollkorn«-Weizen-
brot: Der Blutzucker stieg von 84 auf 167 Milligramm.

Also: Das Ur-Brot geht tatsächlich weniger auf die »Wam-
pe« als die moderne Variante.

Das ist natürlich keine wissenschaftliche Studie. Aber es
ist womöglich gewichtsrelevant. Denn: »Je höher der Blutzucker nach dem Essen ansteigt, desto höher steigt auch
der Insulinspiegel, und desto mehr Fett wird eingelagert.«

»Weizen regt den Appetit an«, sagt Davis. Moderner
Hochleistungsweizen ist für ihn mithin ein »Appetitverstärker«. Er rät seinen Patienten mit Gewichtsproblemen,
diesen »stärksten Appetitverstärker zu streichen«. Glücklicherweise gibt es ja auch das Ur-Getreide jetzt wieder zu
kaufen: Emmer, Einkorn.

Gut fürs Gewicht scheint auch ein anderer Klassiker zu
sein: Hafer. Auch er kann die Appetitkontrolle und die Sät-
tigungsgefühlswahrnehmung verbessern. Das ergab eine
Studie aus dem Jahr 2013. Wahrscheinlich hat man deshalb
noch keine dicken Pferde gesehen.

Hafer ist ein Bestandteil traditioneller Gerichte, des

Müslis etwa oder des Haferbreis »Porridge« bei den Engländern. Auch andere Ur-Getreidearten unterstützen die körpereigenen Regulationsmechanismen: Amaranth beispielsweise, eine Art Azteken-Getreide. Nach einer koreanischen Studie aus dem Jahr 2006 verbessert Amaranth die Zuckerwerte im Blut, wie übrigens auch Buchweizen.

Abnehmen ist also tatsächlich ganz einfach. Besser noch ist natürlich, erst gar nicht dick zu werden. Die Menschen haben das, mit der Nahrung aus der Natur, über Jahrtausende hinweg auch problemlos geschafft.

Das Schöne ist: Der Mensch ist ja nicht nur eine Marionette der Moleküle – er kann selbst, mit der Macht des Verstandes, entscheiden, einkaufen und essen, was er möchte. Die echten Nahrungsmittel sind sogar noch billiger – und besser für den Körper, für das Zusammenspiel der Hormone und Botenstoffe, die das Gewicht regulieren.

Und wenn sie dann entscheiden, ein paar Kilos draufzulegen, über unser persönliches, optisch-ästhetisches Wunschgewicht hinaus, dann haben sie damit womöglich sogar recht. Dann kann er noch lange weitergehen, der Tanz der Hormone. Denn, das ergaben zahlreiche Untersuchungen: Viele Menschen, die ein leichtes »Übergewicht« haben, leben länger und sogar gesünder. Und, mit weniger Stress um die Figur, womöglich auch glücklicher.

Literatur

A. Bücher

Bandelow B: Celebrities. Vom schwierigen Glück, berühmt zu sein. Reinbek bei Hamburg: Rowohlt 2007

Berger R: Die Kraft der körpereigenen Hormone nutzen. Gesund mit Serotonin, Melatonin, DHEA & Co. Stuttgart: Lüchow 2006

Bihlmaier S: Die Akupunktur. Lehrbuch, Bildatlas, Repetitorium. In Kolster B, Stohrer M (Hg.). Berlin, Heidelberg: Springer 2003

Blaylock R: Excitotoxins – the taste that kills. Santa Fe, New Mexico: Health Press 1997

Brizendine L: Das weibliche Gehirn. Warum Frauen anders sind als Männer. Hamburg: Hoffmann und Campe 2007

Brizendine L: Das männliche Gehirn. Warum Männer anders sind als Frauen. München: Goldmann 2011

Chiarelli F, Dahl-Jürgensen K, Kiess W: Pediatric and Adolescent Medicine: Diabetes in Childhood and Adolescence. Basel: Karger 2005

Colborn T, Dumanoski D, Myers JP: Die bedrohte Zukunft. Gefährden wir unsere Fruchtbarkeit und Überlebensfähigkeit? München: Droemer Knaur 1996

Cordain L: The Paleo diet: lose weight and get healthy by eating the food you were designed to eat. New York: J. Wiley 2002

Davis W: Weizenwampe: warum Weizen dick und krank macht. München: Goldmann 2013

De Vany A: The De Vany diet: eat lots, exercise little – shed 5 lbs in 1 week – lose fat, gain muscle, look younger. London: Vermilion 2011

Drees A: Adipositas – Behandeln mit chinesischer Medizin. München. Urban & Fischer 2005

Eiholzer U et al. (Ed.): Prader-Willi Syndrome as a Model for Obesity. Basel: Karger 2003

Fotuhi M: The Memory Cure. New York: McGraw-Hill 2003

Frank G: Lizenz zum Essen: Stressfrei essen, Gewichtssorgen vergessen. München: Piper 2009

Franke W, Ludwig U: Der verratene Sport. Die Machenschaften der Doping-Mafia. Täter, Opfer und was wir ändern müssen. München: Zabert Sandmann 2007

Fröhlich S: Moppel-Ich – Der Kampf mit den Pfunden. Frankfurt am Main: Fischer 2007

Furtmayr-Schuh A: Postmoderne Ernährung. Food Design statt Eßkultur. Die moderne Nahrungsmittelproduktion und ihre verhängnisvollen Folgen. Stuttgart: Trias 1993

Galland L: The Fat Resistance Diet: Unlock the Secret of the Hormone Leptin to: Eliminate Cravings, Supercharge Your Metabolism, Fight Inflammation, Lose Weight & Reprogram Your Body to Stay Thin (Paperback). New York: Broadway Books 2006

Grillparzer M: Die magische Kohlsuppe. Das Kultbuch. München: Gräfe und Unzer 2003

Grillparzer M: Die sagenhafte Kohlsuppe: bis zu 5 Kilo weniger in einer Woche. München: Heyne 2012

Grimm H-U: Der Bio-Bluff: der schöne Traum vom natürlichen Essen. Hirzel: Stuttgart 2010

Grimm H-U: Die Ernährungsfalle: Wie die Lebensmittelindustrie unser Essen manipuliert. München: Heyne 2010

Grimm H-U: Die Ernährungslüge: Wie uns die Lebensmittelindustrie um den Verstand bringt. München: Droemer Knaur 2011

Grimm H-U: Die Suppe lügt. Die schöne neue Welt des Essens. München: Droemer Knaur 2014

Grimm H-U: Garantiert gesundheitsgefährdend: Wie uns die Zucker-Mafia krank macht. München: Droemer Knaur 2013

Grimm H-U: Katzen würden Mäuse kaufen: Schwarzbuch Tierfutter. München: Heyne 2009

Grimm H-U: Tödliche Hamburger: Wie die Globalisierung der Nahrung unsere Gesundheit bedroht. Stuttgart: Hirzel 2010

Grimm H-U: Vom Verzehr wird abgeraten: Wie uns die Industrie mit Gesundheitsnahrung krank macht. München: Droemer Knaur 2012

Grimm H-U, Ubbenhorst B: Chemie im Essen: Lebensmittel-Zusatzstoffe. Wie sie wirken, warum sie schaden. München: Droemer Knaur 2013

Grimm H-U, Ubbenhorst B: Leinöl macht glücklich: das blaue Ernährungswunder. München: Droemer Knaur 2012

Hecker H-U, Peuker E, Steveling A, Kluge H: Handbuch Traditionelle Chinesische Medizin. Stuttgart: Haug 2003

Heimann D, Margraf J, Pudel V: Weg mit dem Fett. Der neue Weg, um satt abzunehmen. Köln: VGS 1998

Hermanussen M, Gonder U: Der Gefräßig-Macher: Wie uns Glutamat zu Kopfe steigt und warum wir immer dicker werden. Stuttgart: Hirzel 2008

Kiess W, Marcus C, Wabitsch M: Pediatric and Adolescent Medicine: Obesity in Childhood and Adolescence: Bd. 9. Basel: Karger 2004

Kleine B, Rossmanith W: Hormone und Hormonsystem – Eine Endokrinologie für Biowissenschaftler. Berlin: Springer 2007

Kluthe R, Kasper H: Süßwaren in der modernen Ernährung. Ernährungsmedizinische Betrachtungen. Stuttgart: Thieme 1999

Knip M: Etiopathogenic Aspects of Type 1 Diabetes: In f. Chiarelli et al. (Ed.). Diabetes in Childhood and Adolescence. Basel: Karger 2005

Koestler A: Die Herren Call-Girls. Ein satirischer Roman. Bern, München, Wien: Scherz 1973

Lauber H: Macht und Magie heimischer Heilpflanzen: TDM, traditionelle deutsche Medizin. Mainz: Kirchheim 2010

Lebert A, Lebert S: Anleitung zum Männlichsein. Frankfurt am Main: S. Fischer 2007

Lustig R: Fat Chance: the bitter truth about sugar. London: Fourth Estate 2013

Pape D, Schwarz R, Cavelius A: Schlank im Schlaf: Das Basisbuch. Die revolutionäre Formel: So nutzen Sie Ihre Bio-Uhr zum Abnehmen. München: Gräfe und Unzer 2014

Parry V: Der Tanz der Hormone. München, Zürich: Pendo 2007

Perlmutter D: Dumm wie Brot. Wie Weizen schleichend Ihr Gehirn zerstört. München: Mosaik 2014

Peters A: Das egoistische Gehirn: warum unser Kopf Diäten sabotiert und gegen den eigenen Körper kämpft. Berlin: Ullstein 2011

Peters A: Mythos Übergewicht: warum dicke Menschen länger leben. München: Bertelsmann 2013

Rauland M: Feuerwerk der Hormone. Warum Liebe blind macht und Schmerzen weh tun müssen. Stuttgart: Hirzel 2006

Ravnskov U, Poller U: Mythos Cholesterin: die zehn größten Irrtümer. Stuttgart: Hirzel 2002

Ravnskov U: Mythos Cholesterin: die größten Irrtümer. Stuttgart: Hirzel 2011

Richards B: The Leptin Diet: How fit is your fat? Tucson, Arizona: Truth in Wellness Books 2006

Richards B, Richards M: Mastering Leptin (2nd Edition): The Leptin Diet, Solving Obesity and Preventing Disease. Minneapolis, Minnesota: Wellness Resources Books 2004

Römmler A: Die Wahrheit über Hormone. München: Südwest 2006

Sabersky A, Zittlau J: Versteckte Dickmacher. Wie die Nahrungsmittelindustrie uns süchtig macht. München: Knaur 2009

Schlumpf M, Lichtensteiger W: Hormonaktive Chemikalien. Bern: Verlag Hans Huber 2000

Stoll, A: The Omega-3 Connection. New York: Simon & Schuster 2001

Stux G: Akupunktur. Eine Einführung. Düsseldorf: Springer 2006

Taubes G: Good Calories, Bad Calories. New York: AA Knopf 2008

Wabitsch M, Hebebrand J, Kiess W: Adipositas bei Kindern und Jugendlichen. Grundlagen und Klinik. Berlin: Springer 2004

Worm N: Diätlos glücklich. Abnehmen macht dick und krank. Genießen ist gesund. Bern, Stuttgart: Hallwag 2003

Worm N: Menschenstopfleber: die verharmloste Volkskrankheit Fettleber; das größte Risiko für Diabetes und Herzinfarkt. Lünen: Systemed 2013

Worm N: Syndrom X oder Ein Mammut auf den Teller! Mit Steinzeitdiät aus der Wohlstandsfalle. Lünen: Systemed 2010

Yudkin J, Lustig R: Pur, weiß, tödlich. Warum der Zucker uns umbringt – und wie wir das verhindern können. Lünen: Systemed 2014

B. Artikel und Aufsätze

Ahmed ML, Ong KK, Morrell DJ, Cox L, Drayer N, Perry L, Preece MA, Dunger DB: Longitudinal study of leptin concentrations during puberty: sex differences and relationship to changes in body composition. J Clin Endocrinol Metab. 1999 Mar;84(3):899–905

Alberti-Fidanza A, Fidanza F, Chiuchiù MP, Verducci G, Fruttini D: Dietary studies on two rural italian population groups of the Seven Countries Study. 3. Trend Of food and nutrient intake from 1960 to 1991. Eur J Clin Nutr. 1999 Nov;53(11):854–60

Andersson AM, Frederiksen H, Grigor KM, Toppari J, Skakkebæk NE: Special issue on the Impact of endocrine disrupters on reproductive health. Reproduction. 2014 Mar 4;147(4):E1

Andersson AM, Jensen TK, Juul A, Petersen JH, Jørgensen T, Skakkebaek NE: Secular decline in male testosterone and sex hormone binding globulin serum levels in Danish population surveys. J Clin Endocrinol Metab. 2007 Dec;92(12):4696–705

Antoniou M, Ezz El-Din Mostafa Habib M, Howard VC et al.: Roundup and birth defects. Is the public being kept in the dark? Earth Open Source: Juni 2011 unter http://earthopensource.org/files/pdfs/Roundup-and-birth-defects/RoundupandBirthDefectsv5.pdf [Stand 01.07.2014]

Anway MD, Memon MA, Uzumcu M, Skinner MK: Epigenetic Transgenerational Actions of Endocrine Disruptors and Male Fertility. Science
308 3. 2005 Jun:1466–9

Archer ZA, Corneloup J, Rayner DV et al.: Solid and liquid obesogenic
diets induce obesity and counter-regulatory changes in hypothalamic
gene expression in juvenile Sprague-Dawley rats. J Nutr. 2007
Jun;137(6):1483–90

Astrup A, Dyerberg J, Selleck M et al.: Nutrition transition and its relationship to the development of obesity and related chronic diseases. Obes
Rev. 2008 Mar;9 Suppl 1:48–52

Bantle JP: Is fructose the optimal low glycemic index sweetener? Nestle
Nutr Workshop Ser Clin Perform Programme. 2006;11:83–9

Basaria S, Coviello AD, Travison TG et al.: Adverse events associated with
testosterone administration. N Engl J Med. 2010 Jul 8;363(2):109–22

Beyreuther K, Biesalski HK, Fernstrom JD et al.: Consensus meeting: monosodium glutamate – an update. Eur J Clin Nutr. 2007 Mar;61(3):304–13.
Erratum in: Eur J Clin Nutr. 2007 Jul;61(7):928

Bischoff SC, Damms-Machado A, Betz C et al.: Multicenter evaluation of
an interdisciplinary 52-week weight loss program for obesity with re-
gard to body weight, comorbidities and quality of life – a prospective
study. Int J Obes (Lond). 2012 Apr;36(4):614–24

Bowen J, Noakes M, Clifton PM: Appetite hormones and energy intake in
obese men after consumption of fructose, glucose and whey protein
beverages. Int J Obes (Lond). 2007 Nov;31(11):1696–703

Bray GA, Nielsen SJ, Popkin BM: Consumption of high-fructose corn syrup in beverages may play a role in the epidemic of obesity. Am J Clin
Nutr. 2004 Apr;79(4):537–43

Broberger C: Brain regulation of food intake and appetite: molecules and
networks. J Intern Med. 2005 Oct;258(4):301–27

Bundesinstitut für Risikobewertung (BfR): Aluminiumgehalte in Säug-
lingsanfangs- und Folgenahrung. Aktualisierte Stellungnahme Nr. 012/
2012 des BfR vom 20. April 2012 unter http://www.bfr.bund.de/
cm/343/aluminiumgehalte-in-saeuglingsanfangs-und-folgenahrung.
pdf [Stand 01.07.2014]

Bundesinstitut für Risikobewertung (BfR): Glyphosat im Urin – Werte liegen
weit unterhalb eines gesundheitlich bedenklichen Bereichs. Aktualisierte
Stellungnahme Nr. 023/2013 des BfR vom 29. Juli 2013 unter http://
www.bfr.bund.de/cm/343/glyphosat-im-urin-werte-liegen-unterhalb-
eines-gesundheitlich-bedenklichen-bereichs.pdf [Stand 01.07.2014]

Bundesinstitut für Risikobewertung (BfR): Weichmacher DEHP wird hauptsächlich über Lebensmittel aufgenommen. Stellungnahme 13/2013, 07.05.2013 unter http://www.bfr.bund.de/de/pressein-formation/2013/13/weichmacher_dehp_wird_hauptsaechlich_ue-ber_lebensmittel_aufgenommen-186791.html [Stand 01.07.2014]

Burgoine T, Forouhi NG, Griffin SJ et al.: Associations between exposure to takeaway food outlets, takeaway food consumption, and body weight in Cambridgeshire, UK: population based, cross sectional study. BMJ. 2014 Mar 13;348:g1464

Cai D, Purkayastha S: A New Horizon: Oxytocin as a Novel Therapeutic Option for Obesity and Diabetes. Drug Discov Today Dis Mech. 2013 Jun 1;10(1–2):e63–e68

Cao ZP, Wang F, Xiang XS et al.: Intracerebroventricular administration of conjugated linoleic acid (CLA) inhibits food intake by decreasing gene expression of NPY and AgRP. Neurosci Lett. 2007 May 18;418(3):217–21

Carbone P, Giordano F, Nori F et al.: The possible role of endocrine dis-rupting chemicals in the aetiology of cryptorchidism and hypospadias: a population-based case-control study in rural Sicily. Int J Androl. 2007 Feb;30(1):3–13

Carbone P, Giordano F, Nori F et al.: Cryptorchidism and hypospadias in the Sicilian district of Ragusa and the use of pesticides. Reprod Toxicol. 2006 Jul;22(1):8–12

Caronia LM, Dwyer AA, Hayden D et al.: Abrupt decrease in serum testos-terone levels after an oral glucose load in men: implications for scree-ning for hypogonadism. Clin Endocrinol (Oxf). 2013 Feb;78(2):291–6

Carpentier YA, Portois L, Malaisse WJ: n-3 fatty acids and the metabolic syndrome. Am J Clin Nutr. 2006 Jun;83(6 Suppl):1499–1504

Carreño J, Rivas A, Granada A et al.: Exposure of young men to or-ganochlorine pesticides in Southern Spain. Environ Res. 2007 Jan;103(1):55–61

Caserta D, Ciardo F, Bordi G et al.: Correlation of endocrine disrup-ting chemicals serum levels and white blood cells gene expression of nuclear receptors in a population of infertile women. Int J Endocrinol. 2013;2013:510703

Chavarro JE, Rich-Edwards JW, Rosner B et al.: A prospective study of dairy foods intake and anovulatory infertility. Hum Reprod. 2007 May;22(5):1340–7

Chong MF, Fielding BA, Frayn KN: Mechanisms for the acute effect of fructose on postprandial lipemia. Am J Clin Nutr. 2007 Jun;85(6):1511–20

Clair E, Mesnage R, Travert C et al.: A glyphosate-based herbicide induces necrosis and apoptosis in mature rat testicular cells in vitro, and testosterone decrease at lower levels. Toxicol In Vitro. 2012 Mar;26(2):269–79

Dupont C, Frelut ML, Ghisolfi J et al.: Phytoestrogens and soy foods in infants and children: caution is needed. Arch Pediatr. 2006 Jul;13(7):1091–3

Darbre PD: Metalloestrogens: an emerging class of inorganic xenoestrogens with potential to add to the oestrogenic burden of the human breast. J Appl Toxicol. 2006 May–Jun;26(3):191–7

Dhillo WS : Appetite regulation: an overview. Thyroid. 2007 May;17(5):433–45

Dina C, Meyre D, Gallina S, Durand E et al.: Variation in FTO contributes to childhood obesity and severe adult obesity. Nat Genet. 2007 Jun;39(6):724–6

Dziedzic B, Szemraj J, Bartkowiak J et al.: Various dietary fats differentially change the gene expression of neuropeptides involved in body weight regulation in rats. J Neuroendocrinol. 2007 May;19(5):364–73

Ege MJ, von Kries R, Kiess W et al.: Epidemiology of Obesity in Childhood and Adolescence. Obesity in Childhood and Adolescence. Pediatr Adolesc Med. Basel. Karger 2004, vol. 9, 41–62

Epstein SS: Potential public health hazards of biosynthetic milk hormones. Int J Health Serv. 1990;20(1):73–84

Estrada M, Varshney A, Ehrlich BE: Elevated testosterone induces apoptosis in neuronal cells. J Biol Chem. 2006 Sep 1;281(35):25492–501

Europäische Behörde für Lebensmittelsicherheit (Efsa): Reasoned opinion on the import tolerance for glyphosate in genetically. EFSA Journal 2013;11(11):3456 [30 pp.].

Fernandez-Tresguerres Hernández JA: Effect of monosodium glutamate given orally on appetite control (a new theory for the obesity epidemic). An R Acad Nac Med (Madr). 2005;122(2):341–55; discussion 355–60

Fischer-Posovszky P, Kukulus V et al.: Conjugated linoleic acids promote human fat cell apoptosis. Horm Metab Res. 2007 Mar;39(3):186–91

Fischer-Posovszky P, Tornqvist H et al.: Inhibition of death-receptor mediated apoptosis in human adipocytes by the insulin-like growth factor I (IGF-I)/IGF-I receptor autocrine circuit. Endocrinology. 2004 Apr;145(4):1849–59

Food and Drug Administration (FDA): Report on the Food and Drug Administration's Review of the Safety of Recombinant Bovine Somatotropin. updated April 2009 unter http://www.fda.gov/AnimalVeterinary/SafetyHealth/ProductSafetyInformation/ucm130321.htm [Stand 01.07.2014]

Freemark M, Kiess W: Anti-obesity medication use in adolescents: risks and benefits. Pediatr Endocrinol Rev. 2004 Nov;(2 Suppl 1):168–70

Fromme H, Lahrz T, Kraft M et al.: Phthalates in German daycare centers: occurrence in air and dust and the excretion of their metabolites by children (LUPE 3). Environ Int. 2013 Nov;61:64–72

Gaby AR: Adverse effects of dietary fructose. Altern Med Rev. 2005 Dec;10(4):294–306

Gajdosechova L, Krskova K, Segarra AB et al.: Hypooxytocinaemia in obese Zucker rats relates to oxytocin degradation in liver and adipose tissue. J Endocrinol. 2014 Feb 10;220(3):333–43

Garemo M, Palsdottir V, Strandvik B: Metabolic markers in relation to nutrition and growth in healthy 4-y-old children in Sweden. Am J Clin Nutr. 2006 Nov;84(5):1021–6

Gasnier C, Dumont C, Benachour N et al.: Glyphosate-based herbicides are toxic and endocrine disruptors in human cell lines. Toxicology. 2009 Aug 21;262(3):184–91

Gibbs BG, Forste R: Socioeconomic status, infant feeding practices and early childhood obesity. Pediatr Obes. 2014 Apr;9(2):135–46

Göen T, Dobler L, Koschorreck J et al.: Trends of the internal phthalate exposure of young adults in Germany – follow-up of a retrospective human biomonitoring study. Int J Hyg Environ Health. 2011 Dec;215(1):36–45

Goodman M, Lakind JS, Mattison DR: Do phthalates act as obesogens in humans? A systematic review of the epidemiological literature. Crit Rev Toxicol. 2014 Feb;44(2):151–75

Grigem S, Fischer-Posovszky P, Debatin KM et al.: The effect of the HIV protease inhibitor ritonavir on proliferation, differentiation, lipogenesis, gene expression and apoptosis of human preadipocytes and adipocytes. Horm Metab Res. 2005 Oct;37(10):602–9

Grün F, Blumberg B: Endocrine disrupters as obesogens. Mol Cell Endocrinol. May 25, 2009; 304(1–2): 19–29

Grün F, Blumberg B: Environmental Obesogens: Organotins and Endocrine Disruption via Nuclear Receptor Signaling. Endocrinology, vol. 147, 2006;6: 50–5

Gueorguiev M, Góth ML, Korbonits M: Leptin and puberty: a review. Pituitary. 2001 Jan-Apr;4(1–2):79–86

Guijarro A, Laviano A, Meguid MM: Hypothalamic integration of immune function and metabolism. Prog Brain Res. 2006;153:367–405

Guler N, Kirerleri E, Ones U et al.: Leptin: does it have any role in childhood asthma? J Allergy Clin Immunol. 2004 Aug;114(2):254–9

Hall KD, Sacks G, Chandramohan D et al.: Quantification of the effect of energy imbalance on bodyweight. Lancet. 2011 Aug 27;378(9793):826–37

Hanson LA, Korotkova M, Telemo E: Breast-feeding, infant formulas, and the immune system. Ann Allergy Asthma Immunol. 2003 Jun;90 (6 Suppl 3):59–63

Hao C, Cheng X, Guo J, Xia H, Ma X: Perinatal exposure to diethyl-hexyl-phthalate induces obesity in mice. Front Biosci (Elite Ed). 2013 Jan 1;5:725–33

Harley KG, Aguilar Schall R et al.: Prenatal and postnatal bisphenol A exposure and body mass index in childhood in the CHAMACOS cohort. Environ Health Perspect. 2013 Apr;121(4):514–20, 520e1–6

Hatch EE, Nelson JW, Qureshi MM et al.: Association of urinary phthalate metabolite concentrations with body mass index and waist circumference: a cross-sectional study of NHANES data, 1999–2002. Environ Health. 2008 Jun 3;7:27

He K, Zhao L, Daviglus ML, Dyer AR et al. (INTERMAP Cooperative Research Group): Association of monosodium glutamate intake with overweight in Chinese adults: the INTERMAP Study. Obesity (Silver Spring). 2008 Aug;16(8):1875–80.

Hermanussen M: No consensus on glutamate. Eur J Clin Nutr. 2007 May;30

Hermanussen M, García AP, Sunder M et al.: Obesity, voracity, and short stature: the impact of glutamate on the regulation of appetite. Eur J Clin Nutr. 2006 Jan;60(1):25–31

Hiroshi M, Teruki K, Keizo S et al.: Bisphenol A in combination with insulin can accelerate the conversion of 3T3-L1 fibroblasts to adipocytes. Journal of Lipid Research. 2002 May; 43:676–84

Hoffmann C, Wedemeyer H, Niehues T: Fussballweltmeisterschaft 1954: Die Virushepatitis der »Helden von Bern«. Dtsch Ärztebl 2010; 107(23): A-1159 / B-1018 / C-1006

Horber FF, Steffen R, Frick TH et al.: Komplikationen der Bariatrie – »red flags« für die Praxis. Schweizer Zeitschrift für Ernährungsmedizin 4/11: 23–29

Imai CM, Gunnarsdottir I, Thorisdottir B et al.: Associations between infant feeding practice prior to six months and body mass index at six years of age. Nutrients. 2014 Apr 17;6(4):1608–17

Irvine CH, Fitzpatrick MG, Alexander SL: Phytoestrogens in soy-based infant foods: concentrations, daily intake, and possible biological effects. Proceedings of the Society for Experimental Biology and Medicine, vol. 217, 247–53

Janesick A, Blumberg B: Obesogens, stem cells and the developmental programming of obesity. Int J Androl. 2012 Jun;35(3):437–48

Jerrold JH: Endocrine Disruptors and the Obesity Epidemic. Toxicological Sciences 2003;76: 247–49

Joensen UN, Skakkebaek NE, Jørgensen N: Is there a problem with male reproduction? Nat Clin Pract Endocrinol Metab. 2009 Mar;5(3):144–5

Jwa SC, Fujiwara T, Kondo N: Latent protective effects of breastfeeding on late childhood overweight and obesity: A nationwide prospective study. Obesity (Silver Spring). 2014 Jun;22(6):1527–37

Kellerer M, Lammers R, Fritsche A et al.: Insulin inhibits leptin receptor signalling in HEK293 cells at the level of janus kinase-2: a potential mechanism for hyperinsulinaemia-associated leptin resistance. Diabetologia. 2001 Sep;44(9):1125–32

Klok MD, Jakobsdottir S, Drent ML: The role of leptin and ghrelin in the regulation of food intake and body weight in humans: a review. Obes Rev. 2007 Jan;8(1):21–34

Knip M, Chiarelli F, Dahl-Jørgensen K et al.: Etiopathogenetic Aspects of Type 1 Diabetes. Diabetes in Childhood and Adolescence. Pediatr Adolesc Med. Basel. Karger 2005, vol. 10,1–27

Kobrosly RW, Evans S, Miodovnik A et al.: Prenatal phthalate exposures and neurobehavioral development scores in boys and girls at 6–10 years of age. Environ Health Perspect. 2014 May;122(5):521–8

Körner A, Pazaitou-Panaviotou K, Kelesidis T et al.: Total and high-molecular-weight adiponectin in breast cancer: In vitro and in vivo studies. Clin Endocrinol Metab. 2007 Mar;92(3):1041–8

Krüger M, Schledorn P, Schrödl W et al.: Detection of Glyphosate Residues in Animals and Humans. J Environ Anal Toxicol 2014, 4:2

Kuehn BM: Testosterone Trial Halted. JAMA. 2010;304(8):846

Kunz N, Camm EJ, Somm E et al.: Developmental and metabolic brain alterations in rats exposed to bisphenol A during gestation and lactation. Int J Dev Neurosci. 2011 Feb;29(1):37–43

Lamb JC, Boffetta, Foster WG et al.: Critical comments on the WHO-UNEP State of the Science of Endocrine Disrupting Chemicals – 2012. Regul Toxicol Pharmacol. 2014 Jun;69(1):22–40

Larsen SB, Spano M, Giwercman A et al.: Semen quality and sex hormones among organic and traditional Danish farmers. ASCLEPIOS Study Group. Occup Environ Med. Feb 1999; 56(2):139–144

Larsen TM, Toubro S, Gudmundsen O et al.: Conjugated linoleic acid supplementation for 1 y does not prevent weight or body fat regain. Am J Clin Nutr. 2006 Mar;83(3):606–12

Lee DH, Steffes MW, Sjödin A et al.: Low dose organochlorine pesticides and polychlorinated biphenyls predict obesity, dyslipidemia, and insulin resistance among people free of diabetes. PLoS One. 2011 Jan 26;6(1):e15977

Lin Y, Sun X, Qiu L et al.: Exposure to bisphenol A induces dysfunction of insulin secretion and apoptosis through the damage of mitochondria in rat insulinoma (INS-1)cells. Cell Death Dis. 2013 Jan 17;4:e460

Lopez-Espinosa MJ, Granada A, Carreno J et al.: Organochlorine pesticides in placentas from Southern Spain and some related factors. Placenta. 2007 Jul;28(7):631–8

Lustig R: The ›skinny‹ on childhood obesity: how our western environment starves kids' brains. Pediatr Ann. 2006 Dec;35(12):898–902, 905–7

Lynch CD, Sundaram R, Maisog JM et al.: Preconception stress increases the risk of infertility: results from a couple-based prospective cohort study – the LIFE study. Hum Reprod. 2014 May;29(5):1067–75

Ma J, Bellon M, Wishart JM et al.: Effect of the artificial sweetener, sucralose, on gastric emptying and incretin hormone release in healthy subjects. Am J Physiol Gastrointest Liver Physiol. Apr 2009; 296(4): G735–G739

Maejima Y, Iwasaki Y, Yamahara Y et al.: Peripheral oxytocin treatment ameliorates obesity by reducing food intake and visceral fat mass. Aging (Albany NY). 2011 Dec;3(12):1169–77

Maier IB, Stricker L, Ozel Y et al.: A low fructose diet in the treatment of pediatric obesity: a pilot study. Pediatr Int. 2011 Jun;53(3):303–8

Meister B: Neurotransmitters in key neurons of the hypothalamus that regulate feeding behavior and body weight. Physiol Behav. 2007 Sep 10;92(1–2):263–71

Melanson KJ, Zukley L, Lowndes J et al.: Effects of high-fructose corn syrup and sucrose consumption on circulating glucose, insulin, leptin, and ghrelin and on appetite in normal-weight women. Nutrition. 2007 Feb;23(2):103–12

Mendez MA, Garcia-Esteban R, Guxens M et al.: Prenatal organochlorine compound exposure, rapid weight gain, and overweight in infancy. Environ Health Perspect. 2011 Feb;119(2):272–8

Mesnage R, Defarge N, Spiroux de Vendômois J et al.: Major pesticides are more toxic to human cells than their declared active principles. Biomed Res Int. 2014;2014:179691

Michaelsen KF, Larnkjaer A, Molgaard C: Early diet, insulin-like growth factor-1, growth and later obesity. World Rev Nutr Diet. 2013;106:113–8

Miniello VL, Moro GE, Tarantino M et al.: Soy-based formulas and phyto-oestrogens: a safety profile. Acta Paediatr Suppl. 2003 Sep;91(441): 93–100

Morrill AC, Chinn CD: The obesity epidemic in the United States. J Public Health Policy. 2004;25(3–4):353–66

Morton GJ, Schwartz MW: Leptin and the central nervous system control of glucose metabolism. Physiol Rev. 2011 Apr;91(2):389–411

Müller A, Mulhall, JP: Cardiovascular disease, metabolic syndrome and erectile dysfunction. Current Opinion in Urology. 2006 Nov;16(6):435–43

Neto LM, Verreschi IT: High intake of phytoestrogens and precocious thelarche: case report with a possible correlation. Arq Bras Endocrinol Metabol. 2007 Apr;51(3):500–3

Newbold RR, Padilla-Banks E, Jefferson WN et al.: Effects of endocrine disruptors on obesity. Int J Androl. 2008 Apr;31(2):201–8.

O'Connor TM, Yang, SJ, Nicklas TA: Beverage Intake Among Preschool Children and Its Effect on Weight Status. PEDIATRICS. 2006 Oct; 118(4):e1010–8

Oliveira AG, Telles LF, Hess RA et al.: Effects of the herbicide Roundup on the epididymal region of drakes Anas platyrhynchos. Reprod Toxicol. 2007 Feb;23(2):182–91

Ong KK, Petry CJ, Emmett PM et al. (ALSPAC study team): Insulin sensitivity and secretion in normal children related to size at birth, postnatal growth, and plasma insulin-like growth factor-I levels. Diabetologia. 2004 Jun;47(6):1064–70

Orton F, Rosivatz E, Scholze M et al.: Widely used pesticides with previously unknown endocrine activity revealed as in vitro antiandrogens. Environ Health Perspect. 2011 Jun;119(6):794–800

Osterberg EC, Bernie AM, Ramasamy R: Risks of testosterone replacement therapy in men. Indian J Urol. 2014 Jan;30(1):2–7

Ott V, Finlayson G, Lehnert H et al.: Oxytocin reduces reward-driven food intake in humans. Diabetes. 2013 Oct;62(10):3418–25

Paganelli A, Gnazzo V, Acosta H et al.: Glyphosate-based herbicides produce teratogenic effects on vertebrates by impairing retinoic acid signaling. Chem Res Toxicol. 2010 Oct 18;23(10):1586–95

Pelz KM, Routman D, Driscoll JR et al.: Monosodium glutamate-induced arcuate nucleus damage affects both natural torpor and 2DG-induced torpor-like hypothermia in Siberian hamsters. Am J Physiol Regul Integr Comp Physiol. 2008 Jan;294(1):R255–65

Pereira MA: The possible role of sugar-sweetened beverages in obesity etiology: a review of the evidence. International Journal of Obesity. 2006;30:28–36

Perheentupa A, Mäkinen J, Laatikainen T et al.: A cohort effect on serum testosterone levels in Finnish men. Eur J Endocrinol. 2013 Jan 17;168(2):227–33

Peters A, Lehnert H: Metabolic syndrome – origin within the central nervous system? Review. Internist (Berl). 2007 Feb;48(2):134–43

Peters A, Pellerin L, Dallman MF et al.: Causes of obesity: looking beyond the hypothalamus. Prog Neurobiol. 2007 Feb;81(2):61–88

Peterson KE: Perinatal Exposures, Epigenetics, Child Obesity & Sexual Maturation. University of Michigan unter http://epa.gov/ncer/childrenscenters/centers/michigan_perinatal.html [Stand 01.07.2014]

Pinelli G, Tagliabue A: Nutrition and fertility. Minerva Gastroenterol Dietol. 2007 Dec;53(4):375–82

Priskorn L1, Jensen TK, Lindahl-Jacobsen R et al.: Parental age at delivery and a man's semen quality. Hum Reprod. 2014 May;29(5):1097–102

Ramsden CE, Zamora D, Leelarthaepin B et al.: Use of dietary linoleic acid for secondary prevention of coronary heart disease and death: evaluation of recovered data from the Sydney Diet Heart Study and updated meta-analysis. BMJ. 2013 Feb 4;346:e8707

Rayssiguier Y, Gueux E, Nowacki W et al.: High fructose consumption combined with low dietary magnesium intake may increase the incidence of the metabolic syndrome by inducing inflammation. Magnes Res. 2006 Dec;19(4):237–43

Ristow M, Tschöp MH: Obesity research and the physiology of energy homeostasis. In: Obesity in Childhood and Adolescence. Pediatr Adolesc Med. Basel. Karger 2004, vol. 9, 63–79

Romano MA, Romano RM, Santos LD et al.: Glyphosate impairs male offspring reproductive development by disrupting gonadotropin expression. Arch Toxicol. 2012 Apr;86(4):663–73

Roney JR, Mahler SV, Maestripieri D: Behavioral and hormonal responses of men to brief interactions with women. Evolution and Human Behavior. 2003;24:365–75

Sampey BP, Vanhoose AM, Winfield HM et al.: Cafeteria diet is a robust model of human metabolic syndrome with liver and adipose inflammation: comparison to high-fat diet. Obesity (Silver Spring). 2011 Jun;19(6):1109–17

Samsel A, Seneff S: Glyphosate's Suppression of Cytochrome P450 Enzymes and Amino Acid Biosynthesis by the Gut Microbiome: Pathways to Modern Diseases. Entropy 2013, 15(4), 1416–1463

Schiffer C, Müller A, Egeberg DL et al.: Direct action of endocrine disrupting chemicals on human sperm. EMBO Rep. 2014 May 12

Schlumpf M, Kypke K, Wittassek M et al.: Exposure patterns of UV filters, fragrances, parabens, phthalates, organochlor pesticides, PBDEs, and PCBs in human milk: correlation of UV filters with use of cosmetics. Chemosphere. 2010 Nov;81(10):1171–83

Schlumpf M, Reichrath J, Lehmann B et al.: Fundamental questions to sun protection: A continuous education symposium on vitamin D, immune system and sun protection at the University of Zürich. Dermatoendocrinol. 2010 Jan;2(1):19–25

Shalvi S, De Dreu CK: Oxytocin promotes group-serving dishonesty. Proc Natl Acad Sci U S A. 2014 Apr 15;111(15):5503–7

Shamir R, Shehadeh N: Insulin in human milk and the use of hormones in infant formulas. Nestle Nutr Inst Workshop Ser. 2013;77:57–64

Shaw K, Gennat H, O'Rourke P et al.: Exercise for overweight or obesity. Cochrane Database Syst Rev. 2006 Oct 18;(4):CD003817

Shi-Chang X, Xin-Wei Z, Shui-Yang X et al.: Creating health-promoting schools in China with a focus on nutrition. Health Promot Int. 2004 Dec;19(4):409–18

Skinner MK, Manikkam M, Tracey R et al.: Ancestral dichlorodiphenyltrichloroethane (DDT) exposure promotes epigenetic transgenerational inheritance of obesity. BMC Med. 2013 Oct 23;11:228

Soares A, Schoffen JP, De Gouveia EM et al.: Effects of the neonatal treatment with monosodium glutamate on myenteric neurons and the intestine wall in the ileum of rats. J Gastroenterol. 2006 Jul;41(7): 674–80

Somm E, Schwitzgebel VM, Toulotte A et al.: Perinatal exposure to bisphenol a alters early adipogenesis in the rat. Environ Health Perspect. 2009 Oct;117(10):1549–55

Song S, Zhang L, Zhang H et al.: Perinatal BPA exposure induces hyperglycemia, oxidative stress and decreased adiponectin production in later life of male rat offspring. Int J Environ Res Public Health. 2014 Apr 3;11(4):3728–42

Song Y, Hauser R, Hu FB et al.: Urinary concentrations of bisphenol A and phthalate metabolites and weight change: a prospective investigation in US women. Int J Obes (Lond). 2014 Apr 11

Sood A, Ford ES, Camargo CA Jr: Association between leptin and asthma in adults. Thorax. 2006 Apr;61(4):300–5

Stahlhut RW, van Wijngaarden E, Dye TD et al.: Concentrations of urinary phthalate metabolites are associated with increased waist circumference and insulin resistance in adult U.S. males. Environ Health Perspect. 2007 Jun;115(6):876–82

Steinert RE, Gerspach AC, Gutmann H et al.: The functional involvement of gut-expressed sweet taste receptors in glucose-stimulated secretion of glucagon-like peptide-1 (GLP-1) and peptide YY (PYY). Clin Nutr. 2011 Aug;30(4):524–32

Stocker CJ, Wargent E, O'Dowd J et al.: Prevention of diet-induced obesity and impaired glucose tolerance in rats following administration of leptin to their mothers. Am J Physiol Regul Integr Comp Physiol. 2007 May;292(5):R1810–8

Strakovsky RS, Lezmi S, Flaws JA et al.: Genistein exposure during the early postnatal period favors the development of obesity in female, but not male rats. Toxicol Sci. 2014 Mar;138(1):161–74

Straub RH, Härle P: Stress, hormones, and neuronal signals in the pathophysiology of rheumatoid arthritis. The negative impact on chronic inflammation. Med Klin (Munich). 2005 Dec 15;100(12): 794–803

Stump DG, Beck MJ, Radovsky A et al.: Developmental Neurotoxicity Study of Dietary Bisphenol A in Sprague-Dawley Rats. Toxicol Sci. 2010 May;115(1):167–82

Swan SH, Liu F, Hines M et al.: Prenatal phthalate exposure and reduced masculine play in boys. Int J Androl. Apr 2010; 33(2): 259–269

Swithers SE: Artificial sweeteners produce the counterintuitive effect of inducing metabolic derangements. Trends Endocrinol Metab. 2013 Sep;24(9):431–41

Sykes RM, Spyer KM, Izzo PN: Demonstration of glutamate immunoreactivity in vagal sensory afferents in the nucleus tractus solitarius of the rat. Brain Res. 1997 Jul 11;762(1–2):1–11

Tappy L, Lê KA: Metabolic Effects of Fructose and the Worldwide Increase in Obesity. Physiological ReviewsPublished 1 January 2010 Vol. 90 no. 23–46

Teff KL, Elliott SS, Tschöp M et al.: Dietary fructose reduces circulating insulin and leptin, attenuates postprandial suppression of ghrelin, and increases triglycerides in women. J Clin Endocrinol Metab. 2004 Jun;89(6):2963–72

Teitelbaum SL, Mervish N, Moshier EL et al.: Associations between phthalate metabolite urinary concentrations and body size measures in New York City children. Environ Res. 2012 Jan;112:186–93

Teitelbaum SL, Galvez MP, Wolff MS et al.: Obesity and Childhood Phthalate Exposure unter http://www.niehs.nih.gov/research/supported/sep/2012/obesity/ [Stand 01.07.2014]

Thayer KA, Heindel JJ, Bucher JR et al.: Role of environmental chemicals in diabetes and obesity: a National Toxicology Program workshop review. Environ Health Perspect. 2012 Jun;120(6):779–89

Thrush AB, Chabowski A, Heigenhauser GJ et al.: Conjugated linoleic acid increases skeletal muscle ceramide content and decreases insulin sensitivity in overweight, non-diabetic humans. Appl Physiol Nutr Metab. 2007 Jun;32(3):372–82

Trasande L, Cronk C, Durkin M et al.: Environment and obesity in the National Children's Study. Environ Health Perspect. 2009 Feb;117(2):159–66

Travison TG, Araujo AB, O'Donnell AB et al.: A population-level decline in serum testosterone levels in American men. J Clin Endocrinol Metab. 2007 Jan;92(1):196–202

Valentino R, D'Esposito V, Passaretti F et al.: Bisphenol-A impairs insulin action and up-regulates inflammatory pathways in human subcutaneous adipocytes and 3T3-L1 cells. PLoS One. 2013 Dec 9;8(12):e82099

Vigen R, O'Donnell CI, Barón AE et al.: Association of testosterone therapy with mortality, myocardial infarction, and stroke in men with low testosterone levels. JAMA. 2013 Nov 6;310(17):1829–36

Vlachopoulos C, Rokkas K, Ioakeimidis N et al.: Inflammation, metabolic syndrome, erectile dysfunction, and coronary artery disease: common links. Eur Urol. 2007 Dec;52(6):1590–600

Wabitsch M: Untersuchungen über die Entwicklung des Fettgewebes im Kindsalter. Adipositas 1995;10:12–18

Wabitsch M, Fischer-Posovszky P, Debatin K-M: Human adipocytes: differentation and apoptosis. In Progress in Obesity Research: 9. Medeiros-Neto G, Halpern A, Bouchard C. Montrouge (Ed.). John Libbey Eurotext 2003, 96–100

Wagner, KH: Biological effects of conjugated linoleic acids. Ernährung & Medizin. 2004;19(1):11–15

Wang H, Zhou Y, Tang C et al.: Urinary phthalate metabolites are associated with body mass index and waist circumference in Chinese school children. PLoS One. 2013;8(2):e56800

West MC, Anderson L, McClure N et al.: Dietary oestrogens and male fertility potential. Hum Fertil (Camb). 2005 Sep;8(3):197–207

Weyermann M, Beermann C, Brenner H et al.: Adiponectin and leptin in maternal serum, cord blood, and breast milk. Clin Chem. 2006 Nov;52(11):2095–102

Whigham LD, Watras AC, Schoeller DA: Efficacy of conjugated linoleic acid for reducing fat mass: a meta-analysis in humans. Am J Clin Nutr. 2007 May;85(5):1203–11

Williams AL, Watson RE, DeSesso JM: Developmental and reproductive outcomes in humans and animals after glyphosate exposure: a critical analysis. J Toxicol Environ Health B Crit Rev. 2012;15(1):39–96

Xiao Y, Wang J, Yan S et al.: A dietary intervention study on the hypertensive high risk population in a northern rural area of Beijing. Wei Sheng Yan Jiu. 2001 Sep;30(5):294–6

Zhang H, Wu C, Chen Q et al.: Treatment of obesity and diabetes using oxytocin or analogs in patients and mouse models. PLoS One. 2013 May 20;8(5):e61477

Zuo Z, Chen S, Wu T et al.: Tributyltin causes obesity and hepatic steatosis in male mice. Environ Toxicol. 2011 Feb;26(1):79–85

Quellenhinweis

Verwendet wurden auch folgende Zeitschriften und Zeitungen:

Frankfurter Allgemeine Zeitung, Frankfurter Rundschau, die tageszeitung, Neue Zürcher Zeitung, Süddeutsche Zeitung, New York Times, Stern, Der Spiegel, Die Zeit, New Scientist.

Register